王付儿科选方用药技巧

（第2版）

王　付　编著

河南科学技术出版社
·郑州·

内容提要

本书以儿科西医疾病分类为纲，如口腔疾病、呼吸疾病、消化疾病、神经疾病、泌尿疾病、血液疾病、夏季疾病、小儿杂病、新生儿疾病、外感及传染病等；以中医病证分型为目，如将口腔疾病分为心脾积热证、虚火上炎证、瘀热灼腐证、寒热夹杂证、阳虚证、寒瘀夹杂证、痰瘀夹杂证等；以选方用药为细则，如运用麻黄汤、金沸草散、三拗汤、葱豉汤、华盖散、小青龙汤、三子养亲汤、射干麻黄汤、桂枝加厚朴杏仁汤、止嗽散、定喘汤、黑锡丹等辨治肺寒证同中之异的中医思路、方法与实施技巧。

此书将纲、目、细则融为一体，彰显辨治儿科病证之优势及特色；全书主题突出，思路清晰，引导同中求异、择优选方的基本方法，强化探隐索微，入细入微的辨治思维，是中西医临床工作者以及在校师生的必备参考用书。

图书在版编目（CIP）数据

王付儿科选方用药技巧／王付编著. —2 版. —郑州：河南科学技术出版社，2018.1（2018.7 重印）

ISBN 978-7-5349-8959-9

Ⅰ.①王… Ⅱ.①王… Ⅲ.①小儿疾病-中西医结合疗法 Ⅳ.①R720.5

中国版本图书馆 CIP 数据核字（2017）第 272751 号

出版发行：河南科学技术出版社
　　　　　地址：郑州市经五路 66 号　　邮编：450002
　　　　　电话：(0371) 65788613　65788629
　　　　　网址：www.hnstp.cn
责任编辑：邓　为
责任校对：李振方
封面设计：张　伟
责任印制：朱　飞
印　　刷：郑州环发印务有限公司
经　　销：全国新华书店
幅面尺寸：170 mm×240 mm　　　印张：25.5　　　字数：350 千字
版　　次：2018 年 1 月第 2 版　　2018 年 7 月第 2 次印刷
定　　价：78.00 元

第 2 版前言

　　《儿科选方用药技巧》自 2014 年初版至今，受到广大读者厚爱和广泛好评。根据读者反映和图书市场需求，编者现进行修订再版。此次修订既保持原有的写作技巧和应用技能，又增设导读，旨在突出理论指导实践的切入点和应用点，还酌情增补近年来临床诊治案例，旨在强化理论指导临床的实践性和操作性，从而达到运用理论源于临床并指导临床的目的。

　　诊治儿科疾病，因小儿年龄等诸多因素的影响，所以对小儿疾病在问诊过程中存在着诸多难以了解的细节问题，辨明小儿疾病病情主要是根据小儿父母的陈述，这虽在问诊中具有重要意义，但也存在诸多不足，怎样才能更好、更快地提高辨治小儿疾病的应用诊治能力，怎样才能选用最佳治疗方药切中病变证机，这的确是当今儿科医生所面临的主要课题和迫切需要解决的问题。

　　结合多年临床诊治小儿疾病的经验体会，笔者认为辨治小儿疾病，一是询问小儿父母可知病变部位及主要症状表现，二是仔细观察小儿面部气色可知小儿疾病病变虚实，三是全面观察小儿面部气色及舌质色泽可知疾病病变寒热，四是通过望舌质可知小儿疾病病变有否瘀血，五是通过望舌苔可知小儿病变有否痰饮及饮食积滞。将五者有机地相互结合，才能更好、更全面地辨清小儿疾病病变本质（即寒热虚实以及瘀血痰饮等），以此有针对、有选择地选用最佳治疗方药，以取得最佳预期治疗效果。

　　借本次修订再版之机，笔者既感谢责任编辑邓为老师对本书的支持和关心，又感谢广大读者对本书的青睐和厚爱，同时笔者也为本书独有的写作思路

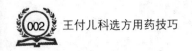

及方法给读者临床治病提供有益的学用技巧及方法而高兴，在此恳请读者对本次再版提出宝贵意见，以便修订及提高。

王　付

2017 年 5 月 21 日

第1版前言

　　诊治儿科疾病，深化辨证思路是基础，强化选方用药是关键，细化辨证分型是选方用药之前提，分化选方用药是实施辨证之结果；先识西医病后辨中医证是选方用药的基本思维模式，相同证型选用不同方药或不同证型选用相同方药而取得预期治疗效果是用方辨证的最佳思辨方式。

　　运用现代科学技术及仪器，辨别及界定儿科西医疾病并不十分困难，再结合患者面色、舌质苔色及指纹或脉象辨清中医寒热虚实病证也并非难事，难的是怎样才能更好地切中病变证机以优化选择同类方药之间的同中之异、异中之同。有鉴于此，撰写《儿科选方用药技巧》，重点研究并解决辨治疾病、病证与选方用药之间的内在相互联系。

　　界定儿科疾病，既要熟悉西医之病，又要通晓中医之病，并能相互借鉴，相互弥补，相互为用，才能对复杂多变的疾病做到胸有成竹、了如指掌，才能避免辨治疾病杂乱无章，头绪纷繁。在通常情况下辨治儿科疾病的基本思路与方法是先识西医病，再定中医病，后辨中医证，最后选择最佳方药；若从西医角度暂时无法准确诊断西医病名时，可先从中医方面进行辨证，根据中医病证辨治选用方药，这是中医辨治疾病有别于西医治病的本质所在，亦即在西医没有辨清疾病之前提下，中医即可因病辨证并及时采取积极、有效治疗措施。

　　对于儿科病证，中医辨治疾病的优势就是针对相同的疾病辨别不同的证型，针对相同的疾病选用不同的辨治方药，选方用药的本质是针对中医证型而非西医疾病，中医辨证的优势是切机性和随机性。根据治病需要，优化中医辨证分型应借鉴西医疾病之病名，为中医分型辨治提供研究思路和方法，以便更好地把握疾病的发生、发展、演变及其转归，提升中医辨治西医疾病的准确性、可靠性及疗效性，引导中医选方用药能够更好地有的放矢，力争准确无误。按照西医疾病进行中医分型辨治是体现选方用药的随机性与针对性，从中医分型辨治西医疾病是分化相同疾病可选择截然不同的辨治方药，如相同的炎症性疾病，既可选择清热药消炎，又可选择温热药消炎，还可选择补益药消炎，更可选择通泄药消炎，或可选择理气药、活血药、化痰药等消炎，这是中医辨治西医疾病可弥补西药治病的过分甚或机械之弊端，也是彰显中医辨治西医疾病充分重视与体现因人而异的用药思维与技巧。

选方用药细则，从中医分型辨治细化选方用药的最佳基本思路是同中求异，即辨治任何一个证型都不局限于一个方药，亦即任何一个证型所选用的辨治方药至少有两个，权衡两个或两个以上的方药既有其相同，又有其不同，而同中求异是中医辨治疾病的最佳选择，如萝卜三仙饮、消乳丸、曲麦枳术丸、保和丸、香砂平胃散、木香大安丸、健脾丸、资生丸、疳积散、肥儿丸等均可治疗饮食积滞证，对此只有全面地深入研究、分析、归纳方药功用的同中之异，才能更好地异中求同以选择最佳辨治方药，并能切中病变证机以取得最佳治疗效果。再则，选用任何一个方药辨治无论是西医疾病，还是中医证型都不局限于某一个疾病或证型，以此深入研究与总结才能更好地灵活运用方药辨治诸多复杂病证。

在方药用量及服法方面，结合多年临床诊治儿科疾病体会，笔者选方用药的基本原则是：①用药定量以成人用量为佳，这样有利于更好地确保最佳药效浓度；②服药必须遵循少量频服原则，即1周岁以内婴儿每日服药次数应在15次以上，2岁和10岁之间儿童视病情每日服药次数应在6次以上，也可达10次，服药次数直接关系药效发挥与疗效。

笔者编写此书始终遵循理论源于临床并指导实践，实践经验丰富理论的基本原则，历尽数年，虽反复推敲，仔细琢磨，数易其稿，但仍有诸多不足，恳请读者提出宝贵意见，以便今后修订与提高。

王　付

2014 年 5 月 22 日

目 录

CONTENTS

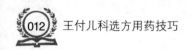

注：书中方剂后均附出处，目录为简明扼要，不列出处，特此说明。

绪　言

通常情况下，小儿发育可分为胎儿期、新生儿期、婴儿期、幼儿期、幼童期和儿童期。辨治儿童疾病，根据其不同生长时期的不同发育特点，再根据其不同发育特点可能出现的不同发病特征，并从不同发病特征中深入分析研究，这对临床辨治儿科疾病更好地选方用药具有重要的现实指导意义。

1. 胎儿期

从受孕到分娩共 40 周，称为胎儿期。孕妇应尽量做到：①在饮食方面，不吃过凉食物，预防胎儿先天阳气禀赋不足，后天演变阳虚生寒；也不宜吃辛辣食物，预防先天阴津禀赋不足，后天演化阴虚生热；可见，饮食有节有度，才能确保胎儿在生长发育过程中能够保持阴平阳秘、不偏不倚，使寒热无可乘之机。②在保健方面，多用食物保健，少用药物保健，即使选用药物保健，也要选用药食同源类药物，防止药物保健引起机体阴阳平衡偏差，这是因为诸多药物既有治病防病一面，也有产生弊端一面。③在疾病防治方面，女子孕期有疾，若非用药物则不能达到治病之目的，就必须选用药物，再则非用毒性药又不能达到最佳治疗目的，就必须选用毒性药，但用毒性药必须做到病愈药止，不可过用，过用则伤胎。

2. 新生儿期

从出生到 30 天共 1 个月，称为新生儿期。新生儿离开母体来到新的人生环境之中需要经历一系列重要的机体调整和应变，以此才能更好地适应新的环境，实现其生存和健康发展。在此必须了解新生儿出生情况，如面色、呼吸、哭声、吸吮力和大小便等，还要测量身高、体重和体温，检查皮肤、黏膜和脐部，以及有无先天畸形，做到早发现、早诊断和早治疗。①母乳喂养是新生儿生长期的最佳选择，但若新生儿母亲有传染性疾病、血液性疾病、免疫性疾病，则一定不能用母乳哺养。②新生儿出生的房间要空气新鲜、阳光充足，温度和湿度都要符合新生儿生长需要。③保持新生儿眼睛、口腔黏膜、鼻腔、外

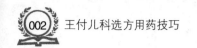

耳道、臀部和脐部的卫生，防止污染与感染。

新生儿期的常见病有生理性和病理性黄疸、尿布疹、无大小便、腹泻、痱子、发热等。

3. 婴儿期

从 1 个月到 1 周岁共 11 个月，称为婴儿期。婴儿期婴儿生长发育非常迅速，尤其是消化系统发育尚未完善，极易产生消化功能紊乱症状；且婴儿从母体获得的免疫力逐渐消失，后天的免疫力尚未健全，婴儿感染性疾病和传染病的发病率和死亡率都比较高，所以对婴儿期保健要引起高度重视。①倡导母乳喂养，可酌情添加辅食，只有时机成熟才可断奶。②要密切观察婴儿饮食情况、精神面貌、体格发育等。③重视防治疾病，免疫接种，警惕意外，冷暖适度，睡眠适宜，促进婴儿生长发育。④训练和培养婴儿感觉、视觉、触觉、听觉、语言等功能。

婴儿期常见病有感冒、咳嗽、流感、发热、腹泻、腹痛、过敏（如牛奶）、湿疹、尿布疹和脂溢性皮炎以及吐奶等。

4. 幼儿期

从 1 周岁到 3 周岁，称为幼儿期。幼儿期是儿童智力开发和体格发育非常迅速的时期，也是孩子的特殊才能开始表现的时期，更是个性、共性及品质开始渐渐形成时期，尤其是个性的形成是以共性发展为基础。①观察幼儿期发育过程中的感、知觉发育，如视觉、听觉、触觉、知觉等。②密切观察幼儿期思维发育，如生活、活动中的记忆性、重复性、模仿性、情感性、自觉性、独立性和灵活性，能够及时发现思维发育过程中出现的问题。③心理素质培养，及时引导或纠正怯懦、任性、自卑、自负、嫉妒、过度敏感、依赖性强、情绪不稳、意志薄弱、抗挫能力差等现象。

幼儿期常见病有小儿手足口病、咳嗽、感冒、流感、发热、腹泻、便秘、湿疹、支气管炎、肺炎、过敏和哮喘、贫血（多为营养性贫血）等。

5. 幼童期

从 3 周岁到 7 周岁，称为幼童期，即学龄前期。幼童期由体格的迅速发育转到精神神经的迅速发育，其脏腑功能逐渐趋于完善，抗病能力明显增强，尤其是与成人较密切性广泛接触，促进其理解能力和模仿能力也趋于增强，语言表达也趋于丰富，由感性认识渐渐转变为抽象思维，如好奇、好问、好模仿、好求知，还要重视培养他们具有良好的道德品质和卫生习惯。①观察幼童期发育过程中的体格发育如身高、体重等，并能及时发现体格发育中的异常问题。②密切观察幼童期语言、动作有无异常现象。

幼童期常见病有风湿病、急性肾小球肾炎、过敏性紫癜等，还要重视意外事故，如外伤、蜇伤、烫伤、触电、车祸、误食药物或毒物等。

6. 儿童期

从 8 周岁到 12 周岁称为儿童期。儿童期是人生发育过程中的重要时期。①观察儿童期发育过程中的体重、身长、头围、胸围、骨龄、牙齿发育、感知和运动的发育、言语发育等，并能及时发现发育过程中的异常问题。②密切观察儿童期生理、心理、病理等有无异常现象。

儿童期常见病有呼吸疾病如支气管炎、支气管肺炎等，脑神经疾病如乙型脑炎、流行性脑膜炎等，消化疾病如痢疾、肝炎以及腮腺炎等。

第一章　口腔疾病用方

口腔溃疡又称口疮，是口腔黏膜疾病中发病率最高的一种口腔病变，其病因及致病机制目前仍不清楚。局部创伤、内分泌失调、激素水平失衡、微量元素或维生素缺乏、情绪紧张、过食辛辣、用药不当均是口腔溃疡发生或复发的重要诱因。

鹅口疮又名雪口病，是儿童口腔的一种常见疾病，在口腔黏膜表面形成白色斑膜，多见于婴幼儿，常常由真菌感染，属于口腔念珠菌病。

口腔黏膜扁平苔藓是口腔黏膜浅表性、非感染性的慢性炎症疾病，其致病原因目前尚不十分清楚，可能与消化道疾病、内分泌失调、免疫缺陷、局部刺激、精神神经功能障碍及感染等有关；口腔黏膜角化过度，伴有粒层肥厚基底细胞坏死、液化、变性，基底膜下有大量淋巴细胞浸润、硬结、增厚，或呈乳头状肿块，或有嗜酸性胶状体。

口腔溃疡、鹅口疮和口腔黏膜扁平苔藓虽然不是同一种病，但病变证机有其相同之处，所在从中医分型辨治均可取得良好治疗效果。

从中医分型辨治儿科口腔溃疡、鹅口疮和口腔黏膜扁平苔藓的基本证型有心脾积热证、虚火上炎证、瘀热灼腐证、寒热夹杂证、阳虚寒湿证、寒瘀夹杂证和痰瘀夹杂等。

一、心脾积热证

心开窍于舌，脾开窍于口，舌为心之苗，舌寄窍于口，心脾相依，口舌相连。若婴幼儿禀赋胎热，或感受温热毒邪，均可导致郁热蕴积心脾，循经上炎熏灼于口舌，以此演变为口疮、鹅口疮或口腔黏膜扁平苔藓等，辨治心脾积热证的选方用药基本要求与应用准则如下：

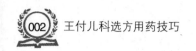

泻心汤方药组成特点是以泻热为主，兼顾燥湿，辨治病证以热结夹湿为主。

清热泻脾散方药组成特点是以清热燥湿为主，兼以凉血利湿，辨治病证以湿热迫血为主。

凉膈散方药组成特点是以泻热燥湿为主，兼以益气透散，辨治病证以湿热蕴结为主。

泻心导赤散方药组成特点是以清利湿热为主，兼以益气凉血，辨治病证是湿热及血，以湿为主。

冰硼散方药组成特点是以清热消肿为主，兼以开窍软坚，辨治病证以热毒灼腐为主。

凉心散方药组成特点是以清热泻火为主，兼以开窍消肿，辨治病证以热毒壅结为主。

泻心汤（《伤寒杂病论》）

【导读】泻心汤辨治鹅口疮、口疮、口腔黏膜扁平苔藓，或辨治化脓性毛囊炎、细菌性毛囊炎、过敏性皮炎、神经性皮炎，或辨治腮腺炎、扁桃体炎、淋巴结炎；针对病变证机是郁热内结，或夹湿浊，泻心汤治疗作用特点是清泻积热，燥湿解毒。

【组成】大黄二两（6 g）　黄连　黄芩各一两（各3 g）

【用法】用水210 mL，煮取药液70 mL，每日分5次服。

【功效】清泻积热。

1. **辨治鹅口疮、口疮、口腔黏膜扁平苔藓属于热结夹湿证，以大便干结为基本特征**

【适用病症】

主要症状：口疮，或口腔、舌面布满白屑，大便干结。

辨证要点：口渴，舌质红，苔薄黄，脉数。

可能伴随的症状：口角流涎，或面赤唇红，或烦躁不安，或腹胀，或小便短赤等。

2. **辨治化脓性毛囊炎、细菌性毛囊炎、过敏性皮炎、神经性皮炎属于热**

结证，以皮肤红肿或溃烂为基本特征

【适用病症】

主要症状：皮肤疮疡，大便干结。

辨证要点：口渴，舌质红，苔薄黄，脉数。

可能伴随的症状：皮肤红肿，或皮肤瘙痒，或皮肤溃烂，或皮肤粗糙，或烦躁不安，或小便短赤等。

3. 辨治腮腺炎、扁桃体炎、淋巴结炎属于热结灼损证，以腮肿、便结为基本特征

【适用病症】

主要症状：腮腺、咽喉肿痛，大便干结。

辨证要点：口渴欲饮，舌质红、苔薄黄，脉浮数。

可能伴随的症状：烦躁不安，或口舌生疮，或胸中烦热，或壮热，或头痛，或呕吐，或吞咽困难，或小便短赤等。

【解读方药】方中大黄、黄连、黄芩清泻积热，大黄偏于泻热涤实，黄连、黄芩偏于清热燥湿，其中大黄清泻作用大于黄连、黄芩。方药功用是清泻积热。

【配伍用药】若热甚者，加大黄连、黄芩用量，以清泻郁热；若口渴甚者，加天花粉、玉竹，以滋阴生津；若面赤者，加石膏、生地黄，以清热凉血；若烦躁不安者，加大黄连用量，再加朱砂，以清热安神；若腹胀者，加枳实、陈皮，以行气除胀；若大便干结者，加大大黄用量，再加芒硝，以泻热通便；若咽喉疼痛者，加蒲公英、紫花地丁、桔梗、牛蒡子、薄荷，以清热利咽消肿；若烦躁不安者，加黄连、栀子，以清热除烦等。

【临证验案】

1. 口腔溃疡

董某，男，4岁。其母代诉，3年前至今经常口腔溃疡，近因病症加重前来诊治。刻诊：口腔溃烂，口涎多，不思饮食，烦躁不安，时有腹胀，大便干结，3～4日1次，舌质红、苔黄略腻，脉沉略弱。辨为心热积热夹虚证，治当清泻积热，兼以益气，给予泻心汤与调胃承气汤合方加味：大黄12 g，黄连3 g，黄芩3 g，芒硝12 g，生地黄24 g，红参5 g，干姜3 g，炙甘草6 g。6剂，第1次煎35 min，第2次煎30 min，合并药液，每日1剂，每次服40 mL，

每日分 8 次服。二诊：口腔溃烂基本消除，以前方 6 剂继服。三诊：口涎止，大便溏泻 2 次/日，以前方减大黄为 6 g，芒硝为 6 g，以前方 12 剂继服。四诊：诸症消除，以前方 6 剂继服，每 2 日 1 剂以巩固疗效。随访 1 年，口腔溃疡未再复发。

用方体会：根据烦躁不安、舌质红、苔黄辨为心脾积热，再根据大便干结、腹胀辨为热结，因脉沉弱辨为虚，以此辨为心脾积热夹虚证。方以泻心汤清泻积热；以调胃承气汤泻下郁热，加生地黄清热生津润燥，红参补益中气，干姜辛散透邪，兼防寒药伤阳。方药相互为用，以奏其效。

2. 化脓性毛囊炎

夏某，女，11 岁。其母代诉，6 年前项部出现化脓性毛囊炎，虽经中西药治疗，可毛囊炎还是反复不愈，近因病症加重前来诊治。刻诊：项部毛囊红肿溃烂，大如黄豆，小如绿豆，疼痛，口干不欲多饮水，手足不温，烦躁不安，大便干结，舌质淡红，苔薄黄白夹杂，脉沉。辨为热毒郁结夹阳虚证，治当清泻热结，兼以温阳，给予泻心汤与干姜附子汤合方加味：大黄 12 g，黄连 6 g，黄芩 6 g，生川乌 5 g，干姜 5 g，赤芍 12 g，牡丹皮 12 g，生甘草 6 g。6 剂，第 1 次煎 35 min，第 2 次煎 30 min，合并药液，每日 1 剂，每次服 50 mL，每日分 6 服。二诊：小的病变基本消除，大的明显缩小，以前方 6 剂继服。三诊：大便溏泻，以前方减大黄为 6 g，以前方 10 剂。随访 1 年，化脓性毛囊炎未再复发。

用方体会：根据项部毛囊红肿溃烂、大便干结辨为热结，再根据手足不温辨为阳虚，因舌质淡红、苔黄白夹杂辨为寒热夹杂，以此辨为热毒郁结夹阳虚证。方以泻心汤清泻积热；以干姜附子汤温阳散寒，加赤芍、牡丹皮，以活血消肿，散结止痛。方药相互为用，以奏其效。

3. 腮腺炎

朱某，男，7 岁。其母代诉，腮腺炎已有 5 年，且反复发作，近因咽喉肿痛加重前来诊治。刻诊：腮腺、咽喉肿痛，烦躁不安，大便干结，口渴欲饮，舌质红、苔薄黄，脉浮数。辨为热结灼损证，治当清热泻火，给予泻心汤、白虎汤与桔梗汤合方：大黄 6 g，黄连 3 g，黄芩 3 g，石膏 48 g，知母 20 g，粳米 15 g，桔梗 10 g，生甘草 20 g。6 剂，第 1 次煎 35 min，第 2 次煎 25 min，合并药液，每日 1 剂，每次服 35 mL，每日服 8 次。二诊：烦躁不安明显减少，以前方 6 剂继服。三诊：大便通畅，以前方 6 剂继服。四诊：腮腺、咽喉肿痛基本消除，以前方 6 剂继服。五诊：诸症基本解除，以前方治疗 15 剂。随访 1 年，一切尚好。

用方体会：根据腮腺、咽喉肿痛、舌质红辨为热，再根据大便干结、苔薄黄辨为热结，以此辨为热结灼损证。方以泻心汤泻热通便；以白虎汤清泻郁热；以桔梗汤清热利咽，消肿止痛。方药相互为用，以奏其效。

4. 小儿饮食积滞

刘某，女，8 岁。其母代诉，3 年前食油腻过多引起饮食积滞，至今仍反复出现饮食积滞，近因朋友介绍前来诊治。刻诊：形体消瘦，大便干结 1 次/日，不思饮食，轻微腹胀，口臭口腻，舌质红，苔黄腻，脉沉弱。辨为郁热内结，气虚气滞证，治当清泻郁热，益气行气，给予泻心汤与枳术汤合方加味：大黄 12 g，黄连 6 g，黄芩 6 g，枳实 10 g，白术 10 g，山楂 24 g。6 剂，以水浸泡 30 min，大火烧开，小火煎 40 min，每日 1 剂，每次服 50 mL，每日服 6 次。二诊：大便通畅，口臭减轻，以前方 6 剂继服。三诊：大便溏泻，以前方变大黄为 6 g，6 剂。四诊：大便正常，口臭基本消除，仍有不思饮食，以前方加鸡内金 24 g，6 剂。五诊：饮食基本恢复正常，又以前方治疗 12 剂，以巩固疗效。随访 1 年，一切尚好。

用方体会：根据大便干结、腹胀、舌质红辨为热结气滞，再根据口臭、苔黄腻辨为湿热蕴结，因形体消瘦、脉沉弱辨为气虚，以此辨为郁热内结，气虚气滞证。方以泻心汤清泻热结，通下实热；以枳术汤健脾益气，行气导滞，加山楂消食和胃。方药相互为用，以奏其效。

清热泻脾散（《医宗金鉴》）

【导读】清热泻脾散辨治鹅口疮、口疮、口腔黏膜扁平苔藓；针对病变证机是郁热内生，热郁生湿，湿热迫血，浸淫肆虐；病变证型是湿热迫血证，症状以口疮烦热为主，清热泻脾散治疗作用特点是清热凉血，利湿燥湿。

【组成】山栀子（10 g）　煅石膏（15 g）　姜黄连（10 g）　生地黄（25 g）　黄芩（10 g）　赤茯苓（5 g）　灯心草（3 g）

【用法】用水 450 mL，煮取药液 150 mL，每日分 5 次服。

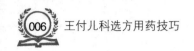
【功效】 清热泻脾，凉血利湿。

【适用病症】

主要症状：白屑生满口舌如鹅之口，或口疮，心胸烦热。

辨证要点：口渴，舌质红，苔薄黄或腻，脉数。

可能伴随的症状：烦躁不安，或谵语，或手心烦热，或口涎多，或小便短赤，或大便干结。

【解读方药】 方中栀子、黄连、黄芩、石膏、生地黄清热，栀子偏于泻三焦之热，黄连、黄芩偏于清热燥湿，石膏偏于敛疮，生地黄偏于凉血益阴；赤茯苓渗利湿浊；灯心草清心利湿。方药功用是清热泻脾，凉血利湿。

运用清热泻脾散，若以泻热为主，可变煅石膏为生石膏，若以敛疮为主，可用煅石膏；若病变以湿为主，可酌情调整茯苓、灯心草用量。

【配伍用药】 若口疮甚者，加苦参、黄柏，以清热燥湿；若血热甚者，加大生地黄用量，再加水牛角、玄参，以清热凉血；若手心发热甚者，加竹叶、生地黄，以清退郁热；若口涎多者，加车前子、茯苓，以清利湿浊；若大便干结者，加大黄、芒硝，以清泻积热；若不思饮食者，加山楂、麦芽，以消食和胃等。

【临证验案】 洪某，女，3岁。其母代诉，2年来经常口腔溃疡，每次发作必伴发热（体温39℃以上），近因病症复发前来诊治。刻诊：口腔溃烂疼痛，口涎多，发热（体温39.6℃），手心烦热，烦躁不安，大便干结，舌质鲜红，苔薄黄，脉沉数。辨为湿热迫血证，治当清热泻脾，凉血利湿，给予清热泻脾散、白虎汤与增液汤合方：栀子10 g，煅石膏15 g，姜黄连10 g，生地黄25 g，黄芩10 g，赤茯苓5 g，灯心草3 g，玄参30 g，麦冬24 g，生石膏45 g，知母18 g，粳米15 g，生甘草6 g。6剂，第1次煎35 min，第2次煎30 min，合并药液，每日1剂，每次服30 mL，每日分10次服。二诊：大便通畅，发热减轻，口腔溃烂基本消除，以前方6剂继服。三诊：烦躁不安止，身热消退，以前方6剂继服。四诊：诸证消除，以前方巩固治疗3剂。随访1年，口腔溃疡未再复发。

用方体会：根据口腔溃烂，身热（体温39.6℃）辨为热，再根据手心烦热，烦躁不安辨为血热，因大便干结辨为热结，以此辨为郁热迫血证。方以清热泻脾散清热泻脾，凉血利湿；以白虎汤清泻郁热，以增液汤清热凉血滋阴。

方药相互为用，以奏其效。

　　权衡病变既有湿如口涎多，又有伤津如大便干结，更有血热如舌质鲜红，所以辨治既要考虑湿邪，又要考虑津伤，还要考虑血热，只有全面统筹兼顾，才能避免顾此失彼。

凉膈散(《太平惠民和剂局方》)

　　【导读】凉膈散辨治鹅口疮、口疮、口腔黏膜扁平苔藓，或辨治流行性脑脊髓膜炎、乙型脑炎，或辨治功能性消化不良、肠胃蠕动迟缓，以及内分泌失调；针对病变证机是郁热阻滞内结，或夹气虚，凉膈散治疗作用特点是清泻积热，益气解毒。

　　【组成】川大黄　朴硝　甘草爁,各二十两（各600 g）　　山栀子仁　薄荷去梗　黄芩各十两（各300 g）　　连翘二斤半（1 250 g）

　　【用法】将药研为细散状，每次服6 g，用水加入竹叶7片，蜜少许，饭后温服，小儿可服1.5 g，可因年龄而调整用量；若下利，即停止服药。

　　本方既可用散剂，又可用汤剂，若用汤剂必须因病变证机而酌情调整方药用量，最好用原方用量的1/50。

　　【功效】清泻湿热，益气透散。

　　1. 辨治鹅口疮、口疮、口腔黏膜扁平苔藓属于湿热蕴结证，且伴有口臭、灼痛为基本特征

　　【适用病症】

　　主要症状：白屑生满口舌如鹅之口，或口疮，大便干结。

　　辨证要点：口臭、灼痛，舌质红，苔薄黄，脉数。

　　可能伴随的症状：口疮周围红晕，或满口糜烂，或身热，或小便短赤。

　　2. 辨治流行性脑脊髓膜炎、乙型脑炎属于湿热蕴结证，且伴有头痛便秘为基本特征

　　【适用病症】

　　主要症状：身体灼热，头痛项强，大便干结。

　　辨证要点：口渴，舌质红、苔薄黄，脉数。

　　可能伴随的症状：烦躁不安，或嗜睡，或恶心呕吐，或小便短少，或腹

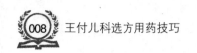

胀，或腹痛，或头昏不清等。

3. 辨治功能性消化不良、肠胃蠕动迟缓，以及内分泌失调属于湿热蕴结证，且伴有纳呆、便秘为基本特征

【适用病症】

主要症状：不思饮食，大便干结。

辨证要点：口腻，舌质红，苔黄腻，脉数。

可能伴随的症状：腹胀，或烦躁不安，或口渴，或恶心呕吐，或小便短少，或腹胀，或腹痛，或头昏不清等。

【解读方药】方中大黄、芒硝泻热，大黄偏于硬攻，朴硝偏于软坚；栀子、黄芩、连翘清热，栀子偏于泻利小便，黄芩偏于燥湿，连翘偏于散结；薄荷辛凉透达；甘草益气和中。从用量分析方药功用是清泻湿热为主，兼以益气透散。

【配伍用药】若发热甚者，加石膏、知母，以清热泻火；若头痛甚者，加葛根、川芎，以清热行气止痛；若恶心者，加旋覆花、半夏，以降泄浊逆；若大便干结者，加大黄、芒硝，以清泻积热；若口烂流涎者，加大黄连用量，再加苦参，以清热燥湿等。

【临证验案】马某，男，7岁。其母代诉，口腔溃疡已3年余且反复不愈，近因病证加重前来诊治。刻诊：口疮灼痛，口臭，身体烦热，大便干结，3～4日1次，舌质红，苔薄黄，脉数。辨为郁热内结证，治当清泻积热，辛散透达，给予凉膈散与白虎汤合方：大黄12 g，芒硝12 g，栀子6 g，薄荷6 g，黄芩6 g，连翘25 g，石膏50 g，知母20 g，粳米15 g，炙甘草12 g。6剂，第1次煎35 min，第2次煎30 min，合并药液，每日1剂，每次服40 mL，每日分7次服。二诊：大便通畅，口腔灼痛止，以前方6剂继服。三诊：大便略溏，减大黄为10 g，芒硝为6 g，身体烦热消退，以前方6剂继服。四诊：大便正常，诸症消除，为了巩固治疗效果，以前方治疗10剂，每2日1剂。随访1年，一切正常。

用方体会：根据口疮灼痛、大便干结辨为热结，再根据身体烦热辨为郁热，以此辨为郁热内结证。方以凉膈散清泻积热，辛散透达；以白虎汤清泻郁热。方药相互为用，以奏其效。

泻心导赤散(《医宗金鉴》)

【导读】泻心导赤散辨治鹅口疮、口疮、口腔黏膜扁平苔藓，针对病变证机是湿热浸淫，迫血伤气；病变证型是湿热及血证，症状以口疮溃烂多涎为主，泻心导赤散治疗作用特点是清热益气，燥湿利湿。

【组成】生地黄（10 g）　木通（10 g）　黄连（10 g）　生甘草梢（10 g）

【用法】将药研为细散状，每次服3 g，每日分6次服。亦可做汤剂服用。

【功效】清利湿热，益气凉血。

【适用病症】

主要症状：白屑生满口舌如鹅之口，或口疮，溃烂多涎。

辨证要点：口干舌燥，舌质红，苔薄黄或腻，脉数。

可能伴随的症状：小便短赤，或心烦急躁，或口疮周围红赤，或身热，或五心烦热等。

【解读方药】方中黄连、生地黄清热，黄连偏于燥湿，生地黄偏于凉血生津；木通清利湿浊；生甘草梢清热益气缓急。方药功用以清利湿热为主，兼以益气凉血。

方中木通，若是辨治以心热为主，旨在泻心热；若是辨治夹有湿，即以清热利湿为主。

【配伍用药】若发热甚者，加石膏、知母，以清热泻火；若头痛甚者，加葛根、川芎，以清热通经止痛；若恶心者，加旋覆花、半夏，以降泄浊逆；若大便干结者，加大黄、芒硝，以清泻积热；若口烂流涎者，加大黄连用量，再加苦参，以清热燥湿等。

【临证验案】曹某，女，2岁。其母代诉，从7个月至今即经常口腔溃疡，近因病症加重前来诊治。刻诊：口腔溃疡，舌尖红肿溃烂，口涎多，小便黄赤，舌质红，苔黄略腻，指纹紫红。辨为湿热及血证，治当清心泻热，凉血利湿，给予泻心导赤散与百合滑石汤合方：生地黄10 g，木通10 g，黄连10 g，生甘草梢10 g，百合15 g，滑石10 g。6剂，第1次煎35 min，第2次煎30 min，合并药液，每日1剂，每次服10 mL，每日服15次。二诊：口涎明显减少，口腔溃疡基本消除，以前方6剂继服。三诊：病情稳定，未有明显不

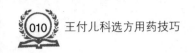

适，以前方 6 剂继服。四诊：诸症消除，为了巩固治疗效果，以前方 6 剂继服，每 2 日 1 剂。随访 1 年，一切正常。

用方体会：根据口腔溃疡、红肿辨为热，再根据口涎多、苔黄腻辨为湿热，因小便短赤辨为湿郁化热，以此辨为湿热及血证。方以泻心导赤散清心泻热，凉血利湿；以百合滑石汤滋阴清热，利湿泻热。方药相互为用，以奏其效。

冰硼散(《外科正宗》)

【导读】冰硼散辨治鹅口疮、口疮、口腔黏膜扁平苔藓，针对的病变证机是郁热闭阻，经气壅滞，内灼脉络；病变证型是热毒灼腐证，症状以口疮红肿灼痛为主，冰硼散治疗作用特点是清透开窍，泻热解毒。

【组成】冰片五分（1.5 g）　朱砂六分（1.8 g）　玄明粉　硼砂各五分（各15 g）

【用法】以上四味，朱砂水飞成极细粉，硼砂粉碎成细粉，将冰片研细，与上述粉末及玄明粉配研，过筛，混匀，即得，敷涂患处，每次少量，每日数次。亦可水煎服。运用冰硼散以外用为主，若能酌情内服散剂，可增强治疗效果。

【功效】清热消肿，开窍软坚。

【适用病症】

主要症状：白屑生满口舌如鹅之口，或口疮。

辨证要点：红肿灼痛，舌质红，苔薄黄，脉数。

可能伴随的症状：心烦急躁，或口疮周围红赤，或身热，或溃烂流涎，或小便短赤。

【解读方药】方中冰片、朱砂、玄明粉、硼砂清热，冰片偏于透散，朱砂偏于解毒，玄明粉偏于软坚，硼砂偏于消肿。方药功用以清热消肿为主，兼以开窍软坚。

【配伍用药】若热甚者，加石膏、知母，以清泻郁热；若疼痛甚者，加白芍、甘草，以缓急止痛；若溃烂灼热者，加黄连、大黄，以清泻积热；若心烦甚者，加大朱砂用量，再加黄连，以清心除烦；若肿痛甚者，加玄明粉、硼砂，以消肿止痛等。

凉心散(《医宗金鉴》)

【导读】凉心散辨治鹅口疮、口疮、口腔黏膜扁平苔藓；针对病变证机是郁热闭窍，热毒灼腐；病变证型是热毒壅结证，症状以溃烂重舌为主，凉心散治疗作用特点是既清热燥湿，又开窍消肿。

"重舌"源自《灵枢·终始》，又名子舌、重舌风、莲花舌，以舌下脉络肿胀，状似舌下生小舌，病变多由心脾积热，热毒郁滞循经相结于舌。

【组成】青黛　硼砂　黄柏　黄连_{人乳拌晒}　人中白_{煅、各二钱}（各6 g）　风化硝_{一钱}（3 g）　冰片_{二分}（0.6 g）

【用法】以上四味为极细粉，敷涂患处，每次少量，每日数次。冰心散以外用为主，若能酌情配合内服散剂，可增强治疗效果。

【功效】清热泻火，开窍消肿。

【适用病症】

主要症状：舌下肿突形状似舌，或口疮。

辨证要点：口渴，舌质红，苔薄黄，指纹紫红，或脉浮数。

可能伴随的症状：口腔溃烂，或溃烂周围红赤，或身热，或大便干结，或小便短赤。

【解读方药】方中青黛、硼砂、黄柏、黄连、人中白、风化硝清热，青黛偏于凉血，黄柏、黄连偏于燥湿，人中白偏于止血散瘀，硼砂偏于消肿，风化硝偏于散结。方药功用是清热泻火为主，兼以开窍消肿。

【配伍用药】若热甚者，加黄连、黄柏，以清热燥湿；若舌下肿甚者，加赤芍、牡丹皮，以凉血散瘀消肿；若口腔溃烂流水者，加苦参、车前子，以燥湿利湿；若大便干结者，加大黄、芒硝，以泻热通便；若小便短少者，加车前子、滑石，以通利小便等。

二、虚火上炎证

心气通于舌，脾气通于口，肾气系于舌本。若先天禀赋阳热体质或阴津不足，或因后天过食芳香辛辣食物而损伤阴津，或因过食温补强壮药，皆可演变为阳失阴制而亢盛，以此引起阳热损耗阴津，导致阴津亏虚而生阳热，虚火炎上灼腐于口舌，以此演变为口疮，或鹅口疮，或口腔黏膜扁平苔藓，辨治虚火上炎的选方用药基本要求与应用准则如下：

百合地黄汤方药组成特点是以清热凉血，生津滋阴为主，辨治病证以血热灼损为主。

玉女煎方药组成特点是以滋阴补血，清热活血，辨治病证以阴虚火灼夹瘀为主。

六味地黄丸方药组成特点是以滋补阴津，或兼以利湿，辨治病证以阴虚或夹湿为主。

知柏地黄丸方药组成特点是以滋阴清热，或兼以利湿，辨治病证以阴虚内热或夹湿为主。

百合地黄汤(《伤寒杂病论》)

【导读】百合地黄汤辨治鹅口疮、口疮、口腔黏膜扁平苔藓；针对病变证机是郁热迫血，伤津动血；病变证型是血热灼损证，症状以溃烂出血为主，百合地黄汤治疗作用特点是滋阴清热，凉血生津。

【组成】生地黄（50 g）　百合（14 g）

【用法】用水 450 mL，煮取药液 150 mL，每日分 5 次服。

【功效】清热凉血，生津滋阴。

【适用病症】

主要症状：白屑生满口舌如鹅之口，或口疮。

辨证要点：溃烂出血，舌红少苔，脉细数。

可能伴随的症状：盗汗，或五心烦热，或口疮周围鲜红，或口舌疼痛，或小便短赤。

【解读方药】方中生地黄、百合滋阴，生地黄偏于清心，百合偏于润肺。方药功用是以滋阴清心为主，兼以润肺。

【配伍用药】若溃烂出血者，加大生地黄用量，再加玄参、茜草，以凉血止血；若盗汗者，加五味子、牡蛎，以收敛止汗；若五心烦热者，加地骨皮、牡丹皮，以凉血退热；若口疮鲜红者，加黄连、赤芍，以清热凉血；若口舌疼痛者，加竹叶、甘草、生白芍，以泻火缓急止痛等。

【临证验案】

1. 口腔溃疡

谢某，男，1岁7个月。其母代诉，口腔溃疡已3个月，近因口腔溃烂流血加重前来诊治。刻诊：口腔溃烂，口涎多夹赤色，不能饮食，烦躁不安，大便略干，口唇及舌质鲜红，无苔，指纹紫红。辨为血热灼损夹湿证，治当清热凉血，生津滋阴，兼以利湿，给予百合地黄汤与百合滑石汤合方加味：百合15 g，生地黄50 g，滑石10 g，黄连3 g，生甘草6 g。6剂，第1次煎35 min，第2次煎30 min，合并药液，每日1剂，每次服10 mL，每日分15次服。二诊：口流涎水止，口腔溃疡明显好转，以前方6剂继服。三诊：口腔溃疡消除，以前方6剂继服。四诊：诸症消除，以前方3剂巩固治疗效果。随访1年，口腔溃疡未再复发。

用方体会：根据口唇及舌质鲜红、无苔，指纹紫红辨为虚火，再根据口流涎水辨为湿，因烦躁不安、大便略干辨为热郁，以此辨为血热灼损夹湿证。方以百合地黄汤清热凉血，生津滋阴；以百合滑石汤滋阴利湿，加黄连清热燥湿，生甘草清热缓急止痛。方药相互为用，以奏其效。

2. 口周炎

许某，男，6岁。其母代诉，2年前出现口周炎至今不愈，近由病友介绍前来诊治。刻诊：口周皮肤干燥，红肿瘙痒，口角疱疹，口唇灼热，口周红晕，大便干结，盗汗，舌质红，少苔，脉沉细弱。辨为阴虚生热，郁热内盛证，治当滋阴生津，清泻郁热，给予百合地黄汤与白虎汤合方加味：百合14 g，生地黄50 g，石膏45 g，知母20 g，大米15 g，玄参30 g，生甘草6 g。6剂，以水浸泡30 min，大火烧开，小火煎40 min，每日1剂，每次服50 mL，每日服6次。二诊：口唇灼热减轻，以前方6剂继服。三诊：大便略溏泻，以前方变生地黄为40 g，6剂。四诊：大便基本正常，口角疱疹基本消除，仍有口周红肿，以前方加赤芍24 g，6剂。五诊：口周炎诸症明显消退，以前方6剂继服。六诊：诸症基本消除，又以前方治疗20余剂，以巩固疗效。随访1年，一切尚好。

用方体会：根据口周皮肤干燥、口唇灼热辨为阴虚生热，再根据口角疱疹、大便干结辨为郁热灼腐，因盗汗、舌红少苔辨为阴虚，以此辨为阴虚生热，郁热内盛证。方以百合地黄汤清热凉血滋阴，以白虎汤清泻盛热，加玄参清热滋阴，凉血解毒。方药相互为用，以奏其效。

玉女煎(《景岳全书》)

【导读】玉女煎辨治鹅口疮、口疮、口腔黏膜扁平苔藓；针对病变证机是阴虚生热，郁热伤血，血脉壅滞；病变证型是阴虚火灼夹瘀证，症状以溃烂唇燥为主，玉女煎治疗作用特点是滋阴生津，清热活血。

【组成】熟地黄_{三至五钱}（9~15 g） 石膏_{三至五钱}（9~15 g） 麦冬_{二钱}（6 g） 知母 牛膝_{各一钱半}（各5 g）

【用法】水煎服，每日分6次服。

【功效】补血滋阴，清热活血。

【适用病症】

主要症状：白屑生满口舌如鹅之口，或口疮。

辨证要点：舌干唇燥，舌红少苔，脉细数。

可能伴随的症状：盗汗，或五心烦热，或牙宣出血，或口舌干燥，或小便短赤。

【解读方药】方中熟地黄、麦冬滋阴，熟地黄偏于温补，麦冬偏于清补；石膏、知母泻热，石膏偏于辛散泻热，知母偏于苦降泻热；牛膝补益阴津，活血消肿，方药功用是补血滋阴，清热活血。

【配伍用药】若阴虚明显者，加大麦冬用量，再加玉竹，以滋补阴津；若热盛者，加大石膏、知母用量，以清泻郁热；若肿痛明显者，加大牛膝用量，再加赤芍、牡丹皮，以散瘀消肿；若盗汗者，加牡蛎、五味子，以敛阴止汗；若五心烦热者，加胡黄连、地骨皮、银柴胡，以清退虚热等。

六味地黄丸(《小儿药证直诀》)

【导读】六味地黄丸无论是辨治鹅口疮、口疮、口腔黏膜扁平苔藓，还是辨治慢性支气管炎、支气管哮喘，还是慢性肾小球肾炎、肾病综合征、尿道炎，针对病变证机是血虚伤气，血热内生，或湿浊内蕴；六味地黄丸治疗作用特点是补血凉血，利湿固精。

【组成】熟地黄_{八钱}（24 g）　山药_{四钱}（12 g）　山茱萸_{四钱}（12 g）　泽泻_{三钱}（9 g）　茯苓_{去皮,三钱}（9 g）　牡丹皮_{三钱}（9 g）

【用法】将药研为细散状，以蜜为丸，饭前温水送服9 g。亦可做汤剂。

【功效】滋补（肝）肾阴。

1. 辨治鹅口疮、口腔溃疡属于阴虚夹湿证，以口疮少苔为基本特征

【适用病症】

主要症状：口舌溃烂，口角流涎。

辨证要点：口唇干燥，舌红少苔，脉细数。

可能伴随的症状：口渴，或溃烂周围红晕，或口舌白屑，或盗汗，或五心烦热，或两颧潮红，大便不爽等。

2. 辨治慢性支气管炎、支气管哮喘属于肺肾阴虚证，以咳喘吸气不利为基本特征

【适用病症】

主要症状：咳嗽，气喘。

辨证要点：吸气不利，舌红少苔，脉细数。

可能伴随的症状：腰酸，或腿软，或盗汗，或五心烦热，或动则喘甚。

3. 辨治慢性肾小球肾炎、肾病综合征、尿道炎属于肾膀胱阴虚证，以小便不利为基本特征

【适用病症】

主要症状：小便不利，小腹少腹拘急。

辨证要点：尿后干涩，舌红少苔，脉沉细。

可能伴随的症状：腰酸，或腰痛，或腿软，或盗汗，或五心烦热，或小便淋漓等。

【解读方药】方中熟地黄、山药、山茱萸补益，熟地黄偏于补血，山药偏于益气，山茱萸偏于固精；泽泻、茯苓渗利，泽泻偏于清热，茯苓偏于益气；牡丹皮凉血活血。方药功用是滋补为主，兼以渗利凉血。

【配伍用药】若口舌糜烂甚者，加生地黄、玄参，以清热凉血；若口舌白屑者，加桂枝、干姜，以温化阳气；若腰酸者，加杜仲、桑寄生，以益肾壮

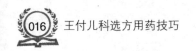

骨；若五心烦热甚者，加胡黄连、地骨皮、知母，以清解郁热。

【临证验案】

1. 小儿支气管哮喘

夏某，女，11 岁。其母代诉，咳喘已 4 年余，近因咳喘加重前来诊治。刻诊：咳喘，痰多色白，因凉加重，手心发热，口唇干燥，烦躁不安，大便略干，舌红无苔，脉浮细略数。辨为风寒犯肺，虚热内生证，治当疏散风寒，滋阴退热，给予六味地黄丸与麻黄汤合方加味：熟地黄 24 g，山药 12 g，山茱萸 12 g，茯苓 10 g，泽泻 10 g，牡丹皮 10 g，麻黄 10 g，桂枝 6 g，杏仁 15 g，生半夏 12 g，款冬花 12 g，炙甘草 3 g。6 剂，第 1 次煎 35 min，第 2 次煎 30 min，合并药液，每日 1 剂，每次服 40 mL，每日服 8 次。二诊：痰多减少，手心发热减轻，以前方 6 剂继服。三诊：大便通畅，烦躁不安止，以前方 6 剂继服。四诊：咳嗽、气喘缓解，其余诸症基本消除，以前方治疗 2 个月以巩固疗效。随访 1 年，咳喘未再复发。

用方体会：根据咳喘、因凉加重辨为寒，再根据痰多色白辨为寒湿，因手心发热、舌红少苔辨为阴虚，以此辨为风寒犯肺、虚热内生证。方以六味地黄丸滋补阴津，清退虚热；以麻黄汤疏散风寒，宣肺降逆，加半夏燥湿化痰，款冬花宣利肺气。方药相互为用，以奏其效。

2. 小儿小腿抽筋

周某，男，7 岁。其母代诉，1 年前至今白天及夜间经常出现小儿小腿抽筋，经中西药多次治疗但未能有效控制症状，近由病友介绍前来诊治。刻诊：小腿抽筋，白天自汗，夜间盗汗，面色发红，两手不温，口渴欲饮热水，舌质淡红，苔薄，脉沉弱。辨为气阴两虚夹寒证，治当益气养阴，兼温阳气，给予六味地黄丸与芍药甘草附子汤合方加味：熟地黄 24 g，山药 12 g，山茱萸 12 g，茯苓 10 g，泽泻 10 g，牡丹皮 10 g，白芍 20 g，制附子 10，桂枝 10 g，炙甘草 20 g。6 剂，以水浸泡 30 min，大火烧开，小火煎 40 min，每日 1 剂，每次服 50 mL，每日服 6 次。二诊：小腿抽筋略有减轻，以前方 6 剂继服。三诊：自汗基本消除，仍有盗汗，以前方加牡蛎为 24 g，6 剂。四诊：诸症基本消除，以前方 12 剂。随访 1 年，一切尚好。

用方体会：根据小腿抽筋、盗汗辨为阴虚，再根据自汗、脉沉弱辨为气虚，因两手不温辨为寒，以此辨为气阴两虚夹寒证。方以六味地黄丸滋补阴津；以芍药甘草附子汤益气补血温阳，加桂枝温通阳气。方药相互为用，以奏其效。

知柏地黄丸（《医宗金鉴》）

【导读】知柏地黄丸无论是辨治鹅口疮、口疮、口腔黏膜扁平苔藓，还是辨治肾炎、输尿管炎、膀胱炎、尿道炎，或是大脑发育不全或迟缓、神经系统损害，或是脑积水、佝偻病、呆小病以及生长过缓（囟门迟闭或不合，亦即解颅），针对病变证机是血虚伤气，郁热内盛，或湿浊内蕴，或肾精不固；知柏地黄丸治疗作用特点是补血凉血，利湿固精，清热燥湿。

【组成】熟地黄_{八钱}（24 g）　山药_{四钱}（12 g）　山茱萸_{四钱}（12 g）　泽泻_{三钱}（9 g）　茯苓_{去皮,三钱}（9 g）　牡丹皮_{三钱}（9 g）　知母_{盐炒} 黄柏_{盐炒,各二钱}（各6 g）

【用法】将药研为细散状，以蜜为丸，每次服6 g，温开水送服，亦可做汤剂服用。

【功效】滋阴降火。

1. 辨治鹅口疮、口疮、口腔黏膜扁平苔藓属于阴虚内热证，以盗汗烦躁为基本特征

【适用病症】

主要症状：白屑生满口舌如鹅之口，或口疮。

辨证要点：五心烦热，舌红少苔，脉细数。

可能伴随的症状：颧红面赤，或盗汗，或烦躁，或牙宣出血，或口舌干燥，或小便短赤。

2. 辨治肾炎、输尿管炎、膀胱炎、尿道炎属于阴虚内热证，以尿频、尿短为基本特征

【适用病症】

主要症状：小便频数淋漓，或遗尿不止。

辨证要点：口渴，小便灼热，舌红少苔，脉沉细。

可能伴随的症状：低热，或尿液混浊，或面赤，或五心烦热，或大便干结，或眼睑水肿等。

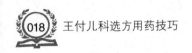

3. 辨治大脑发育不全或迟缓、神经系统损害（遗尿）属于阴虚内热证，以遗尿身热为基本特征

【适用病症】

主要症状：遗尿，身热。

辨证要点：口干咽燥，舌红少苔，脉细弱。

可能伴随的症状：面色潮红，或盗汗，或神志呆滞，或手足心热，或大便干结，或小便短少等。

4. 辨治脑积水、佝偻病、呆小病，以及生长过缓（囟门迟闭或不合，亦即解颅）属于阴虚内热证，以颅缝裂开、心烦不思为基本特征

【适用病症】

主要症状：囟门（颅缝）未闭，目无神采。

辨证要点：手足心烦，口渴，舌红苔，脉沉细弱。

可能伴随的症状：头晕目眩，或形体消瘦，或面色萎黄，或大便干结，或全身发热等。

【解读方药】方中熟地黄、山药、山茱萸补益，熟地黄偏于补血，山药偏于益气，山茱萸偏于固精；泽泻、茯苓渗利，泽泻偏于清热，茯苓偏于益气；黄柏、知母清热，黄柏偏于坚阴，知母偏于益阴；牡丹皮凉血活血。方药功用是滋补清热为主，兼以渗利凉血。

【配伍用药】若盗汗者，加五味子、牡蛎，以敛阴止汗；若五心烦热者，加生地黄、玄参，以清热凉血；若小便频数淋漓者，加车前子、通草，以清利湿浊；若大便干结者，加麻仁、大黄，以清滋通便；若神志呆滞者，加冰片、远志，以开窍安神。

【临证验案】程某，男，6岁。其母代诉，半年前曾住院经检查诊断为肾盂肾炎，虽经中西药治疗但小便灼热未能得到有效控制，近因病症加重前来诊治。刻诊：腰酸，低热，小便灼热且频数（检查尿中红细胞++），淋漓不利，面赤，口渴，舌红少苔，脉沉细。辨为阴虚内热水气证，治当滋阴清热，利水通淋，给予知柏地黄丸与猪苓汤合方加味：熟地黄 24 g，山药 12 g，山茱萸 12 g，茯苓 10 g，泽泻 10 g，牡丹皮 10 g，黄柏 10 g，知母 10 g，猪苓 10 g，滑石 10 g，阿胶 10 g，生甘草 3 g。6 剂，第 1 次煎 30 min，第 2 次煎 25 min，合并药液，每日 1 剂，每次服 40 mL，每日服 6 次。二诊：小便较前通畅，低热减

轻，以前方 6 剂继服。三诊：腰酸缓解，小便灼热基本消除，以前方 6 剂继服。四诊：经检查尿中红细胞消失，为了巩固疗效，以前方又服 40 余剂。随访 1 年，一切正常。

用方体会：根据腰酸、舌红少苔辨为阴虚，再根据小便灼热且频数辨为虚热水气，以此辨为阴虚内热水气证。方以知柏地黄丸滋补阴津，清泻虚热；以猪苓汤清热利水益阴，加生甘草清热益气，缓急止淋。方药相互为用，以奏其效。

三、瘀热灼腐证

舌为心之苗，口为脾之窍，心主血，脾生血；血于脉中周流不息，滋养于全身。若血行不畅而为瘀，瘀滞日久而化热，瘀与热相互搏结而为瘀热，瘀热灼腐口舌脉络，则可演变为口疮，或鹅口疮，或口腔黏膜扁平苔藓，辨治瘀热灼腐的选方用药基本要求与应用准则如下：

桃核承气汤方药组成特点是以泻热祛瘀，兼以通经，辨治病证以瘀热或夹阳郁为主。

血府逐瘀汤方药组成特点是以活血行气，兼以清热，辨治病证以瘀阻气郁夹热为主。

桃核承气汤（《伤寒杂病论》）

【导读】桃核承气汤无论是辨治鹅口疮、口疮、口腔黏膜扁平苔藓，还是辨治肠胃炎、肠痉挛，肠蠕动迟缓，或是辨治新生儿黄疸如新生儿生理性黄疸、溶血性黄疸、胆管畸形、胆汁瘀阻、肝细胞性黄疸等（胎黄）；针对病变证机是瘀血化热，阳郁热结，或夹气伤，桃核承气汤治疗作用特点是泻热活血，通阳益气。

【组成】桃仁_{去皮尖,五十个}（8.5 g）　大黄_{四两}（12 g）　桂枝_{去皮,二两}（6 g）甘草_{炙,二两}（6 g）　芒硝_{二两}（6 g）

【用法】用水 420 mL，煮取药液 180 mL，加入芒硝煎 2 ~ 3 秒，饭前服用，每日分 3 次服；药后可能出现下利。

【功效】泻热逐瘀。

1. 辨治鹅口疮、口疮、口腔黏膜扁平苔藓属于瘀热灼腐证，以溃烂疼痛便秘为基本特征

【适用病症】

主要症状：白屑生满口舌如鹅之口，或口疮，大便干结。

辨证要点：痛如针刺，舌质红边夹瘀紫，苔薄黄，脉数。

可能伴随的症状：夜间痛甚，或心烦，或口疮周围暗红，或盗汗，或口角流涎等。

2. 辨治肠胃炎、肠痉挛，肠蠕动迟缓属于瘀热食积证，以腹胀腹痛如刺为基本特征

【适用病症】

主要症状：腹痛，腹胀，大便干结。

辨证要点：痛如针刺，舌质暗红或夹瘀紫，苔薄黄，脉沉涩。

可能伴随的症状：腹痛拒按，或按之脘腹坚硬，或夜间痛甚，或口臭，或嗳腐酸臭，或身热烦躁，或大便臭秽，或潮热。

3. 辨治新生儿黄疸如新生儿生理性黄疸、溶血性黄疸、胆管畸形、胆汁瘀阻、肝细胞性黄疸等（胎黄）属于瘀热阳郁证，以身目发黄为基本特征

【适用病症】

主要症状：身目发黄，黄色鲜亮，或大便干结。

辨证要点：口渴欲饮，舌质暗红夹瘀紫，苔薄黄，指纹青紫，或脉涩。

可能伴随的症状：唇暗，或两目暗黑，或坐卧不宁，或腹部胀满，或腹痛，或大便灰白，或小便短赤等。

【解读方药】方中桃仁活血逐瘀；桂枝通经散瘀；大黄、芒硝泻热祛瘀，大黄偏于硬攻，芒硝偏于软坚；甘草益气和中。方药功用是逐瘀泻热。

【配伍用药】若嗳腐者，加山楂、麦芽、莱菔子，以消食和胃；若口臭者，加黄连、黄芩，以清解郁热；若腹胀甚者，加木香、槟榔，以行气除胀；若疼痛剧烈者，加五灵脂、蒲黄，以活血化瘀止痛；若心烦者，加黄连、栀子，以清热除烦；若口疮暗红者，加牡丹皮、赤芍，以清热凉血散瘀；若盗汗者，加黄柏、牡蛎，以清热止汗等。

【临证验案】

1. 口腔溃烂

韩某，女，4岁。其母代诉，口腔溃疡有2年余，近因亲戚介绍前来诊治。刻诊：口腔溃烂处色泽紫暗，夜间痛甚，不能饮食，烦躁不安，大便干结，舌质暗红夹瘀点、苔薄黄，脉沉涩。辨为瘀热灼腐证，治当泻热逐瘀，缓急止痛，给予桃核承气汤与芍药甘草汤合方加味：桃仁10 g，大黄12 g，桂枝6 g，芒硝6 g，白芍12 g，炙甘草12 g，生甘草20 g。6剂，第1次煎35 min，第2次煎30 min，合并药液，每日1剂，每次服35 mL，每日分8次服。二诊：口腔溃疡基本消除，大便通畅，以前方治疗12剂。三诊：大便略溏，减大黄为6 g，以前方12剂巩固治疗效果。随访1年，口腔溃疡未再复发。

用方体会：根据夜间痛甚、舌质暗红夹瘀点辨为瘀，再根据大便干结、苔黄辨为热结，因口腔溃烂处色泽紫暗辨为瘀热，以此辨为瘀热灼腐证。方以桃核承气汤泻热逐瘀；以芍药甘草汤缓急止痛，加生甘草清热缓急止痛。方药相互为用，以奏其效。

2. 小儿便秘、夜间烦躁

郑某，男，9岁。其母代诉，有4年便秘史，经中西药治疗但未能取得远期治疗效果，近因病友介绍前来诊治。刻诊：大便干结1次/（4~5）日，口臭，经常流鼻血，夜间睡眠躁动不安，舌质红边夹瘀紫，苔黄略腻，脉沉。辨为瘀热内结证，治当清泻瘀热，给予桃核承气汤与百合地黄汤合方加味：桃仁10 g，桂枝6 g，大黄12 g，芒硝6 g，百合14 g，生地黄50 g，玄参30 g，生甘草6 g。6剂，以水浸泡30 min，大火烧开，小火煎40 min，每日1剂，每次服60 mL，每日服5次。二诊：大便基本正常，以前方6剂继服。三诊：大便正常，口臭基本消除，以前方6剂继服。四诊：大便溏泻，服药至今未再流鼻血，以前方变生地黄为30 g，6剂。五诊：诸症基本消除，又以前方治疗12剂，以巩固疗效。随访1年，一切尚好。

用方体会：根据大便干结、口臭辨为热结，再根据流鼻血辨为血热，因舌质红边夹瘀紫辨为瘀，以此辨为瘀热内结证。方以桃核承气汤清泻瘀热；以百合地黄汤清热凉血止血，加玄参滋阴凉血止血。方药相互为用，以奏其效。

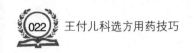

血府逐瘀汤(《医林改错》)

【导读】血府逐瘀汤无论是辨治鹅口疮、口疮、口腔黏膜扁平苔藓，还是辨治新生儿黄疸如新生儿生理性黄疸、溶血性黄疸、胆管畸形、胆汁瘀阻、肝细胞性黄疸等（胎黄），针对病变证机是瘀郁化热，伤气伤血，或夹气虚，血府逐瘀汤治疗作用特点是活血补血凉血，行气益气。

【组成】桃仁四钱（12 g）　红花三钱（9 g）　当归三钱（9 g）　生地黄三钱（9 g）　川芎一钱半（5 g）　赤芍二钱（6 g）　牛膝三钱（9 g）　桔梗一钱半（5 g）　柴胡一钱（3 g）　枳壳二钱（6 g）　甘草一钱（3 g）

【用法】水煎服。

【功效】活血化瘀，理气止痛。

1. 辨治鹅口疮、口疮、口腔黏膜扁平苔藓属于瘀热肆虐证，以窜痛如针刺为基本特征

【适用病症】

主要症状：白屑生满口舌如鹅之口，或口疮，急躁易怒。

辨证要点：痛如针刺，舌质红夹瘀紫，苔薄黄，脉数。

可能伴随的症状：夜间痛甚，或心烦，或口疮周围暗红，或盗汗，或口流涎水等。

2. 辨治新生儿黄疸如新生儿生理性黄疸、溶血性黄疸、胆管畸形、胆汁瘀阻、肝细胞性黄疸等（胎黄）属于瘀热阻结证以身目发黄为基本特征

【适用病症】

主要症状：身目发黄，黄色晦暗。

辨证要点：口渴不欲多饮，舌质暗红夹瘀斑，苔薄黄，指纹青紫，或脉涩。

可能伴随的症状：唇暗，或两目暗黑，或食则即吐，或腹部胀满，或腹痛，或大便灰白，或小便短赤等。

【解读方药】方中桃仁、红花、牛膝、川芎活血，桃仁偏于破血，红花偏于通经，牛膝偏于下行，川芎偏于行气；柴胡、枳壳理气，柴胡偏于升散，枳壳偏于降泄；当归补血活血；赤芍、生地黄凉血，赤芍偏于散瘀，生地黄偏于益阴；桔梗宣畅气机；甘草益气和中。方药功用是活血化瘀，理气止痛。

【配伍用药】若瘀甚者，加大桃仁、红花用量，以活血化瘀；若血热甚者，加大生地黄、赤芍用量，再加牡丹皮、玄参，以清热凉血；若黄色晦暗者，加大当归、川芎用量，再加茵陈，以利湿活血；若两目暗黑者，加大当归用量，再加白芍，以补血活血；若食则头昏者，加山楂、丹参，以理血消食和胃；若胁胀者，加大柴胡、枳壳用量，以行气解郁止痛；若大便灰白者，加大牛膝用量，再加茵陈，以活血利湿等。

四、寒热夹杂证

热灼脉络，寒伤血脉，寒热相互交织错杂，浸淫肆虐于口舌，以此可演变为口疮，或鹅口疮，或口腔黏膜扁平苔藓，辨治寒热夹杂证的选方用药基本要求与应用准则如下：

甘草泻心汤方药组成特点是以清热散寒，补益中气，辨治病证以寒热夹气虚为主。

乌梅丸方药组成特点是以清热通阳，补益气血，兼以敛阴，辨治病证以寒热夹气血虚为主。

甘草泻心汤（《伤寒杂病论》）

【导读】甘草泻心汤无论是辨治鹅口疮、口疮、口腔黏膜扁平苔藓，还是辨治胃炎、肠炎、肠胃痉挛，功能性消化不良等，针对病变证机是中气虚弱，湿热内生，气虚生寒，或夹寒湿；甘草泻心汤治疗作用特点是清热燥湿，温中益气。

【组成】甘草炙,四两（12 g）　黄芩三两（9 g）　半夏洗,半升（12 g）　大枣擘,十二枚（12 枚）　黄连一两（3 g）　干姜三两（9 g）　人参三两（9 g）

【用法】用水 700 mL，煮取药液 210 mL；每日分 6 次温服。

【功效】清热散寒，补益中气。

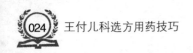
1. 辨治鹅口疮、口疮、口腔黏膜扁平苔藓属于寒热夹杂气虚证以口腔溃烂涎多为基本特征

【适用病症】

主要症状：白屑生满口舌如鹅之口，或口疮。

辨证要点：口渴不欲饮水，嗜卧，舌质红，苔黄略腻，指纹淡滞，或脉虚弱。

可能伴随的症状：不思饮食，或心烦，或口疮周围淡红，或自汗，或口流涎水，或大便溏泻等。

2. 辨治胃炎、肠炎、肠胃痉挛，功能性消化不良属于寒热夹杂气虚证，以脘腹不适为基本特征

【适用病症】

主要症状：胃脘胀满，或胃痛。

辨证要点：口腻，舌质红，苔黄略腻，指纹淡滞，或脉沉弱。

可能伴随的症状：不思饮食，或心烦，或大便溏泻，或不思饮食，或腹中夹水声等。

【解读方药】方中黄连、黄芩清热燥湿；人参、大枣、甘草补益中气，人参偏于大补元气，大枣、甘草偏于平补缓急；半夏、干姜辛开苦降，半夏偏于降逆燥湿，干姜偏于温中散寒。方药功用是清热散寒，补益中气。

【配伍用药】若湿热甚者，加大黄连、黄芩用量，以清热燥湿；若寒甚者，加大干姜用量，再加附子，以温阳散寒；若气虚甚者，加白术、山药，以补益中气；若大便溏泻者，加茯苓、白扁豆，以健脾止泻；若自汗者，加黄芪、牡蛎，以固表止汗等。

【临证验案】

1. 口腔溃疡

胡某，女，6岁。其母代诉，口腔溃疡已3年余，近因口腔溃疡发作频繁前来诊治。刻诊：口腔溃烂灼痛，口流涎水，不思饮食，形体消瘦，食凉即大便溏泻，舌质淡，苔黄腻，脉沉弱略数。辨为寒热夹杂气虚证，治当清热散寒，补益中气，给予甘草泻心汤与四君子汤合方加味：黄芩10 g，黄连10 g，生半夏12 g，大枣12枚，干姜10 g，红参10 g，白术10 g，茯苓10 g，附子5 g，炙甘草12 g。6剂，第1次煎30 min，第2次煎25 min，合并药液，每日1

剂，每次服 30 mL，每日服 10 次。二诊：口角流涎减少，疼痛减轻，以前方 6 剂继服。三诊：口角流涎止，大便趋于正常，以前方 6 剂继服。四诊：诸症基本解除，为了防止病证复发，以前方治疗 12 剂。随访 2 年，一切尚好。

用方体会：根据食凉即大便溏泻辨为寒，再根据形体消瘦、脉弱辨为气虚，因灼痛、苔黄辨为热，以此辨为寒热夹杂气虚证。方以甘草泻心汤并加大黄连用量清热散寒，益气和中；以四君子汤健脾益气，渗利湿浊；加附子温阳散寒。方药相互为用，以奏其效。

2. 腹泻（小儿肠炎）

程某，男，11 岁。其母代诉，3 年前反复出现腹泻，经检查诊断为小儿肠炎，至今仍不愈，近由病友介绍前来诊治。刻诊：大便溏泻 5～6 次/日，口臭，腹胀，腹中有水声，不思饮食，形体消瘦，倦怠乏力，怕冷，两手不温，舌质红，苔黄略腻，脉沉弱。辨为脾胃虚弱，寒热夹杂证，治当健脾益气，平调寒热，给予甘草泻心汤与枳术汤合方加味：红参 10 g，黄芩 10 g，生半夏 12 g，大枣 12 枚，黄连 3 g，干姜 10 g，生附子 3 g，枳实 10 g，白术 10 g，炙甘草 12 g。6 剂，以水浸泡 30 min，大火烧开，小火煎 40 min，每日 1 剂，每次服 50 mL，每日服 6 次。二诊：大便次数减少，以前方 6 剂继服。三诊：腹中仍有水声，以前方加茯苓 15 g，6 剂。四诊：大便基本正常，以前方 6 剂继服。五诊：诸症基本消除，又以前方治疗 12 剂。随访 1 年，一切尚好。

用方体会：根据大便溏泻、脉沉弱辨为脾胃气虚，再根据怕冷、两手不温辨为寒，因口臭、苔黄腻辨为湿热，以此辨为脾胃虚弱，寒热夹杂证。方以甘草泻心汤健脾益气，温阳散寒，清热燥湿；以枳术汤健脾行气，消食除胀，加生附子温阳散寒。方药相互为用，以奏其效。

乌梅丸（《伤寒杂病论》）

【导读】乌梅丸辨治鹅口疮、口疮、口腔黏膜扁平苔藓，针对病变证机是寒热夹杂，或阳郁不通，气血不足；病变证型是寒热夹气血虚证，症状以口腔溃烂腹泻为主，乌梅丸治疗作用特点是清热燥湿，温阳散寒，益气补血。

【组成】乌梅三百枚（500 g） 黄连十六两（48 g） 细辛六两（18 g） 干姜十两（30 g） 当归四两（12 g） 黄柏六两（18 g） 桂枝去皮,六两（18 g） 人

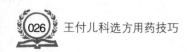

参$_{六两}$（18 g）　附子$_{炮,去皮,六两}$（18 g）　蜀椒$_{出汗,四两}$（12 g）

【用法】将药研为细散状，以苦酒（醋）浸渍乌梅一夜，蒸熟捣成泥状，以蜜为丸，饭前服用 10 g，每日分 3 次服；亦可视病情增加用量，应禁食生冷、油腻食物等。用汤剂可用原方量的 1/10，其中乌梅量减少 1/2，其余药量加大 1 倍。

【功效】清热通阳，补益气血。

【适用病症】

主要症状：白屑生满口舌如鹅之口，或口疮，畏寒，大便溏泻。

辨证要点：口渴，舌质红，苔薄黄，脉数。

可能伴随的症状：不思饮食，或心烦，或手足不温，或口苦口腻，或口疮周围淡红，或自汗，或口流涎水等。

【解读方药】方中乌梅酸敛益阴生津；黄连、黄柏清热燥湿解毒；人参、当归补益，人参偏于补气；当归偏于补血活血；附子、干姜、蜀椒、桂枝、细辛温中，附子偏于壮阳，干姜偏于温中，桂枝偏于通经，蜀椒偏于缓急。方药功用是清热于上，散寒于下。

【配伍用药】若热甚者，加大黄连、黄柏用量，再加黄芩，以清热泻火；若寒甚者，加大干姜、附子、桂枝用量，以温阳散寒；若气虚甚者，加大人参用量，再加白术、山药，以补益中气；若大便溏泻者，加茯苓、白扁豆，以健脾止泻；若血虚者，加大当归用量，再加白芍，以补血养血；若口水多者，加半夏、茯苓，以燥湿利湿等。

【临证验案】

1. 口腔溃疡

梁某，女，5 岁。其母代诉，口腔溃疡已 2 年余，反复发作不愈，近因病症加重前来诊治。刻诊：口腔溃烂，口流涎水，不思饮食，畏寒，手足不温，疮疡周围淡红，口淡不渴，舌质红，苔薄黄，脉数略弱。辨为上热下寒证，治当清上温下，兼益气血，给予乌梅丸与生脉散合方：乌梅 25 g，黄连 10 g，细辛 2 g，干姜 3 g，当归 12 g，黄柏 5 g，桂枝 2 g，红参 3 g，附子 2 g，花椒 2 g，麦冬 12 g，白术 10 g，五味子 6 g。6 剂，第 1 次煎 30 min，第 2 次煎 25 min，合并药液，每日 1 剂，每次服 25 mL，每日服 10 次。二诊：口腔溃疡消除，以前方 6 剂继服。三诊：口流涎水减少，以前方 6 剂继服。四诊：诸症悉除，为了防止病证复发，以前方治疗 15 剂。随访 1 年，一切尚好。

用方体会：根据口角流水、口淡不渴辨为寒湿，再根据手足不温、畏寒辨为寒结，因大便干结、舌质红、苔薄黄辨为热结，以此辨为上热下寒证。方以乌梅丸清上温下；以生脉散益气生津，加白术健脾益气和中。方药相互为用，以奏其效。

2. 小儿糖尿病胃瘫

焦某，女，12 岁。其母代诉，3 年前发现糖尿病，经中西药治疗将血糖控制在 12 mmol/L 左右，近由病友介绍前来诊治。刻诊：口渴（血糖 12.3 mmol/L），口臭，大便不爽，手足不温，腹中饥，食则腹胀，形体消瘦，急躁易怒，倦怠乏力，面色不荣，舌质红，苔薄黄，脉沉弱。辨为肝热阳郁，气血不足证，治当清热通阳，调补气血，给予乌梅丸与瓜蒌牡蛎散合方加味：乌梅 25 g，黄连 10 g，细辛 2 g，干姜 3 g，当归 12 g，黄柏 5 g，桂枝 2 g，红参 3 g，附子 2 g，花椒 2 g，天花粉 15 g，牡蛎 15 g，鸡内金 24 g。6 剂，以水浸泡 30 min，大火烧开，小火煎 40 min，每日 1 剂，每次服 80 mL，每日服 4 次。二诊：手足较前温和，仍口渴、口臭，以前方变黄连为 15 g，黄柏 15 g，6 剂。三诊：口臭基本消除，口渴较前好转，以前方 6 剂继服。四诊：手足温和，食后腹胀减轻，以前方 6 剂继服。五诊：大便基本正常，仍倦怠乏力，以前方变红参为 5 g，6 剂。六诊：诸症较前基本平稳，经检查血糖 5.9 mmol/L。七诊：病情基本稳定，又以前方治疗 100 余剂，诸症解除。之后，又以前方变汤剂为散剂，每次 3 g，每日分早中晚服。随访 2 年，一切尚好。

用方体会：根据口渴、口臭辨为热，再根据手足不温辨为寒，因倦怠乏力、面色不荣辨为气虚，又因腹中饥辨为热灼，更因食则腹胀辨为胃气不降，以此辨为肝热阳郁，气血不足证。方以乌梅丸清热通阳，补益气血；以瓜蒌牡蛎散清热敛阴散结，加鸡内金消食醒脾。方药相互为用，以奏其效。

五、阳虚寒湿证

阳气虚弱，阴寒内生，阳虚不能温煦，阴寒乘机肆虐，口舌脉络既不得阳气温煦又被阴寒肆虐，以此可演变为口疮，或鹅口疮，或口腔黏膜扁平苔藓，

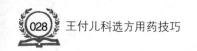

辨治阳虚寒湿证的选方用药基本要求与应用准则如下：

茯苓四逆汤方药组成特点以温阳益气为主，兼以利湿，辨治病证以阳虚或夹湿为主。

阳和汤方药组成特点以温阳补血，散寒通滞为主，辨治病证是以阳虚夹痰为主。

茯苓四逆汤(《伤寒杂病论》)

【导读】茯苓四逆汤辨治鹅口疮、口疮、口腔黏膜扁平苔藓等；针对病变证机是阳虚不温，气虚不固，或湿浊蕴结；病变证型是寒夹气虚证，症状以口腔溃烂腹泻为主，茯苓四逆汤治疗特点是温阳散寒，补益中气，渗利湿浊。

【组成】茯苓_{四两}（12 g）　人参_{一两}（3 g）　附子_{生用,去皮,破八片,一枚}（5 g）甘草_{炙,二两}（6 g）　干姜_{一两半}（4.5 g）

【用法】用水 350 mL，煮取 210 mL。每日分 6 次服。

【功效】温阳益气，兼以利湿。

【适用病症】

主要症状：白屑生满口舌如鹅之口，或口疮，烦躁。

辨证要点：口淡不渴，舌质淡，苔薄白，脉虚弱。

可能伴随的症状：手足不温，或畏寒，或口疮周围淡红，或自汗，或口流涎水，或大便溏泻等。

【解读方药】方中附子、干姜温阳，附子偏于温壮阳气，干姜偏于温暖脾胃；人参、茯苓、甘草补益中气，人参偏于大补元气，茯苓偏于渗利湿浊，甘草偏于平补缓急。方药功用是温阳益气，兼以利湿。

【配伍用药】若阳虚甚者，加鹿茸、巴戟天，以温补阳气；若气虚甚者，加大人参用量，再加白术，以健脾益气；若烦躁甚者，加大茯苓用量，再加远志，以开窍安神；若自汗者，加黄芪、白术，以益气固表；若口水多者，加大茯苓用量，再加白术，以利湿燥湿等。

【临证验案】

1. **口腔溃疡**

朱某，男，4 岁。其母代诉，经常口腔溃疡，半年来反复发作不愈，静脉用药即加重，口服中西药效果不明显，近因口腔溃疡加重前来诊治。刻诊：口腔溃烂中心苍白，周围呈淡红，口流涎水，手足不温，舌质淡，苔薄白，脉沉弱。辨为阳虚夹湿证，治当温阳益气，兼以利湿，给予茯苓四逆汤与百合滑石汤合方：茯苓 12 g，红参 3 g，生川乌 5 g，滑石 10 g，干姜 5 g，百合 15 g，炙甘草 6 g。6 剂，第 1 次煎 35 min，第 2 次煎 30 min，合并药液，每日 1 剂，每次服 25 mL，每日服 10 次。二诊：口腔溃疡基本痊愈，以前方 6 剂继服。三诊：诸症基本消除，以前方 6 剂继服。四诊：为了防止病证复发，以前方治疗 3 剂。随访 1 年，一切尚好。

用方体会：根据口腔溃烂中心苍白、手足不温辨为阳虚，再根据口流涎水辨为寒湿，因脉沉弱辨为气虚，以此辨为阳虚夹湿证。方以茯苓四逆汤温阳益气，兼以利湿；以百合滑石汤利湿，兼防温热药伤阴。方药相互为用，以奏其效。

辨治口腔溃疡的病变有寒有热，若是单一的热证，用西药即有明显治疗效果；若是阳虚寒证，用西药则会加重病证，结合多年临床诊治体会，此口腔溃疡属于阳虚而非热证，所以用西药治疗不如用中药效果明显。

2. 小儿夜间口水多

尚某，女，6 岁。其母代诉，2 年来夜间口水比较多，经中西药治疗但口水症状未能达到有效控制，近由病友介绍前来诊治。刻诊：夜间口水多，烦躁不安，怕冷，手足不温，大便溏泻，夜间小便多，倦怠乏力，舌质淡，苔薄白，脉沉弱。辨为阳虚不固，心肾不交证，治当温补阳气，交通心肾，给予茯苓四逆汤与桂枝加龙骨牡蛎汤合方：茯苓 12 g，干姜 5 g，生附子 5 g，红参 3 g，桂枝 10 g，白芍 10 g，龙骨 12 g，牡蛎 12 g，生姜 10 g，大枣 12 枚，炙甘草 6 g。6 剂，以水浸泡 30 min，大火烧开，小火煎 40 min，每日 1 剂，每次服 60 mL，每日服 5 次。二诊：夜间口水减少，以前方 6 剂继服。三诊：夜间口水较前减少，仍倦怠乏力，以前方变红参为 5 g，6 剂。四诊：大便正常，倦怠乏力好转，以前方 6 剂继服。五诊：夜间口水多及夜间小便基本消除，以前方 6 剂继服。六诊：诸症基本消除，又以前方 6 剂继服，以巩固治疗效果。随访 1 年，一切尚好。

用方体会：根据夜间口水多、手足不温辨为阳虚不固，再根据倦怠乏力辨为气虚，因夜间烦躁不安辨为心肾不交，以此辨为阳虚不固，心肾不交证。方

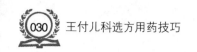

以茯苓四逆汤温壮阳气，固摄阴津；以桂枝加龙骨牡蛎汤交通心肾，潜阳固涩。方药相互为用，以奏其效。

阳和汤（《伤寒杂病论》）

【导读】阳和汤辨治鹅口疮、口疮、口腔黏膜扁平苔藓，针对病变证机是阳气虚弱，阴血不足，寒痰阻滞，经气脉络失荣；病变证型是阳虚血虚夹痰证，症状以口腔溃烂痰涎为主，阳和汤治疗作用特点是温阳散寒，补益阴血，通利血脉，化痰通络。

【组成】熟地黄一两（30 g）　肉桂去皮，研粉，一钱（3 g）　麻黄五分（1.5 g）鹿角胶三钱（9 g）　白芥子二钱（6 g）　姜炭五分（1.5 g）　生甘草一钱（3 g）

【用法】水煎服，每日分6次服。

【功效】温阳补血，散寒通滞。

【适用病症】

主要症状：白屑生满口舌如鹅之口，或口疮，口吐痰涎。

辨证要点：口淡不渴，舌质淡，苔白腻或厚，脉沉弱或沉滑。

可能伴随的症状：手足不温，或畏寒，或口疮周围淡红，或面色不荣，或大便溏泻等。

【解读方药】方中熟地黄滋补阴血；鹿角胶温补阳气；肉桂、姜炭散寒，肉桂偏于散血寒，姜炭偏于暖中阳；白芥子、麻黄辛散化痰，白芥子偏于通络化痰，麻黄偏于宣散化痰；甘草益气解毒。方药功用是温阳补血，散寒通滞。

【配伍用药】若阳虚甚者，加大鹿角用量，再加巴戟天，以温补阳气；若血虚甚者，加大熟地黄用量，再加当归，以滋补阴血；若痰甚者，加天南星、半夏，以燥湿化痰；若寒甚者，加大肉桂、干姜用量，以温阳散寒；若大便溏泻者，加茯苓、山药、白术，以健脾止泻等。

六、寒瘀夹杂证

小儿素体阳气禀赋不足，寒从内生；或寒邪侵袭而伤阳生寒，导致寒伤脉络，血行不利而为瘀，寒瘀相搏而阻滞经气脉络，以此演变为寒瘀夹杂之口疮、鹅口疮，或口腔黏膜扁平苔藓，辨治寒瘀夹杂证的选方用药基本要求与应用准则如下：

温经汤方药组成特点是以温经散寒，养血祛瘀为主，兼以益气，辨治病证以虚瘀寒或夹热为主。

四逆加人参汤与失笑散合方组成特点是以温阳散寒，活血化瘀为主，辨治病证以阳虚瘀血为主。

温经汤(《伤寒杂病论》)

【导读】温经汤辨治鹅口疮、口疮、口腔黏膜扁平苔藓，针对病变证机是阴寒凝结，瘀血阻滞，气血不荣，或郁热津伤；病变证型是虚寒瘀夹杂证，症状以畏寒舌暗为主，温经汤治疗作用特点是温阳散寒，活血化瘀，补益气血，或清解郁热，兼益阴津。

【组成】吴茱萸_{三两}（9 g）　当归_{二两}（6 g）　川芎_{二两}（6 g）　芍药_{二两}（6 g）　人参_{二两}（6 g）　桂枝_{二两}（6 g）　阿胶_{二两}（6 g）　生姜_{二两}（6 g）　牡丹皮_{去心,二两}（6 g）　甘草_{二两}（6 g）　半夏_{半升}（12 g）　麦冬_{去心,一升}（24 g）

【用法】用水700 mL，煮取药液210 mL，每日分5次温服。

【功效】温经散寒，养血祛瘀。

【适用病症】

主要症状：白屑生满口舌如鹅之口，或口疮。

辨证要点：手足不温，刺痛，舌质暗淡或瘀紫，苔薄白，脉沉迟或涩。

可能伴随的症状：畏寒怕冷，或夜间痛甚，或口疮四周淡红，或口疮四周暗红，或大便溏泻等。

【解读方药】方中吴茱萸、桂枝温阳，吴茱萸偏于疏肝降泄，桂枝偏于温经通脉；川芎理血行气；当归、芍药、阿胶补血，当归偏于活血，阿胶偏于化阴，芍药偏于敛阴；半夏、生姜调理宣降，半夏偏于降泄，生姜偏于宣散；麦冬、牡丹皮寒凉，麦冬偏于滋阴，牡丹皮偏于散瘀；人参、甘草益气，人参偏于大补，甘草偏于平补；又，桂枝与吴茱萸配伍以散寒，与川芎配伍以通经活血；当归与川芎配伍以活血，与阿胶等配伍以补血。方药功用是温经散寒，养

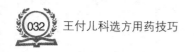

血祛瘀。

【配伍用药】若寒甚者，加大生姜、吴茱萸用量，以温阳散寒；若瘀甚者，加大川芎、当归用量，以养血活血化瘀；若疼痛甚者，加大芍药、甘草用量，以缓急止痛；若气虚甚者，加大人参、甘草用量，以健脾益气；若血虚甚者，加大当归、阿胶、芍药用量，以养血补血等。

【临证验案】

1. 口腔溃疡

孟某，女，8 岁。其母代诉，1 年来经常口腔溃烂，每月至少发作 1 次，每次持续 10 天左右，服用中西药但未能有效控制病情复发，近因口腔溃疡复发前来诊治。刻诊：口腔溃烂甚于舌边及口唇，溃疡四周暗红，夜间痛甚，手足不温，面色不荣，舌质较暗淡，苔薄白，脉沉弱涩。辨为虚寒瘀夹杂证，治当温经散寒，养血祛瘀，给予温经汤与芍药甘草汤合方：吴茱萸 10 g，当归 6 g，川芎 6 g，白芍 18 g，红参 6 g，桂枝 6 g，阿胶珠 6 g，生姜 6 g，牡丹皮 6 g，生半夏 12 g，麦冬 24 g，炙甘草 18 g。6 剂，第 1 次煎 30 min，第 2 次煎 25 min，合并药液，每日 1 剂，每次服 50 mL，每日服 6 次。二诊：溃疡疼痛减轻，以前方 6 剂继服。三诊：溃疡基本痊愈，以前方 6 剂继服。四诊：诸症基本消除，欲巩固治疗效果，以前方 6 剂继服，每 2 日 1 剂。随访半年，一切尚好。

用方体会：根据口腔溃疡、手足不温辨为寒，再根据舌质较暗淡、脉沉涩辨为瘀，因面色不荣、脉沉弱辨为虚，以此辨为虚寒瘀夹杂证。方以温经汤温经散寒，养血祛瘀；以芍药甘草汤益气养血，缓急止痛。方药相互为用，以奏其效。

2. 小儿腹痛

许某，男，9 岁。其母代诉，4 年来经常腹痛，经检查未发现明显器质性病变，但服用中西药未能有效控制症状表现，近因病友介绍前来诊治。刻诊：腹痛如针刺，食凉或受凉加重，面色萎黄，大便溏泻，倦怠乏力，舌质淡边夹瘀紫，苔白略腻，脉沉弱。辨为寒瘀夹虚证，治当温阳散寒，活血化瘀，补益气血，给予温经汤与芍药甘草附子汤合方：吴茱萸 10 g，桂枝 6 g，当归 6 g，川芎 6 g，白芍 20 g，红参 6 g，阿胶珠 6 g，生姜 6 g，牡丹皮 6 g，生半夏 12 g，麦冬 24 g，炙甘草 20 g，附子 5 g。6 剂，以水浸泡 30 min，大火烧开，小火煎40 min，每日1剂，每次服80 mL，每日服4次。二诊：腹痛明显减轻，以前方6剂继服。三诊：腹痛基本消除，以前方6剂继服。四诊：腹痛未再发作，又以前方治疗10剂。随访1年，一切尚好。

用方体会：根据腹痛如针刺，舌质淡夹瘀紫辨为瘀，再根据食凉或受凉加重辨为寒，因面色萎黄、倦怠乏力辨为气血虚，以此辨为寒瘀夹虚证。方以温经汤温经散寒，活血化瘀，补益气血；以芍药甘草附子汤益气补血，温阳散寒，缓急止痛。方药相互为用，以奏其效。

四逆加人参汤（《伤寒杂病论》）与失笑散合方

【导读】四逆加人参汤与失笑散合方辨治鹅口疮、口疮、口腔黏膜扁平苔藓，针对病变证机是阳气虚弱，瘀血阻滞；病变证型是寒瘀夹虚证，症状以涎多刺痛为主，四逆加人参汤与失笑散合方治疗作用特点是温阳益气，活血化瘀。

【组成】四逆加人参汤［甘草炙,二两（6 g）　干姜一两半（4.5 g）　附子生用,去皮,破八片,一枚（5 g）　人参一两（3 g）］　失笑散［五灵脂酒研,淘去沙土　蒲黄炒香,各等份（各10 g）］

【用法】水煎服，每日分6次服。

【功效】温阳散寒，活血化瘀。

【适用病症】

主要症状：白屑生满口舌如鹅之口，或口疮。

辨证要点：涎水多，刺痛，舌质暗淡瘀紫，苔薄白，脉沉弱涩。

可能伴随的症状：手足不温，或夜间痛甚，或口疮周围淡红，或自汗，或大便溏泻等。

【解读方药】方中生附子、干姜辛热，生附子偏于回阳救急，干姜偏于温暖中阳；五灵脂、蒲黄活血止痛，五灵脂偏于行气通阳，蒲黄偏于通利散结；人参、甘草益气，人参偏于大补元气，甘草偏于平补中气。方药功用是温阳散寒，活血化瘀。

【配伍用药】若寒甚者，加大干姜、附子用量，以温阳散寒；若瘀甚者，加大五灵脂、蒲黄用量，以活血化瘀；若疼痛甚者，加大甘草用量，再加白

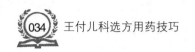

芍，以缓急止痛；若口涎多者，加白术、茯苓，以燥湿利湿；若气虚甚者，加大人参用量，再加山药，以补益中气等。

【临证验案】周某，女，2岁。其母代诉，口腔溃烂已1年余，近因口腔溃烂复发前来诊治。刻诊：口腔溃烂，涎水多，烦躁，夜间哭闹更甚，舌质略暗淡瘀紫，苔薄白中心略黄，指纹略暗紫。辨为寒瘀夹杂证，治当温阳散寒，活血化瘀，给予四逆加人参汤与失笑散合方加味：生川乌5g，干姜5g，红参3g，五灵脂10g，蒲黄10g，生半夏12g，黄连6g，炙甘草6g。6剂，第1次煎35min，第2次煎25min，合并药液，每日1剂，每次服10mL，每日服15次。二诊：哭闹减轻，口水减少，以前方6剂继服。三诊：烦躁止，口腔溃疡痊愈，以前方6剂继服。四诊：一切正常，欲巩固治疗效果，以前方6剂继服，每2日1剂。随访1年，一切尚好。

用方体会：根据口腔溃烂、涎水多辨为阳虚水气，再根据唇及舌质略暗淡瘀紫辨为瘀，因苔薄白、中心略黄辨为寒热夹杂，以此辨为寒瘀夹杂证。方以四逆加人参汤（因无生附子，故以生川乌代）温阳散寒，通阳止痛；以失笑散活血化瘀止痛，加生半夏燥湿化痰止饮，黄连燥湿兼清里热，若病变无热旨在制约温热药伤阴。方药相互为用，以奏其效。

七、痰瘀夹杂证

寒伤脉络，阳不化津，津聚为痰，痰与寒相结而为寒痰，寒痰凝滞经脉，导致血行不利而为瘀，瘀阻脉络又与寒痰相搏，以此演变为寒痰夹瘀肆虐口舌脉络，以此可引起口疮或鹅口疮或口腔黏膜扁平苔藓，辨治寒痰夹瘀证的选方用药基本要求与应用准则如下：

小陷胸汤与下瘀血汤合方组成特点是以清化热痰，泻热祛瘀为主，辨治病证以痰热夹瘀为主。

小半夏加茯苓汤与生化汤合方组成特点是以温化寒痰，活血化瘀为主，辨治病证以寒痰夹瘀为主。

小陷胸汤与下瘀血汤(《伤寒杂病论》)合方

【导读】小陷胸汤与下瘀血汤合方是辨治鹅口疮、口疮、口腔黏膜扁平苔藓，针对病变证机是痰热蕴结，瘀血阻结，症状以口腔溃烂疼痛为主；病变证型是痰热夹瘀证，小陷胸汤与下瘀血汤合方治疗作用特点是清热燥湿化痰，活血化瘀止痛。

【组成】小陷胸汤 [黄连一两（3 g）　半夏洗,半升（12 g）　瓜蒌实大者一枚（30 g）]　下瘀血汤 [大黄二两（6 g）　桃仁二十枚（4 g）　䗪虫熬,去足,二十枚（10 g）]

【用法】水煎服，每日分6次服。

【功效】清化痰热，通泻瘀热。

【适用病症】

主要症状：白屑生满口舌如鹅之口，或口疮，刺痛。

辨证要点：口渴，舌质暗红瘀紫，苔黄腻厚，指纹瘀紫，或脉沉涩。

可能伴随的症状：手足心热，或身热，或夜间痛甚，或口疮周围鲜红，或头沉，或肢体酸困，或大便不爽等。

【解读方药】方中黄连、瓜蒌实、大黄清热，黄连偏于燥湿；瓜蒌实偏于化痰，大黄偏于通泻；桃仁、䗪虫活血逐瘀，桃仁偏于润下，䗪虫偏于消积；半夏温降燥湿化痰。方药功用是清化痰热，通泻瘀热。

【配伍用药】若热甚者，加大黄连用量，再加黄芩，以清热燥湿；若痰甚者，加大半夏用量，再加贝母，以燥湿化痰；若瘀甚者，加大桃仁用量，再加红花，以活血化瘀；若痛甚者，加乳香、没药，以活血止痛；若湿甚者，加白术、茯苓，以健脾燥湿利湿等。

【临证验案】徐某，女，7岁。其母代诉，口腔溃疡反复不愈已2年余，近因口腔溃疡发作前来诊治。刻诊：口腔颊部及舌下有多处溃疡，溃烂面中心呈暗红色，口涎黏稠，手足心热，舌质暗红，苔黄略腻，指纹紫绛。辨为痰热夹瘀证，治当清化痰热，通泻瘀热，给予小陷胸汤与下瘀血汤合方加味：黄连10 g，生半夏12 g，瓜蒌实30 g，大黄6 g，桃仁4 g，䗪虫10 g，黄芩12 g，生甘草6 g。6剂，第1次煎35 min，第2次煎30 min，合并药液，每日1剂，每

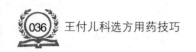

次服 40 mL，每日服 8 次。二诊：口涎黏稠减少，口腔溃疡好转，以前方 6 剂
继服。三诊：口腔溃疡痊愈，以前方巩固治疗 6 剂。随访半年，一切尚好。

用方体会：根据口涎黏稠、苔黄腻辨为痰热，再根据舌质暗红、指纹紫绛
辨为瘀热，因手足心热、舌质红辨为热，以此辨为痰热夹瘀证。方以小陷胸汤
清化热痰；以下瘀血汤泻热祛瘀，加黄芩清热燥湿，生甘草清热缓急止痛。方
药相互为用，以奏其效。

小半夏加茯苓汤（《伤寒杂病论》）与
生化汤（《傅青主女科》）合方

【导读】 小半夏加茯苓汤与生化汤合方是辨治鹅口疮、口疮、口腔黏膜扁
平苔藓，针对病变证机是寒痰蕴结，瘀血阻滞；病变证型是寒痰夹瘀证，症状
以口腔溃烂疼痛为主，小半夏加茯苓汤与生化汤合方治疗作用特点是温阳散
寒，燥湿化痰，活血化瘀，通经止痛。

【组成】 小半夏加茯苓汤 ［半夏一升（24 g）　生姜半斤（24 g）　茯苓三两
（9 g）］　生化汤 ［全当归八钱（24 g）　川芎三钱（9 g）　桃仁去皮尖,研,十四枚（3 g）
干姜炮黑,五分（2 g）　甘草炙,五分（2 g）］

【用法】 水煎服，每日分 6 次服。

【功效】 温化寒痰，活血化瘀。

【适用病症】

主要症状：白屑生满口舌如鹅之口，或口疮。

辨证要点：口淡不渴，刺痛，舌质暗淡瘀紫，苔白腻厚，指纹暗紫，或脉
沉涩。

可能伴随的症状：手足不温，或畏寒，或夜间痛甚，或口疮周围淡红，或
自汗，或呕吐痰涎，或大便溏泻等。

【解读方药】 方中半夏、生姜、干姜温化寒痰，半夏偏于降泄，生姜偏于
宣散，干姜偏于温化；当归、桃仁、川芎活血，当归偏于补血，桃仁偏于破
血，川芎偏于行气；甘草补益中气。方药功用是温化寒痰，活血化瘀。

【配伍用药】 若寒甚者，加大干姜、生姜用量、再加附子，以温阳散寒；

若痰甚者，加大半夏用量，再加天南星，以燥湿化痰；若瘀甚者，加大桃仁用量，再加红花，以活血化瘀；若痛甚者，加大甘草用量，再加白芍，以缓急止痛；若苔厚腻者，加大茯苓用量，再加苍术，以利湿燥湿等。

【临证验案】杨某，女，2岁半。其母代诉，从5个月即口腔溃疡，至今仍反复发作，虽经治疗但疗效不理想，近因口腔溃疡复发前来诊治。刻诊：口唇及舌边有多处溃疡，溃烂中心呈乳白色，周围暗紫，口涎多且黏滞，手足不温，舌质暗淡瘀紫，苔白略腻，指纹暗紫。辨为寒痰夹瘀证，治当温化寒痰，活血化瘀，给予小半夏加茯苓汤与生化汤合方：生半夏24 g，生姜24 g，茯苓10 g，当归24 g，川芎10 g，桃仁3 g，干姜2 g，炙甘草3 g。6剂，第1次煎35 min，第2次煎30 min，合并药液，每日1剂，每次服10 mL，每日分15次服。二诊：口涎及口腔溃疡基本痊愈，以前方6剂继服。三诊：诸症基本消除，以前方10剂巩固治疗效果。随访1年，一切尚好。

用方体会：根据口涎多且黏滞辨为痰湿，再根据溃烂面中心呈乳白色、周围暗紫辨为痰瘀，因手足不温辨为寒，以此辨为寒痰夹瘀证。方以小半夏加茯苓汤温化寒痰，兼以利湿；以生化汤活血化瘀。方药相互为用，以奏其效。

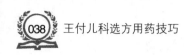

第二章　呼吸疾病用方

小儿呼吸疾病大致分类为：①按部位及病变分，鼻咽疾病、气管疾病、肺部疾病、肺部传染性疾病。②按呼吸系统环状软骨下缘分，上呼吸道包括鼻、鼻窦、咽、咽鼓管、会厌及喉疾病；下呼吸道包括气管、支气管、毛细支气管、呼吸性细支气管、肺泡管及肺泡等疾病。

在临床中，尽管呼吸疾病种类有诸多，但从中医分型辨治主要有肺寒证、肺热证、寒热夹杂证、寒痰蕴肺证、肺阴虚证、肺气阴两虚证、虚热夹痰证、肺脾气虚证、心肺虚衰证、热陷厥阴证、肺肾两虚证等。

一、肺寒证

肺主皮毛，职司开合，宣发营卫，固护肌表；又肺开窍于鼻，鼻与肺气相应。鼻和皮毛与自然之气相通，自然界之寒气随肺主皮毛、开窍于鼻而乘机侵袭，以此可演变为寒邪，进而扰乱肺气，导致浊气不降而上逆之咳嗽、气喘，咯痰，辨治肺寒证的选方用药基本要求与应用准则如下：

麻黄汤方药组成特点是以辛温散寒，宣肺平喘为主，辨治病证以肺寒证或风寒表实证为主。

金沸草散方药组成特点是以宣肺散寒，降逆化痰为主，兼以活血，辨治病证以肺寒痰瘀为主。

三拗汤方药组成特点是以宣肺止咳，降逆平喘为主，兼以益气，辨治病证以肺寒夹虚证为主。三拗汤虽是以麻黄汤为基础减桂枝而成，但其散寒作用较麻黄汤减弱，益气作用较麻黄汤明显。

葱豉汤方药组成特点是以宣肺散寒，温阳透达为主，兼以缓急止痛，辨治病证以肺寒郁闭证为主。

华盖散方药组成特点是以宣降肺气，理气化痰为主，兼以清热，辨治病证以肺寒夹热证为主。

小青龙汤方药组成特点是以辛温散寒，温肺化饮为主，兼以益气敛阴，辨治病证以寒饮郁肺证为主。

三子养亲汤方药组成特点是以温肺降气，消食化痰为主，辨治病证以肺寒痰食证为主。

小青龙汤和三子养亲汤合方组成特点是以宣肺降逆，消食化痰为主，辨治病证以寒痰郁肺食滞证为主。

射干麻黄汤方药组成特点是以温肺散寒，降利祛痰为主，辨治病证以寒痰郁肺结喉证或咽喉寒痰证为主。

桂枝加厚朴杏仁汤方药组成特点是解肌散寒，降气定喘，补益肺气，辨治病证以肺寒气虚夹痰为主。

止嗽散方药组成特点是以疏散风寒，宣利肺气为主，辨治病证以风寒郁肺证为主。

定喘汤方药组成特点是以宣降肺气，温肺化痰为主，辨治病证以寒痰壅肺证为主。

黑锡丹方药组成特点是以温补纳气，镇逆行气为主，辨治病证以肺肾虚寒气郁证为主。

麻黄汤（《伤寒杂病论》）

【导读】麻黄汤是辨治鼻炎、支气管炎、支气管肺炎、间质性肺疾病等，或是辨治感冒、流行性感冒等，针对病变证机是风寒犯肺，或寒袭鼻窍，或寒郁营卫，麻黄汤治疗作用特点是温肺散寒，止咳降逆，或宣通鼻窍，通经止涕。

【组成】麻黄_{去节,三两}（9 g）　桂枝_{二两}（6 g）　杏仁_{去皮尖,七十个}（12 g）　甘草_{炙,一两}（3 g）

【用法】用水 630 mL，先煎麻黄 10 min，去其沫，加入其余诸药，煮取 210 mL；药后取暖轻微汗出，无须喝热粥助药力，每日分 6 次服。

【功效】发汗解表，宣肺平喘。

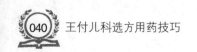

1. 辨治鼻炎、支气管炎、支气管肺炎、间质性肺疾病等属于肺寒证，以咳嗽喉痒声重为基本特征

【适用病症】

主要症状：咳嗽，气喘，咯痰。

辨证要点：无汗，口淡不渴，舌质淡，苔白腻，脉浮。

可能伴随的症状：胸闷，或喉痒、声重，或咯痰不爽，或胸满，或呕吐，或大便干结等。

2. 辨治感冒、流行性感冒属于风寒表实证，以发热恶寒为基本特征

【适用病症】

主要症状：发热，恶寒。

辨证要点：无汗，口淡不渴，舌质淡，苔白腻，脉浮。

可能伴随的症状：鼻塞流涕，或头痛，或身体疼痛，或腰痛，或骨节疼痛。

【解读方药】方中麻黄、桂枝辛温发散，麻黄偏于发汗，桂枝偏于通经；麻黄、杏仁平喘，麻黄偏于宣发，杏仁偏于肃降；炙甘草益气和中。方药功用是发汗解表，宣肺平喘。

【配伍用药】若咳嗽重者，加紫菀、款冬花，以宣降肺气；若头痛者，加细辛、川芎，以通窍止痛；若鼻塞者，加白芷、苍耳子，以辛散通窍；若气喘者，加苏子、白芥子，以肃降肺气；若不思饮食者，加莱菔子、神曲，以消食和胃；若关节疼痛者，加大桂枝用量，再加生川乌，以通经散寒止痛；若胸闷者，加薤白、陈皮，以宽胸理气等。

【临证验案】

1. 小儿支气管炎

马某，男，11个月。其母代诉，3个月前感冒，经西药治疗感冒痊愈，但咳嗽、气喘仍在，诊断为小儿支气管炎，近因咳喘加重前来诊治。刻诊：咳嗽，气喘，哭声低弱，痰咯不出，舌质淡、苔薄白，指纹淡紫。辨为风寒犯肺证，治当宣肺散寒，止咳平喘，给予麻黄汤与苓甘五味姜辛汤合方：麻黄10 g，桂枝6 g，杏仁15 g，茯苓12 g，干姜10 g，细辛10 g，五味子12 g，炙甘草10 g。6剂，第1次煎35 min，第2次煎25 min，合并药液，每日1剂，每次服5 mL，每日服15次。二诊：咳喘痰基本消除，以前方3剂继服。随访1

年，一切尚好。

用方体会：根据咳嗽，气喘，因凉加重辨为寒，再根据哭声低弱辨寒夹虚，以此辨为风寒犯肺夹虚证。方以麻黄汤宣肺散寒，止咳平喘；以苓甘五味姜辛汤增强麻黄汤宣肺降逆，兼以敛肺益气。方药相互为用，以奏其效。

2. 感冒

习某，女，4岁。经常感冒且反复不愈，近因感冒前来诊治。刻诊：发热，恶寒，无汗，鼻塞，面色萎黄，舌质淡，苔薄白，脉浮弱。辨为风寒虚实夹杂证，治当解表散寒，调和中气，给予麻黄汤与桂枝汤合方加味：麻黄10 g，桂枝10 g，杏仁15 g，白芍10 g，生姜10 g，大枣12枚，白术10 g，炙甘草10 g。6剂，第1次煎35 min，第2次煎25 min，合并药液，每日1剂，每次服30 mL，每日服8次。二诊：感冒基本解除，以前方6剂继服。三诊：诸症消除，又以前方治疗6剂。随访半年，一切尚好。

用方体会：根据发热、恶寒、无汗辨为风寒表实，再根据发热、恶寒、脉浮弱辨为风寒夹虚，因舌质淡、苔薄白辨为寒，以此辨为风寒虚实夹杂证。方以麻黄汤发汗解表，宣散风寒；以桂枝汤解肌散寒，调和营卫，加白术健脾益气，化生营卫。方药相互为用，以奏其效。

3. 小儿关节疼痛

贾某，男，8岁。其母代诉，2年来四肢关节疼痛，反复不愈，经检查未发现明显器质性病变，服用中西药但未能有效控制症状表现，近由病友介绍前来诊治。刻诊：四肢关节沉重疼痛，手足不温，怕冷，大便溏泻不爽，倦怠乏力，舌质淡，苔白厚腻，脉沉弱。辨为寒痰夹虚证，治当温阳散寒，燥湿化痰，给予麻黄汤、芍药甘草汤与赤丸合方：麻黄10 g，桂枝6 g，杏仁12 g，制川乌6 g，生半夏12 g，茯苓12 g，细辛3 g，白芍10 g，炙甘草10 g。6剂，以水浸泡30 min，大火烧开，小火煎40 min，每日1剂，每次服80 mL，每日服4次。二诊：四肢关节疼痛略有减轻，以前方6剂继服。三诊：四肢关节沉重疼痛较前又有减轻，仍倦怠乏力，以前方加红参6 g，6剂。四诊：倦怠乏力好转，四肢关节沉重疼痛基本消除，以前方6剂继服。五诊：四肢关节疼痛未再发作，又以前方治疗20余剂，诸症悉除。随访1年，一切尚好。

用方体会：根据四肢关节疼痛、怕冷辨为寒，再根据苔白厚腻辨为痰，因倦怠乏力辨为气血虚，以此辨为寒痰夹虚证。方以麻黄汤宣通经脉，散寒止

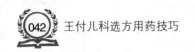

痛；以赤丸温阳散寒，燥湿化痰，渗利益气；以芍药甘草汤益气补血，缓急止痛。方药相互为用，以奏其效。

金沸草散（《太平惠民和剂局方》）

【导读】金沸草散辨治鼻炎、支气管炎、支气管肺炎、间质性肺疾病，针对病变证是风寒犯肺，痰瘀内生，浊气上逆；病变证型是肺寒痰瘀证，症状以咳嗽喉痒声重为主，金沸草散治疗作用特点是宣肺散寒，降肺止逆，凉血散瘀，兼以益气。

【组成】旋覆花去梗　麻黄去节　前胡去芦,各三两（各90 g）　荆芥穗四两（120 g）半夏汤洗七次,姜汁浸　赤芍药　甘草炒,各一两（各30 g）

【用法】将药研为细散状，每次服9 g，用水煎时加入生姜3片，枣1枚同煎，温服，可不拘时候。用汤剂可用原方量的1/5。

【功效】宣肺散寒，降逆化痰。

【适用病症】

主要症状：咳嗽，痰多。

辨证要点：喉痒声重，口淡不渴，舌质淡，苔白腻，脉浮。

可能伴随的症状：鼻塞流涕，或发热，或恶寒，胸闷，或胸满。

【解读方药】方中麻黄、荆芥穗辛散，麻黄偏于宣肺，荆芥穗偏于透散；前胡、半夏、旋覆花祛痰，前胡偏于宣泄，半夏偏于降泄，旋覆花偏于降化；赤芍凉血散瘀；炙甘草益气和中。方药功用是宣肺散寒，降逆化痰。

【配伍用药】若咳嗽重者，加大麻黄、旋覆花用量，以宣发肺气；若痰多者，加大半夏、前胡用量，以肃降肺气；若鼻塞者，加白芷、苍耳子，以辛散通窍；若胸闷者，加枳实、厚朴，以行气宽胸；若不思饮食者，加莱菔子、神曲，以消食和胃；若气短者，加白术、茯苓，以补益肺气；若夹郁热，加黄芩、石膏，以兼清郁热等。

三拗汤（《太平惠民和剂局方》）

【导读】三拗汤辨治鼻炎、支气管炎、支气管肺炎、间质性肺疾病，针对病变证机是风寒犯肺，痰湿阻滞，正气不固；病变证型是肺寒夹虚证，症状以咳喘痰多为主，三拗汤治疗作用特点是宣肺散寒，降逆化痰，兼益正气。

【组成】麻黄_{不去节}　杏仁_{不去皮尖}　甘草_{不炙,各等份}（各 10 g）

【用法】先将药研为细散状，每次煎药 15 g，并加入生姜 5 片，每日分 5 次温服。

【功效】宣肺止咳，降逆平喘。

【适用病症】

主要症状：咳喘，痰多色白。

辨证要点：口淡不渴，舌质淡，苔薄白，脉浮弱。

可能伴随的症状：胸闷，或气短，或气急，或鼻塞流涕，或发热，或恶寒，或胸满。

【解读方药】方中麻黄、杏仁止咳平喘，麻黄偏于宣肺，杏仁偏于降肺；炙甘草益气和中。方药功用是宣肺降逆为主，兼以益气和中。

【配伍用药】若痰多色白者，加大麻黄用量，再加半夏，以宣降肺气；若气喘甚者，加五味子、人参，以益气止喘；若鼻涕多者，加白芷、苍耳子，以开窍除涕；若胸闷者，加枳实、薤白、全瓜蒌，以通阳化痰等。

葱豉汤(《圣济总录》)

【导读】葱豉汤辨治鼻炎、支气管炎、支气管肺炎、间质性肺疾病，针对病变证机是风寒犯肺，或寒从内生，阴血不足，阳气不温；病变证型是肺寒郁闭证，症状以头项腰脊痛为主，葱豉汤治疗作用特点是温肺于内，散寒于外，宣降温通，兼益阴血。

【组成】葱白（14 茎）　香豉（2 g）　干姜（2 g）　麻黄（3 g）　桂枝（3 g）　芍药（3 g）

【用法】取水 450 mL，煮取 150 mL，每日分 5 次服，以有轻微汗出为度。

【功效】宣肺散寒，温阳透达。

【适用病症】

主要症状：咳嗽，痰多，头项腰脊痛。

辨证要点：口淡不渴，舌质淡，苔白腻，脉浮。

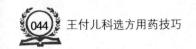

可能伴随的症状：鼻塞流涕，或发热，或恶寒，胸闷，或胸满。

【解读方药】方中葱白、香豉、麻黄、桂枝、干姜辛温宣散，葱白偏于宣透，香豉偏于升散，麻黄偏于宣肺，桂枝偏于温通，干姜偏于温散；芍药敛阴缓急，并制约温热药燥化。方药功用是宣肺散寒，温阳透达。

【配伍用药】若不思饮食者，加山楂、神曲，以消食和胃；若头痛者，加白芷、细辛，以散寒止痛；若项部强硬者，加羌活、葛根，以舒筋通络；若胸满者，加木香、薤白、香附，以行气通阳等。

【临证验案】朱某，女，2岁。其母代诉，经常咳嗽，反复感冒，虽经中西药治疗但未能有效控制病情，近因咳嗽加重前来诊治。刻诊：咳嗽，呕吐，哭声低弱，痰咯不出，呼吸急促，胸部胀满，舌质淡，苔薄白，指纹较淡。辨为肺寒郁闭夹虚证，治当宣肺散寒，温阳透达，健脾益气，给予葱豉汤与理中丸合方：葱白30 g，香豉2 g，干姜10 g，麻黄10 g，桂枝6 g，白芍3 g，红参10 g，白术10 g，炙甘草10 g。6剂，第1次煎35 min，第2次煎25 min，合并药液，每日1剂，每次服20 mL，每日分10次服。二诊：呼吸急促基本消除，以前方6剂继服。三诊：诸症基本消除，以前方6剂继服，每2日1剂。随访1年，一切尚好。

用方体会：根据呼吸急促、胸部胀满辨为肺气郁闭，再根据哭声低弱、指纹较淡辨为虚，因呕吐辨为胃寒气逆，以此辨为肺寒郁闭夹虚证。方以葱豉汤宣肺散寒，温阳透达；以理中丸温中健脾，益气和胃。方药相互为用，以奏其效。

华盖散(《太平惠民和剂局方》)

【导读】华盖散辨治鼻炎、支气管炎、支气管肺炎、间质性肺疾病，针对病变证机是痰湿内蕴，风寒侵袭，气机壅滞，浊气上逆，或夹郁热；病变证型是肺寒夹热证，症状以咽呀有声为主，华盖散治疗作用特点是宣肺散寒，温肺降逆，理气燥湿，益气利湿，或兼清郁热。

【组成】麻黄去根节　桑白皮蜜炙　紫苏子隔纸炒　杏仁去皮尖,炒　赤茯苓去皮　陈皮去白,各一两（各30 g）　甘草炙,半两（15 g）

【用法】将上药研为散，每次煎药6 g，饭后温服。用汤剂可用原方量的1/2。

【功效】宣降肺气，理气化痰。

【适用病症】

主要症状：咳喘，痰多。

辨证要点：胸及喉中痰鸣有声，舌质淡，苔白腻，脉浮。

可能伴随的症状：口渴欲饮热水，或苔白夹黄，或发热，或恶寒，胸闷，或胸满。

【解读方药】方中麻黄、杏仁、苏子、桑白皮止逆，麻黄偏于宣肺，杏仁偏于降肺，苏子偏于降泄，桑白皮性寒降逆，兼制温药之燥，若病变夹热，兼以清热；陈皮理气和中；赤茯苓渗利痰湿；甘草益气和中。方药功用是宣降肺气，理气化痰。

【配伍用药】若咳喘甚者，加大麻黄、杏仁、苏子用量，以宣降止逆；若痰多者，加大茯苓用量，再加半夏，以利湿燥湿化痰；若胸喉痰鸣有声者，加射干、厚朴、半夏，降逆下气化痰；若苔白夹黄者，加大桑白皮用量，再加黄芩，以清泻夹热等。

小青龙汤(《伤寒杂病论》)

【导读】小青龙汤辨治鼻炎、鼻窦炎、鼻中隔弯曲、鼻腔肿瘤等，或辨治支气管炎、支气管哮喘、肺源性心脏病、慢性阻塞性肺疾病，针对病变证机是寒蕴肺鼻，壅滞气机，阻塞清窍，浊气逆行，小青龙汤治疗作用特点是宣肺散寒，温肺降逆，燥湿化饮，益气补血，敛肺生津。

【组成】麻黄_{去节,三两}（9 g） 芍药_{三两}（9 g） 细辛_{三两}（9 g） 干姜_{三两}（9 g） 甘草_{炙,三两}（9 g） 桂枝_{去皮,三两}（9 g） 五味子_{半升}（12 g） 半夏_{洗,半升}（12 g）

【用法】用水700 mL，先煎麻黄10 mL，再加入其余药，煮取药液210 mL，每日分6次服。

【功效】辛温散寒，温肺化饮。

1. 辨治鼻炎、鼻窦炎、鼻中隔弯曲、鼻腔肿瘤等属于寒饮壅窍证，以鼻塞不通、鼻涕清稀为基本特征

【适用病症】

主要症状：鼻塞，鼻涕，鼻痒。

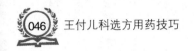

辨证要点：鼻涕清稀，舌质淡，苔白或腻，脉浮或正常。

可能伴随的症状：发热，或恶寒，或咳嗽，或咯痰，或头痛，或头沉。

2. 辨治支气管炎、支气管哮喘、肺源性心脏病、慢性阻塞性肺疾病属于寒饮郁肺证，以喘息气急痰多为基本特征

【适用病症】

主要症状：咳嗽，气喘急促，水肿。

辨证要点：痰稀色白量多，舌质淡，苔白或腻，脉浮。

可能伴随的症状：胸中痞闷，或倚息不得平卧，或痰呈泡沫状，或心悸，或头面四肢水肿，或恶寒，或胸闷，或胸满。

【解读方药】方中麻黄、桂枝、细辛、干姜辛温，麻黄偏于宣散，桂枝偏于温通，细辛偏于温化，干姜偏于温中；半夏苦温降肺止逆；芍药、五味子敛阴，芍药偏于酸寒补血，五味子偏于酸甘益气；炙甘草益气和中。方药功用是辛温散寒，温肺化饮。

【配伍用药】若咳嗽甚者，加白前、百部，以宣降止咳；若痰多者，加大半夏用量，再加天南星，以燥湿化痰；若气喘甚者，加白芥子、葶苈子、苏子，以泻肺平喘；若咽喉不利者，加桔梗、附子，以温利咽喉；若心悸者，加人参、茯苓，以益气安神；若胸闷者，加薤白、厚朴，宽胸下气；若夹气虚者，加人参、白术，以健脾益气等。

【临证验案】

1. 小儿支气管哮喘

郑某，男，9岁。其母代诉，从3岁至今经常咳喘、打喷嚏，经检查诊断为小儿支气管哮喘，近因咳喘加重前来诊治。刻诊：咳嗽，气喘，痰稀色白，遇凉及夜间加重，呼吸气急，舌质淡，苔薄白，脉沉弱。辨为寒饮郁肺夹虚证，治当温肺散寒，宣降益气，给予小青龙汤与四君子汤合方：麻黄10 g，桂枝10 g，生半夏12 g，细辛10 g，干姜10 g，五味子12 g，红参10 g，白术10 g，茯苓10 g，炙甘草10 g。6剂，第1次煎35 min，第2次煎25 min，合并药液，每日1剂，每次服40 mL，每日服8次。二诊：咳嗽好转，以前方6剂继服。三诊：气喘减轻，以前方6剂继服。四诊：诸症趋于缓解，以前方治疗60余剂。随访2年，一切尚好。

用方体会：根据咳嗽，气喘，因凉及夜间加重辨为寒，再根据痰稀色白辨为寒夹痰，因呼吸气急、脉沉弱辨为气虚，以此辨为肺寒夹虚证。方以小青龙汤温肺散寒，宣降肺气；以四君子汤补益肺气。方药相互为用，以奏其效。

2. 哮喘性鼻炎

朱某，女，7 岁。哮喘性鼻炎已有 4 年，经检查诊断为小儿支气管哮喘、哮喘性鼻炎，近因咳喘、鼻塞加重前来诊治。刻诊：咳嗽气喘，夜间加剧，痰稀色白，晨起鼻塞喷嚏，受凉加重，呼吸气急，面色萎黄，口干不欲饮水，舌质淡红，苔薄白，脉浮弱。辨为寒饮郁肺，鼻窍壅滞证，治当温肺散寒，温补开窍，给予小青龙汤与玉屏风散合方加味：麻黄 10 g，桂枝 10 g，生半夏 12 g，细辛 10 g，干姜 10 g，五味子 12 g，黄芪 30 g，白术 15 g，防风 15 g，白芷 15 g，炙甘草 10 g。6 剂，第 1 次煎 35 min，第 2 次煎 25 min，合并药液，每日 1 剂，每次服 30 mL，每日服 10 次。二诊：鼻塞减轻，咳嗽好转，以前方6 剂继服。三诊：鼻塞基本消除，咳喘减轻，以前方 6 剂继服。四诊：咯痰消除，诸症均有明显缓解，以前方治疗 80 余剂。随访 1 年，一切尚好。

用方体会：根据咳嗽、气喘、夜间加剧辨为肺寒，再根据鼻塞、打喷嚏辨为风寒壅窍，因面色萎黄、脉浮弱辨为气虚，又因口干不欲饮水、舌质淡红辨为寒郁饮停，以此辨为寒饮郁肺，鼻窍壅滞证。方以小青龙汤温肺散寒，宣降肺气；以玉屏风散益气固表，加白芷辛散通窍。方药相互为用，以奏其效。

3. 鼻窦炎

郑某，男，11 岁。其母代诉，5 年前因感冒引起鼻窦炎，近由病友介绍前来诊治。刻诊：鼻塞不通，头痛，怕冷，受凉加重，鼻涕清稀量多，舌质淡，苔白厚腻，脉沉略弱。辨为寒痰郁窍证，治当温阳散寒，宣鼻通窍，给予小青龙汤与大乌头煎合方加味：麻黄 10 g，桂枝 10 g，五味子 12 g，细辛 10 g，生半夏 12 g，干姜 10 g，白芍 12 g，制川乌 6 g，红参 10 g，炙甘草 10 g。6 剂，以水浸泡 30 min，大火烧开，小火煎 40 min，每日 1 剂，每次服 80 mL，每日服 4 次。二诊：鼻塞减轻，以前方 6 剂继服。三诊：鼻塞较前又有减轻，头痛好转，以前方 6 剂继服。四诊：鼻塞头痛较前又有减轻，仍怕冷，以前方加附子 3 g，6 剂。五诊：诸症基本消除，又以前方治疗 30 余剂，诸症悉除。随访 1 年，一切尚好。

用方体会：根据鼻塞、头痛辨为寒闭清窍，再根据鼻涕清稀量多辨为痰郁清窍，因苔白厚腻辨为寒痰，以此辨为寒痰郁窍证。方以小青龙汤温阳散寒，

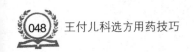

宣通鼻窍，温化痰饮；以大乌头煎温阳逐寒，加红参补益中气。方药相互为用，以奏其效。

4. 小儿支气管哮喘

薛某，女，13岁。其母代诉，5年前出现咳喘，经检查诊断为小儿支气管哮喘，近由病友介绍前来诊治。刻诊：咳嗽，气喘，喉中痰鸣，痰多清稀，怕冷，受凉加重，胸闷，不思饮食，手足不温，口渴欲饮热水，舌质红，苔薄黄，脉沉弱。辨为寒饮郁肺夹热证，治当温肺散寒，宣肺降逆，清泻郁热，给予小青龙汤与白虎加人参汤合方：麻黄10 g，桂枝10 g，五味子12 g，细辛10 g，生半夏12 g，干姜10 g，白芍12 g，石膏45 g，知母20 g，红参10 g，粳米15 g，炙甘草10 g。6剂，以水浸泡30 min，大火烧开，小火煎40 min，每日1剂，每次服80 mL，每日服4次。二诊：咳嗽减轻，气喘好转，以前方6剂继服。三诊：咳喘较前又有减轻，仍胸闷，以前方加陈皮24 g，6剂。四诊：咳喘较前又有减轻，胸闷好转，以前方6剂继服。五诊：咳喘较前又有好转，以前方6剂继服；六诊：喉中痰鸣明显好转，咳喘基本消除，以前方6剂继服；七诊：诸症基本消除，又以前方治疗50余剂，诸症悉除。随访1年，一切尚好。

用方体会：根据咳喘、喉中痰鸣、痰多清稀辨为寒饮郁肺，再根据舌质红、苔薄黄辨为郁热，因口渴欲饮热水辨为寒夹热，以此辨为寒饮郁肺夹热证。方以小青龙汤温阳散寒，宣通鼻窍，温化痰饮；以白虎汤清泻郁热，兼益中气。方药相互为用，以奏其效。

三子养亲汤(《韩氏医通》)

【导读】三子养亲汤辨治支气管炎、支气管哮喘，针对病变证机是寒痰壅滞，阻塞肺窍，肺气不利，浊气上逆；病变证型是肺寒痰食证，症状以喘息食后吐痰为主，三子养亲汤治疗作用特点是温肺降气，温化寒痰，行气消食。

【组成】白芥子　苏子　莱菔子（各9 g）

【用法】将药研为细散状，每次服9 g，代茶水服用，且不宜煎熬太过；或睡前加熟蜜少许服用；若在寒冬可加生姜3片。

【功效】温肺降气，消食化痰。

【适用病症】

主要症状：咳嗽，气喘。

辨证要点：食后痰多，舌质淡，苔白腻，脉滑。

可能伴随的症状：胸膈痞满，或喉中痰鸣，或面色晦暗，或食少难消，或胸闷，或胸满。

【解读方药】 方中白芥子、苏子降肺化痰，白芥子偏于通络，苏子偏于除满；莱菔子消食化痰。方药功用是温肺降气，化痰消食。

【配伍用药】 若食后痰多者，加大莱菔子用量，再加山楂，以消食化痰；若苔白腻者，加半夏、茯苓，以燥利痰湿；若喉中痰鸣者，加桔梗、射干，以利咽化痰；若面色晦暗者，加人参、当归，以益气补血；若胸闷者，加香附、木香，以行气解闷；若大便干结者，加大黄、附子，以温通降泻等。

【临证验案】 谢某，女，10岁。其母代诉，1年前至今食后吐痰，轻微咳嗽，经检查未发现明显器质性病变，近因病症加重前来诊治。刻诊：食后吐痰较多，痰呈白色，轻微咳嗽，食凉加重，呼吸气粗，舌质淡，苔薄白，脉沉略滑。辨为肺寒痰食证，治当温肺降气，化痰消食，给予三子养亲汤与麻黄汤合方加味：白芥子10 g，苏子10 g，莱菔子10 g，麻黄10 g，桂枝6 g，杏仁15 g，山楂24 g，炙甘草3 g。6剂，第1次煎30 min，第2次煎25 min，合并药液，每日1剂，每次服50 mL，每日服6次。二诊：痰量略有减少，加半夏12 g，以前方6剂继服。三诊：痰量较前又减少，以前方6剂继服。四诊：诸症明显减轻，以前方治疗20余剂。随访1年，一切尚好。

用方体会：根据食后吐痰辨为食积，再根据痰稀色白辨为寒痰，因呼吸气粗、脉沉略滑辨为痰食阻滞，以此辨为肺寒痰食证。方以三子养亲汤温肺降气，消食化痰；以麻黄汤宣肺降逆，调理气机，加山楂消食和胃化滞。方药相互为用，以奏其效。

小青龙汤(《伤寒杂病论》)和三子养亲汤(《韩氏医通》)合方

【导读】 小青龙汤与三子养亲汤合方辨治支气管炎、支气管哮喘，针对病变证机是寒痰蕴肺，食积不消，肺气上逆，浊气不降；病变证型是寒痰郁肺食积证，症状以喘息痰多憋闷为主，小青龙汤与三子养亲汤合方治疗作用特点是

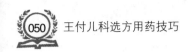

温肺化痰，降肺止逆，消食和胃，调理气机。

【组成】小青龙汤［麻黄 去节,三两（9 g）　芍药 三两（9 g）　细辛 三两（9 g）干姜 三两（9 g）　甘草 炙,三两（9 g）　桂枝 去皮,三两（9 g）　五味子 半升（12 g）半夏 洗,半升（12 g）］　三子养亲汤［白芥子　苏子　莱菔子（各9 g）］

【用法】用水700 mL，先煎麻黄10 mL，再加入其余药，煮取药液210 mL，每日分6次服。

【功效】温宣降逆，消食化痰。

【适用病症】

主要症状：咳喘，或哮喘，食后痰多。

辨证要点：胸中憋闷，舌质淡，苔白腻，脉浮滑。

可能伴随的症状：喉中痰鸣，或面色晦暗，或食少难消，或倚息不得平卧，或头面四肢水肿，或呼吸困难。

【解读方药】方中麻黄、桂枝、细辛、干姜辛温，麻黄偏于宣散，桂枝偏于温通，细辛偏于温化，干姜偏于温中；半夏苦温降肺止逆；芍药、五味子敛阴，芍药偏于酸寒补血，五味子偏于酸甘益气；白芥子、苏子降肺化痰，白芥子偏于通络，苏子偏于除满；莱菔子消食化痰，炙甘草益气和中。方药功用是宣肺降逆，温肺化痰。

【配伍用药】若咳喘甚者，加大麻黄、半夏用量，再加杏仁，以平息咳喘；若食后痰多者，加大半夏、莱菔子、苏子用量，以醒脾和胃消食；若胸中憋闷者，加薤白、全瓜蒌，以行气宽胸；若水肿者，加大戟、甘遂，以攻逐水气；若呼吸困难者，加人参、附子，以益气温阳；若大便不调者，加白术、麻仁，以燥湿运脾；若心悸者，加人参、龙骨，以益气宁神等。

【临证验案】陈某，男，8岁。其母代诉，3年前经检查被诊断为小儿支气管哮喘，近因病证加重前来诊治。刻诊：呼吸急促，胸及喉中痰鸣，吐痰黏稠甚于食后，轻微咳嗽，受凉加重，厌食，面色晦暗，舌质淡，苔白略腻，脉沉。辨为寒痰郁肺食积证，治当温宣降逆，消食化痰，给予小青龙汤与三子养亲汤合方加味：麻黄10 g，白芍10 g，细辛10 g，干姜10 g，桂枝10 g，五味子12 g，生半夏12 g，白芥子10 g，苏子10 g，莱菔子10 g，葶苈子15 g，炙甘草10 g。6剂，第1次煎30 min，第2次煎25 min，合并药液，每日1剂，每次服50 mL，每日服6次。二诊：痰量减少，以前方6剂继服。三诊：胸及喉中痰鸣减轻，以前方 6 剂继服。四诊：诸症明显减轻，以前方治疗 100 余剂。随访 1 年，一切尚好。

用方体会：根据呼吸急促、胸及喉中痰鸣辨为痰，再根据吐痰黏稠甚于食后、厌食辨为食积，因咳嗽，受凉加重辨为寒，以此辨为寒痰郁肺食积证。方以小青龙汤辛温散寒，温肺化饮；三子养亲汤温肺降气，化痰消食；加葶苈子降肺止逆。方药相互为用，以奏其效。

射干麻黄汤(《伤寒杂病论》)

【导读】射干麻黄汤辨治支气管炎、支气管哮喘、肺源性心脏病，或辨治咽炎、喉炎、扁桃体炎；针对病变证机是寒饮郁结，阻滞肺气，壅滞清窍，射干麻黄汤治疗作用特点是宣降肺气，敛肺益气，燥湿化痰。

【组成】射干_{十三枚}（9 g）　麻黄_{四两}（12 g）　生姜_{四两}（12 g）　细辛　紫菀　款冬花_{各三两}（各 9 g）　五味子_{半升}（12 g）　大枣_{七枚}（7 枚）　半夏_{大者,洗,八枚}（12 g）

【用法】用水 840 mL，先煎麻黄去上沫，加入其余诸药，煮取药液 210 mL，每日分 6 次温服。

【功效】温肺散寒，降利祛痰。

1. **辨治支气管炎、支气管哮喘、肺源性心脏病属于寒痰郁肺结喉证，以喘息喉鸣为基本特征**

【适用病症】

主要症状：咳喘，喉间痰鸣，痰多。

辨证要点：口淡不渴，舌质淡，苔白腻，指纹淡滞，或脉沉紧。

可能伴随的症状：胸膈满闷，或胸中似水鸣音，或喉中似水鸡声，或倚息不得平卧，或头面四肢水肿等。

2. **辨治咽炎、喉炎、扁桃体炎属于咽喉寒痰证，以声音嘶哑似有痰阻为基本特征**

【适用病症】

主要症状：声音嘶哑，咽喉不利似有痰阻。

辨证要点：口淡不渴，舌质淡，苔白腻，指纹淡滞，或脉沉紧。

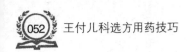
可能伴随的症状：咽痛，或咽痒，或喉中似水鸡声，或咽中有异物感，或吞咽不利等。

【解读方药】 方中麻黄、细辛、生姜、款冬花宣肺化饮，麻黄偏于宣发，细辛偏于化饮，生姜偏于宣透，款冬花偏于宣散；半夏、射干、紫菀降肺化饮，半夏偏于醒脾燥湿，射干偏于利肺消痰，紫菀偏于下气消痰；五味子敛肺益气；大枣益气和中。方药功用是温肺散寒，降利祛痰。

【配伍用药】 若喉中痰鸣甚者，加大射干用量，再加白芥子，以宣降化痰；若气喘甚者，加大麻黄、大枣用量，以宣肺益气；若咳嗽甚者，加紫菀、款冬花，以宣降肺气；若胸膈满闷者，加薤白、全瓜蒌，以宽胸理气；若气虚者，加大大枣用量，再加人参，以补益中气；若水肿者，加茯苓、车前子，以利水消肿；若痰多者，加大半夏用量，再加茯苓，以健脾益气等。

【临证验案】 夏某，女，7岁。其母代诉，4年前声音嘶哑似喉间有痰声，经检查诊断为小儿喉炎，虽经中西药治疗但反复不愈，近因声音嘶哑加重前来诊治。刻诊：声音嘶哑，咽喉不利似有痰阻，咽痛，咽痒，口淡不渴，舌质淡，苔白腻，脉沉紧。辨为咽喉寒痰证，治当温肺散寒，降利祛痰，给予射干麻黄汤与桔梗汤合方加味：射干10 g，麻黄12 g，生姜12 g，细辛10 g，紫菀10 g，款冬花10 g，五味子12 g，大枣7枚，生半夏12 g，桔梗10 g，薄荷10 g，生甘草20 g。6剂，第1次煎30 min，第2次煎25 min，合并药液，每日1剂，每次服40 mL，每天服8次。二诊：声音嘶哑略有好转，以前方6剂继服。三诊：咽喉不利似有痰阻有所减轻，以前方6剂继服。四诊：咽痛及咽痒消除，以前方6剂继服。五诊：诸症趋于缓解，以前方治疗40余剂。随访2年，一切尚好。

用方体会：根据咽喉不利似有痰阻辨为痰阻，再根据舌质淡、苔白腻辨为寒痰，因声音嘶哑、咽痛辨为寒凝咽喉，以此辨为寒痰郁阻证。方以射干麻黄汤温肺化饮，降气祛痰；以桔梗汤宣利咽喉，加薄荷疏利咽喉。方药相互为用，以奏其效。

桂枝加厚朴杏仁汤(《伤寒杂病论》)

【导读】 桂枝加厚朴杏仁汤辨治普通感冒、流行性感冒、慢性支气管炎、支气管哮喘等；针对病变证机是肺脾虚弱，或卫气不固，风寒侵袭，扰乱肺气，浊气上逆；病变证型是肺脾气虚夹痰证，症状以咳喘痰汗多为主，桂枝加厚朴杏仁汤治疗作用特点是温肺益脾，理肺化痰，理脾和中，降逆平喘。

【组成】桂枝_{去皮,三两}（9 g）　甘草_{炙,二两}（6 g）　生姜_{切,三两}（9 g）　芍药_{三两}（9 g）　大枣_{擘,十二枚}（12 枚）　厚朴_{炙,去皮,二两}（6 g）　杏仁_{去皮尖,五十枚}（8.5 g）

【用法】用水 490 mL，煮取药液 210 mL，每日分 6 次服，并酌情取暖使患者轻微汗出，然则病愈。

【功效】解肌散寒，降气定喘，兼益肺气。

【适用病症】

主要症状：咳嗽，气喘，咯痰。

辨证要点：汗多，舌质淡，苔薄白，脉浮弱。

可能伴随的症状：发热，或恶风寒，或面色萎黄，或头痛，或手足不温，或脘腹胀满等。

【解读方药】方中桂枝、生姜辛温解肌，桂枝偏于解肌通经，生姜偏于辛温透散；厚朴、杏仁苦温降泄，厚朴偏于行气，杏仁偏于肃降；生姜与杏仁，生姜偏于宣，杏仁偏于降；芍药补血敛阴；大枣、甘草甘温益气；生姜与桂枝配伍以解肌发汗，与杏仁配伍以宣降肺气。方药功用是解肌散邪，降气平喘为主，兼以益气。

【配伍用药】若咳嗽者，加百部、白前，以宣降肺气；若气喘者，加苏子、半夏，以降逆平喘；若咯痰者，加陈皮、半夏，以理气燥湿化痰；若汗多者，加大白芍用量，再加黄芪，以益气固表；若头痛者，加川芎、白芷，以通窍止痛；若腹胀者，加山楂、莱菔子、神曲，以消食除胀等。

【临证验案】段某，男，3 岁。其母代诉，经常咳嗽，容易感冒，近因亲戚介绍前来诊治。刻诊：咳嗽，咽中有痰，咯之不出，遇风加重，汗多，面色萎黄，舌质淡，苔薄白略腻，脉浮弱。辨为肺寒气虚夹痰证，治当解肌散寒，降气定喘，补益肺气，给予桂枝加厚朴杏仁汤与玉屏风散合方：桂枝 10 g，生姜 10 g，白芍 10 g，大枣 12 枚，厚朴 6 g，杏仁 10 g，黄芪 30 g，白术 30 g，防风 15 g，炙甘草 6 g。6 剂，第 1 次煎 35 min，第 2 次煎 30 min，合并药液，每日 1 剂，每次服 20 mL，每日服 10 次。二诊：咳嗽减轻，以前方 6 剂继服。三诊：汗出减少，以前方 6 剂继服。四诊：咳嗽缓解，以前方 6 剂继服；之

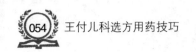

后，以前方治疗 10 剂。随访 1 年，一切尚好。

用方体会：根据咳嗽、遇风加重辨为风寒，再根据咯痰不出、苔薄白略腻辨为痰，因面色萎黄、脉浮弱辨为气虚，以此辨为肺寒气虚夹痰证。方以桂枝加厚朴杏仁汤解肌散寒，降气定喘，兼益肺气；以玉屏风散益气固表止汗。方药相互为用，以奏其效。

止嗽散(《医学心悟》)

【导读】止嗽散辨治支气管炎、支气管哮喘、肺源性心脏病等；针对病变证机是风寒侵袭，或寒从内生，肺气不利，痰浊内蕴，阻滞气机，浊气上逆；病变证型是风寒郁肺证，症状以咽痒咳嗽为主，止嗽散治疗作用特点是宣肺降肺，降逆止咳，行气理肺，益气和中。

【组成】桔梗_炒　荆芥　紫菀_蒸　百部_蒸　白前_{蒸,各二斤}（各 1 000 g）　甘草_{炒,十二两}（360 g）　陈皮_{去白,一斤}（500 g）

【用法】将药研为细散状，每次服 9 g，开水调服，饭后服用，亦可在睡觉前服用，病初感风寒，以生姜汤调服。用汤剂可用原方量的 1/100。亦可做汤剂，每日分 6 次服。

【功效】疏散风寒，宣利肺气。

【适用病症】

主要症状：咳嗽，咽痒。

辨证要点：口淡不渴，舌质淡，苔白腻，脉浮紧。

可能伴随的症状：咯痰不爽，或恶寒发热，或胸膈满闷，或头痛等。

【解读方药】方中荆芥疏风散寒；桔梗、白前宣肺，桔梗偏于利咽，白前偏于发散；百部、紫菀润降肺气，百部偏于下气，紫菀偏于消痰；陈皮理气化痰；甘草益气和中。方药功用是疏散风寒，宣利肺气。

【配伍用药】若咽痒甚者，加大桔梗用量，再加半夏，以宣利咽喉；若咳嗽甚者，加大白前、百部用量，以宣降肺气；若痰多甚者，加天南星、半夏，以燥湿化痰；若胸膈满闷者，加大陈皮用量，再加枳实，以行气宽胸等。

【临证验案】毕某，女，6 岁。其母代诉，2 年来经常咳嗽，胸咽中似有痰阻，经检查诊断为小儿支气管炎，近因咳嗽加重前来诊治。刻诊：咳嗽，咽痒，咯痰不爽，轻微头痛，面色不荣，口淡不渴，舌质淡，苔白腻，脉浮弱。辨为风寒郁肺夹虚证，治当疏散风寒，宣利肺气，兼益肺气，给予止嗽散与麻黄汤合方加味：荆芥10 g，桔梗10 g，紫菀10 g，百部10 g，白前10 g，陈皮5 g，麻黄10 g，桂枝6 g，杏仁15 g，红参10 g，白术10 g，炙甘草3 g。6剂，第1次煎30 min，第2次煎25 min，合并药液，每日1剂，每次服40 mL，每天服10次。二诊：咽痒及咳嗽基本消除，以前方6剂继服。三诊：咯痰不利止，以前方6剂继服。四诊：咳嗽止，苔腻消失，以前方6剂继服。五诊：诸症消除，以前方治疗6剂巩固疗效。随访1年，一切尚好。

用方体会：根据咳嗽、舌质淡辨为寒，再根据咯痰不爽、苔腻辨为寒痰，因面色不荣、脉浮弱辨为气虚，以此辨为风寒郁肺夹虚证。方以止嗽散疏散风寒，宣利肺气；以麻黄汤宣肺散寒，止咳降逆，加人参、白术健脾益气。方药相互为用，以奏其效。

定喘汤(《摄生众妙方》)

【导读】定喘汤辨治支气管炎、支气管哮喘、肺源性心脏病；针对病变证机是寒痰壅肺，气机不利，浊气上逆，或肺寒夹热；病变证型是寒痰壅肺证，症状以喘息喉鸣痰稠为主，定喘汤治疗作用特点是宣降肺气，温肺化痰，平喘止咳，或兼以清热。

【组成】白果_{去壳,砸碎炒黄,二十一枚}（10 g）　麻黄_{三钱}（9 g）　苏子_{二钱}（6 g）甘草_{一钱}（3 g）　款冬花_{三钱}（9 g）　杏仁_{一钱五分}（5 g）　桑白皮_{三钱}（9 g）黄芩_{一钱五分}（5 g）　半夏_{三钱}（9 g）

【用法】水煎服，每日分6次服。

【功效】宣降肺气，温肺化痰。

【适用病症】

主要症状：咳喘，喉间痰鸣，痰稠色白。

辨证要点：口淡不渴，舌质淡，苔白腻，脉沉滑。

可能伴随的症状：胸膈满闷，或微恶风寒，或胸中似水鸣音，或喉中似水鸡声，或倚息不得平卧，或痰白夹黄等。

【解读方药】方中麻黄、款冬花、白果温宣，麻黄偏于宣发，款冬花偏于润肺，白果偏于敛肺；半夏、苏子、杏仁温降，苏子偏于消痰，半夏偏于燥湿，杏仁偏于润肺；桑白皮、黄芩寒凉降逆，甘草益气和中。方药功用是宣降肺气，温肺化痰。

【配伍用药】若咳甚者，加大款冬花用量，再加紫菀，以宣降止咳；若气喘甚者，加大麻黄、杏仁用量，以宣降平喘；若痰稠色白甚者，加白芥子、莱菔子，以温化寒痰；若痰白夹黄者，加大麻黄、桑白皮用量，以温化清泄；若气虚者，加人参、白术，以补益中气；若苔白腻甚者，加茯苓、白术，以健脾化浊；若大便溏泄者，加白术、茯苓，以健脾止泻等。

【临证验案】梁某，女，10岁。其母代诉，2岁至今经常咳喘，曾检查诊断为小儿支气管哮喘，近因咳喘加重前来诊治。刻诊：咳嗽，气喘，咯痰黏稠色白，咯之不出，胸及喉中痰鸣，口淡不渴，舌质淡红，苔白腻，脉沉。辨为寒痰壅肺证，治当宣降肺气，温肺化痰，给予定喘汤与麻黄加术汤合方：白果10 g，麻黄10 g，苏子6 g，款冬花10 g，杏仁5 g，桑白皮10 g，黄芩5 g，生半夏10 g，桂枝6 g，白术12 g，炙甘草3 g。6剂，第1次煎35 min，第2次煎25 min，合并药液，每日1剂，每次服50 mL，每日服6次。二诊：痰量减少，喉中痰鸣减轻，以前方6剂继服。三诊：咳嗽、气喘减轻，以前方6剂继服。四诊：咯痰减少，喉中痰鸣基本消除，以前方6剂继服。五诊：诸症又有较前减轻，以前方6剂继服。之后，为了巩固疗效，以前方治疗50余剂。随访1年，一切尚好。

用方体会：根据咯痰黏稠色白辨为寒，再根据胸及喉中痰鸣、苔白腻辨为寒痰，因咳嗽、气喘辨为肺气上逆，以此辨为寒痰壅肺证。方以定喘汤宣降肺气，温肺化痰；以麻黄加术汤宣肺散寒，降逆健脾，兼杜痰生之源。方药相互为用，以奏其效。

黑锡丹(《太平惠民和剂局方》)

【导读】黑锡丹辨治支气管炎、支气管哮喘、慢性阻塞性肺疾病；针对病变证机是肾虚不温，肺寒不化，寒痰阻滞，气机不利，浊气上逆；病变证型是肺肾虚寒气郁证，症状以吸气困难胸中憋闷为主，黑锡丹治疗作用特点是温肾纳气，温肺降逆，行气降浊，平喘固本。

【组成】黑锡_{去滓净洗} 硫黄_{透明者、结砂子，各二两}（各60 g） 金铃子_{蒸、去皮核} 胡芦巴_{酒浸、炒} 木香_{不见火} 附子_{炮、去皮脐} 肉豆蔻_{面裹煨} 破故纸_{（补骨脂）酒浸、炒} 沉香_{不见火} 茴香_{舶上者、炒} 阳起石_{酒煮一日、焙干、研，各一两}（各30 g） 肉桂_{不见火者、半两}（15 g）

【用法】将上药研为细粉状，以酒煮面糊为丸，每次服2 g，每日分5次服；亦可作为汤剂，汤剂用原方量的1/6，每日分6次服。

【功效】温补纳气，镇逆行气。

【适用病症】

主要症状：咳喘，吸气困难，胸中憋闷。

辨证要点：手足厥冷，舌质淡，苔白腻，脉沉弱。

可能伴随的症状：胸中气急，或痰多，或脘腹胀满，或面色晦暗，或冷汗淋漓，或倚息不得平卧，或倦怠乏力，或腰背冷痛。

【解读方药】方中黑锡、胡芦巴、破故纸、阳起石、硫黄温补，黑锡偏于镇逆，胡芦巴偏于益阳纳气，破故纸偏于益肾固摄，阳起石偏于温阳益精，硫黄偏于助阳定喘；川楝子、木香、沉香、小茴香行气，川楝子偏于疏肝，木香偏于宽胸，沉香偏于纳气，小茴香偏于行散；附子、肉桂、肉豆蔻温阳，附子偏于壮阳，肉桂偏于暖中，肉豆蔻偏于固敛。方药功用是温补元阳，镇逆纳气。

【配伍用药】若咳喘者，加麻黄、杏仁，以宣降肺气；若吸气困难者，加大胡芦巴、破故纸用量，再加蛤蚧，以摄纳肾气；若寒甚者，加大附子、肉桂用量，以温阳散寒；若胸闷者，加大木香、沉香、小茴香用量，以行气宽胸解闷；若痰盛者，加大黑锡、雄黄用量，以温化寒痰等。

二、肺热证

肺气通于鼻，皮毛应于肺，肺主皮毛与鼻；肺为水之上源，主通调水道。温热之邪从皮毛或口鼻侵袭可演变为肺热证；或过食辛辣，郁化生热而蕴结于肺，亦可演变为肺热证；或素体阳气偏盛，阳气郁结日久化热，还可演变为肺热证。又，邪热郁结于肺，肺气不能通调水道，水不得下行且与热相结，热灼水津而演变为痰，痰热蕴结于肺，肺气上逆，以此可演变为肺热之咳嗽、气喘、咯痰。辨治肺热证的选方用药基本要求与应用准则如下：

麻杏石甘汤方药组成特点是以清宣肺热，止咳平喘为主，辨治病证是以肺热证为主。

桑菊饮方药组成特点是以疏散清热，宣肺止咳为主，辨治病证是以肺热气逆证为主。又，桑菊饮辨治肺热气逆证之宣降肺气作用次于麻杏石甘汤。

银翘散方药组成特点是以辛凉宣透，清热解毒为主，兼以生津利咽，辨治病证是以肺卫郁热证为主。

葶苈丸方药组成特点是以泻肺降逆，止咳定喘为主，辨治病证是以肺热饮逆证为主。

泽漆汤方药组成特点是以清肺降逆，益气定喘为主，辨治病证是以肺热痰壅夹虚证为主。

泻白散方药组成特点是以清泻肺热，补益降逆为主，辨治病证是以肺热阴伤证为主。

清宁散方药组成特点是以清泻肺热，补益降逆为主，辨治病证是以痰热水逆证为主。

清气化痰丸方药组成特点是以清热化痰，理气止咳为主，辨治病证是以痰热蕴肺证为主。

清金化痰汤方药组成特点是以清热化痰，宣降肺气为主，兼益阴津，辨治病证是以痰热蕴肺阴伤证为主。

桑白皮汤方药组成特点是以清泻热肺，降逆止咳为主，辨治病证是以肺热痰湿证为主。

五虎汤方药组成特点是以清宣化痰，降逆定喘为主，辨治病证是以肺热痰逆证为主。

葶苈大枣泻肺汤方药组成特点是以清肺泻热，益肺平喘为主，辨治病证是以痰热夹虚证为主。

五虎汤与葶苈大枣泻肺汤合方组成特点是以清肺化痰，益肺降逆为主，辨治病证是以痰热壅盛夹虚证为主。

麻杏石甘汤(《伤寒杂病论》)

【导读】麻杏石甘辨治鼻炎、支气管炎、支气管肺炎、间质性肺疾病、慢性阻塞性肺疾病，或辨治麻疹、风疹、湿疹；针对病变证机是郁热壅肺，肺卫郁闭，浊气逆行，营卫不利，麻杏石甘汤治疗作用特点是宣肺于外，清肺于内，止咳平喘。

【组成】麻黄_{去节,四两}（12 g）　杏仁_{去皮尖,五十个}（8.5 g）　甘草_{炙,二两}（6 g）石膏_{碎,绵裹,半斤}（24 g）

【用法】用水 490 mL，先煎麻黄 10 min，去麻黄沫，加入其余诸药，煮取药液 140 mL，每次温服 70 mL，视病情决定服药次数。

【功效】清宣肺热，止咳平喘。

1. 辨治鼻炎、支气管炎、支气管肺炎、间质性肺疾病属于肺热气逆证，以咳喘气急为基本特征

【适用病症】

主要症状：咳嗽，气喘。

辨证要点：口渴，舌红，苔黄，脉浮数。

可能伴随的症状：身热，或汗出，或无汗，或痰稠色黄，或胸中痞闷，或胸闷，或胸满。

【解读方药】

2. 辨治麻疹、风疹、湿疹属于肺卫郁热证，以麻疹咳喘为基本特征

【适用病症】

主要症状：疹密色紫，咳喘。

辨证要点：口渴，高热，舌红，苔黄，脉数。

可能伴随的症状：鼻翼煽动，或烦躁，或胸中痞闷，或胸闷，或胸满。

【解读方药】方中麻黄、杏仁平喘，麻黄偏于宣发，杏仁偏于肃降；石膏清泻肺热，兼以养阴生津；甘草补益肺气，兼以生津。方药功用是清宣肺热，止咳平喘。

【配伍用药】若咳嗽甚者，加桑叶、菊花、薄荷，以宣肺止咳；若气喘甚者，加苏子、全瓜蒌，以降肺平喘；若高热者，加黄芩、桑白皮，以清泻肺热；若痰多者，加贝母、天竺黄，以清热化痰；若疹密色紫者，加升麻、葛根，以透达郁热；若热伤阴津者，加沙参、石斛，以滋补阴津；若热伤气者，加人参、白术，以补益中气等。

【临证验案】

1. 小儿支气管炎

段某，女，4岁。其母代诉，1年来经常咳嗽、气喘，虽经中西药治疗但反复不愈，近因咳喘加重前来诊治。刻诊：咳嗽，气喘，痰稠色黄，咯痰不利，面色萎黄，舌质红，苔薄黄，脉浮弱。辨为肺热夹虚证，治当清宣肺热，化痰益气，给予麻杏石甘汤、白虎汤与四君子汤合方加味：麻黄12 g，杏仁10 g，石膏45 g，知母18 g，红参10 g，白术10 g，茯苓10 g，粳米15 g，黄芩10 g，桑白皮24 g，炙甘草10 g。6剂，第1次煎35 min，第2次煎25 min，合并药液，每日1剂，每次服25 mL，每日服10次。二诊：痰量减少，咳嗽减轻，以前方6剂继服。三诊：痰量明显减少，气喘减轻，以前方6剂继服。四诊：诸症趋于缓解，以前方6剂继服。随访1年，一切尚好。

用方体会：根据咳嗽、气喘、痰稠色黄辨为热，再根据面色萎黄、脉浮弱辨为气虚，以此辨为肺热夹虚证。方以麻杏石甘汤宣肺清热，止咳平喘；以白虎汤清泻肺热；以四君子汤补益肺气，加黄芩、桑白皮清泻肺热。方药相互为用，以奏其效。

2. 小儿支气管哮喘

梁某，男，12岁。其母代诉，3年前出现小儿支气管哮喘，至今反复不愈，近因病友介绍前来诊治。刻诊：咳嗽，气喘，喉中痰鸣，痰黄黏稠，咯痰不利，胸闷，倦怠乏力，腹中热，大便干结1次/（3~4）日，不思饮食，口渴，舌质淡红，苔薄白，脉沉弱。辨为肺热夹虚，热结夹寒证，治当清泻肺热，通泻阳明，宣肺降逆，益气散寒，给予麻杏石甘汤、大承气汤与理中丸合方加味：麻黄12 g，杏仁10 g，石膏24 g，大黄12 g，芒硝（冲服）10 g，枳实5 g，厚朴24 g，红参10 g，白术10 g，干姜10 g，葶苈子15 g，炙甘草10 g。6剂，以水浸泡30 min，大火烧开，小火煎40 min，每日1剂，每次服80 mL，每天服4次。二诊：咳嗽减轻，气喘好转，大便干结1次/2日，以前方6剂继服。三诊：咳喘较前又有减轻，大便较前通畅1次/日，仍胸闷，以前方加全瓜蒌24 g，6剂。四诊：咳喘较前又有减轻，胸闷好转，大便正常，以前方 6 剂继服。五诊：咳喘较前又有好转，大便溏泻 2 次／日，以前方去芒硝，6 剂。六诊：喉中痰鸣基本消除，咳喘明显减轻，大便正常，以前方 6 剂继服。七诊：诸症基本趋于缓解，大便溏泻 1 次／日，以前方变大黄为 9 g，以前方 6 剂继服。八诊：诸症基本稳定，又以前方治疗 60 余剂，诸证悉除。随访 1 年，一切尚好。

用方体会：根据咳喘、喉中痰鸣、痰黄黏稠辨为肺热，再根据身热、大便干结辨为热结，因倦怠乏力、脉弱辨为气虚，又因苔薄白辨为寒，以此辨为肺热夹虚，热结夹寒证。方以麻杏石甘汤清泻肺热，宣肺降逆；以大承气汤清泻阳明积热；以理中丸健脾益气，温中散寒。方药相互为用，以奏其效。

桑菊饮（《温病条辨》）

【导读】桑菊饮辨治支气管炎、支气管肺炎、百日咳，或感冒、流行性感冒；针对病变证机是郁热蕴肺，肺卫不利，或卫热营灼，浊气不降，桑菊饮治疗作用特点是轻宣肺热，清泻肺热，宣卫和营，降泄浊逆。

【组成】桑叶_{二钱五分}（7.5 g）　菊花_{一钱}（3 g）　杏仁_{二钱}（6 g）　连翘_{一钱五分}（5 g）　薄荷_{八分}（2.4 g）　桔梗_{二钱}（6 g）　甘草_{生，八分}（2.4 g）　苇根_{二钱}（6 g）

【用法】水煎服，每日分 5 次温服。用汤剂可在原方量基础上加大 1 倍。

【功效】疏散清热，宣肺止咳。

1. 辨治支气管炎、支气管肺炎、百日咳属于肺热气逆证，以咳嗽为基本特征

【适用病症】

主要症状：咳嗽。

辨证要点：口微渴，舌淡红、苔薄黄，脉浮。

可能伴随的症状：身热不甚，或气喘，或汗出，或无汗，或咯痰色黄，或头痛，或胸闷，或胸满。

2. 辨治感冒、流行性感冒属于风热表证，以身热口渴为基本特征

【适用病症】

主要症状：发热恶寒，或鼻塞。

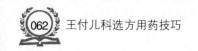

辨证要点：口微渴，舌质红、苔薄黄，脉浮。

可能伴随的症状：头痛，或喷嚏，或烦躁，或汗出，或无汗，或咽肿痛，或心烦，或大便干结等。

【解读方药】方中菊花、桑叶、薄荷辛凉，菊花偏于平肝肃肺，桑叶偏于清肺润燥，薄荷偏于疏利；连翘、芦根清热，连翘偏于解毒，芦根偏于生津；桔梗、杏仁止咳，桔梗偏于宣肺利咽，杏仁偏于肃降肺气；甘草益气和中。方药功用是疏散清热，宣肺止咳。

【配伍用药】若口渴甚者，加石膏、芦根，以清热生津；若咽喉肿痛者，加牛蒡子、射干，以清热利咽；若咳嗽甚者，加大桑叶、菊花、薄荷用量，以宣透肺热；若大便干结者，加大黄、芒硝，以泻热通便等。

银翘散(《温病条辨》)

【导读】银翘散辨治支气管炎、支气管肺炎、肺炎、间质性肺疾病、肺脓肿，或辨治发热性疾病、小儿肺炎、中毒性痢疾、流行性乙型脑炎，或辨治感冒、流行性感冒、呼吸道感染，或风疹、湿疹、疥痒、水痘、腮腺炎、白喉等，针对病变证机是风热外袭，或内热郁闭，或热郁营卫，或肺咽不利，银翘散治疗作用特点是宣散郁热，透达营卫，清热解毒，益气和中。

【组成】连翘一两（30 g）　金银花一两（30 g）　苦桔梗六钱（18 g）　薄荷六钱（18 g）　竹叶四钱（12 g）　生甘草五钱（15 g）　荆芥穗四钱（12 g）　淡豆豉五钱（15 g）　牛蒡子六钱（18 g）

【用法】将药研为细散状，用水煎煮18 g，加鲜苇根30 g，视病情而决定服药时间与次数。

【功效】辛凉宣透，清热解毒。

1. 辨治支气管炎、支气管肺炎、肺炎、间质性肺疾病、肺脓肿属于风热郁肺证，以咳嗽、发热为基本特征

【适用病症】

主要症状：咳嗽，气喘。

辨证要点：高热，舌质红、苔薄黄，脉浮数。

可能伴随的症状：气短急促，或烦躁，或汗出，或无汗，或咯痰色黄，或

胸中痞闷，或胸闷，或胸满。

2. **辨治发热性疾病、小儿肺炎、中毒性痢疾、流行性乙型脑炎属于郁热惊风证，以高热、抽搐为基本特征**

【适用病症】

主要症状：高热，或神昏，或惊厥。

辨证要点：口渴，舌质红，苔薄黄，脉浮数。

可能伴随的症状：头痛，或咳嗽，或烦躁不安，或大便干结。

3. **辨治感冒、流行性感冒、呼吸道感染属于风热表证，以发热口渴为基本特征**

【适用病症】

主要症状：发热，恶寒，或咳嗽。

辨证要点：口渴，舌质红、苔薄黄，脉浮数。

可能伴随的症状：喷嚏，或头痛，或烦躁，或汗出，或无汗，或咽肿痛，或心烦等。

4. **辨治风疹、湿疹、疹痒属于风疹郁热证，以发热疹痒为基本特征**

【适用病症】

主要症状：发热，恶寒，疹痒。

辨证要点：口渴，舌质红、苔薄黄，脉浮数。

可能伴随的症状：皮肤瘙痒，或疹点成片，或烦躁，或咽肿痛，或心烦，或头痛等。

5. **辨治水痘属于郁热水痘证，以疹痘疱浆清亮为基本特征**

【适用病症】

主要症状：喷嚏，疹痘疱浆清亮。

辨证要点：口渴，舌质红，苔薄黄，脉浮数。

可能伴随的症状：发热，或咳嗽，或疹痘根盘红晕，或疹痘点粒稀疏，或心烦，或头痛等。

6. **辨治痄腮（腮腺炎）属于肺卫热闭证，以发热疼痛为基本特征**

【适用病症】

主要症状：发热，恶寒，腮部肿痛。

辨证要点：口渴，舌质红、苔薄黄，脉浮数。

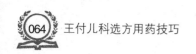

可能伴随的症状：咳嗽，或咽部红肿，或吞咽不利，或大便干结，或小便短赤等。

7. 辨治白喉属于风热疫毒证，以咽痛白色假膜为基本特征

【适用病症】

主要症状：发热，恶寒，咽喉肿痛伴点状假膜。

辨证要点：口渴，舌质红、苔薄黄，脉浮数。

可能伴随的症状：咳嗽，或咽部红肿，或吞咽困难，或气喘，或全身酸困，或头痛等。

【解读方药】方中牛蒡子、薄荷辛凉，牛蒡子偏于宣肺，薄荷偏于利咽；荆芥、淡豆豉辛温，荆芥偏于疏散，淡豆豉偏于透达；连翘、金银花、竹叶、芦根清热，连翘、金银花偏于解毒，竹叶偏于泻火，芦根偏于生津；桔梗苦平宣肺利咽；生甘草清热益气药。方药功用是以辛凉宣透，清热解毒为主，兼以生津利咽。

【配伍用药】若发热甚者，加大金银花、连翘、竹叶用量，以清热解毒；若咽喉肿痛者，加大牛蒡子、薄荷用量，以清热利咽；若咳嗽甚者，加黄芩、桑白皮，以清泻肺热；若咯吐黄痰甚者，加贝母、全瓜蒌，以清热化痰；若抽搐者，加钩藤、羚羊角，以清热止抽；若烦躁甚者，加朱砂、黄连，以清热除烦止躁；若疹痒甚者，加升麻、葛根，以升发透疹；若腮部肿痛者，加蒲公英、紫花地丁，以解毒消肿；若头痛者，加川芎、蔓荆子，以通经止痛；若胸闷者，加柴胡、枳实，以行气宽胸等。

【临证验案】袁某，男，5岁。其母代诉，2年来腮腺炎反复发作，近因病证复发前来诊治。刻诊：发热，恶寒，腮部肿痛，轻微咳嗽，吞咽不利，大便干结4~5日1次，口渴不欲多饮，舌质红、苔薄黄，脉浮数。辨为肺卫热闭证，治当辛凉宣透，清热解毒，给予银翘散与附子泻心汤合方：连翘30 g，金银花30 g，苦桔梗18 g，薄荷18 g，竹叶12 g，荆芥穗12 g，淡豆豉15 g，牛蒡子18 g，附子5 g，大黄6 g，黄连3 g，黄芩3 g，生甘草15 g。6剂，第1次煎30 min，第2次煎25 min，合并药液，每日1剂，每次服30 mL，每日服10次。二诊：发热恶寒消除，腮部肿痛减轻，大便通畅，减大黄为3 g，以前方6剂继服。三诊：诸症基本消除，以前方6剂继服，每2天1剂巩固治疗效果。随访1年，一切尚好。

用方体会：根据轻微咳嗽，吞咽不利辨为肺热，再根据发热、恶寒、腮部肿痛辨为卫热郁闭，因大便干结辨为热结，以此辨为肺卫热闭证。方以银翘散辛凉宣透，清热解毒；以附子泻心汤清泻郁热，兼防寒凉药凝滞。方药相互为用，以奏其效。

苏葶丸（又名苏葶定喘丸）（《医宗金鉴》）

【导读】苏葶丸辨治支气管炎、支气管肺炎、肺炎、间质性肺疾病、肺脓肿，针对病变证机是肺热气逆，痰饮蕴结；病变证型是肺热饮逆证，症状以喘满不得卧为主，苏葶丸治疗作用特点是泻肺降逆化痰，止咳定喘消肿。

【组成】苦葶苈子　南苏子各等份

【用法】丸剂，每次服用3g；亦可做汤剂，每日分6次服。

【功效】泻肺降逆，止咳定喘。

【适用病症】

主要症状：咳喘，面身水肿。

辨证要点：口淡不渴，舌淡红，苔薄，脉沉。

可能伴随的症状：喘促不得卧，或小便不利，或咯痰不利，或胸闷，或胸满。

【解读方药】方中葶苈子、苏子降逆，葶苈子偏于温肺豁痰，苏子偏于心肺消痰。方药功用是泻肺降逆，止咳定喘。

【配伍用药】若咯痰不爽者，加瓜蒌、贝母，以清热化痰；若皮肤蒸热者，加地骨皮、牡丹皮，清退郁热；若热伤肺阴者，加沙参、麦冬，以滋养肺阴；若喘促不得卧者，加麻黄、杏仁、半夏，以宣降肺气；若面目水肿者，加车前子、泽泻，以渗利水湿。

泽漆汤（《伤寒杂病论》）

【导读】泽漆汤辨治支气管炎、支气管哮喘、慢性阻塞性肺疾病；针对病变证机是郁热蕴肺，痰饮内生，壅滞气机，浊气上逆，或夹气虚，或夹寒生；病变证型是肺热痰壅夹虚证，症状以咳嗽哮喘为主，泽漆汤治疗作用特点是清

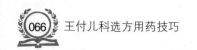

泻肺热，燥湿化饮，补益肺气，温通阳气。

【组成】 半夏_{半升}（12 g）　紫参_{(一作紫菀)五两}（15 g）
泽漆_{以东流水五斗,煮取一斗五升,三斤}（150 g）　生姜_{五两}（15 g）　白前_{五两}（15 g）　甘草
黄芩　人参　桂枝_{各三两}（9 g）

【用法】 水煎服，每日分 6 次服。

【功效】 清肺降逆，益气定喘。

【适用病症】

主要症状：咳嗽，哮喘，或气喘。

辨证要点：痰稠色黄，舌质红、苔薄黄腻，脉沉。

可能伴随的症状：喘息不得卧，或呛咳阵作，喉中痰鸣，或口干欲饮水，或咯痰不爽，身躁，或大便干结，或小便黄赤。

【解读方药】 方中紫参、黄芩、泽漆清热，紫参偏于降逆消肿，黄芩偏于燥湿，泽漆偏于化痰散结；半夏、白前降逆，半夏偏于燥湿化痰，白前偏于宣降气机；生姜、桂枝辛温透达，生姜偏于宣散，桂枝偏于温通；人参、甘草益气，人参偏于大补，甘草偏于平补。方药功用是清肺降逆，益气定喘。

【配伍用药】 若热甚者，加大黄芩、紫参用量，再加石膏，以清泻肺热；若气虚者，加大人参、甘草用量，再加白术，以补益中气；若痰多者，加大半夏、生姜用量，以宣降肺气；若口渴者，加麦冬、天冬，以滋阴生津；若大便干结者，加大黄、枳实，以行气泻热等。

【临证验案】 黄某，男，7 岁。其母代诉，支气管哮喘已有 3 年，病情反复发作不愈，近因哮喘加重前来诊治。刻诊：咳嗽，气喘，喉中痰鸣，痰稠色黄，咯痰不爽，活动喘甚，面色不荣，咽喉不利，身体躁热（体温正常），口干欲饮水，舌质红，苔薄黄，脉沉弱。辨为肺热痰壅夹虚证，治当清肺降逆，益气定喘，给予泽漆汤与桔梗汤合方：生半夏 12 g，拳参 15 g，泽漆 30 g，生姜 15 g，白前 15 g，黄芩 10 g，红参 10 g，桂枝 10 g，桔梗 10 g，生甘草 20 g。6 剂，第 1 次煎 40 min，第 2 次煎 25 min，合并药液，每日 1 剂，每次服 50 mL，每日分 6 次服。二诊：喉中痰鸣及气喘明显减轻，以前方 6 剂继服。三诊：咯痰较前爽利，以前方 6 剂继服。四诊：身体躁热基本消除，以前方 6 剂继服；之后，以前方每 2 天服 1 剂，巩固治疗 40 余剂。随访 1 年，一切尚好。

用方体会：根据喉中痰鸣、痰稠色黄辨为痰热，再根据咳嗽、气喘、口干欲饮水辨为肺热伤津,因面色不荣、脉沉弱辨为气虚,以此辨为肺热痰壅夹虚证。方以泽漆汤清肺降逆,益气定喘;以桔梗汤益气清利咽喉。方药相互为用,以奏其效。

泻白散(《小儿药证直诀》)

【导读】泻白散辨治鼻炎、支气管炎、支气管肺炎、间质性肺疾病等,针对病变证机是郁热蕴肺,迫及血分,耗损肺气;病变证型是肺热阴伤证,症状以咳嗽潮热为主,泻白散治疗作用特点是清泻肺热,凉血益阴,补益肺气。

【组成】桑白皮　地骨皮炒,各一两(各30 g)　甘草炙,一钱(3 g)

【用法】将药研为细散状,用水煎粳米20 g,取米汤送服,饭前服用。亦可做汤剂,每日分6次服。

【功效】清泻肺热,补益降逆。

【适用病症】

主要症状:咳嗽,皮肤蒸热。

辨证要点:口干咽燥,舌质红,苔薄黄,脉数。

可能伴随的症状:气喘,或气急,或大便干结,或小便黄赤等。

【解读方药】方中桑白皮清泻肺热;地骨皮凉血益阴;粳米、甘草益气,粳米偏于敛补,甘草偏于清补。方药功用是清泻肺热,止咳平喘。

【配伍用药】若咳嗽甚者,加桔梗、桑叶,以宣肺止逆;若皮肤蒸热者,加大地骨皮用量,再加牡丹皮、生地黄,以清退蒸热;若大便干结者,加麻仁、杏仁,以滋润通便;若阴虚明显者,加麦冬、玄参,以滋阴生津等。

【临证验案】谢某,男,11岁。其母代诉,3年前发现小儿支气管炎,至今反复不愈,近因病友介绍前来诊治。刻诊:咳嗽,气喘,咯痰不利,痰黄黏稠,受凉加重,不思饮食,喜食温热,倦怠乏力,怕冷,大便溏泻,口淡不渴,舌质淡红、苔黄白夹杂,脉沉弱。辨为郁热蕴肺,脾胃虚寒证,治当清泻肺热,温中散寒,给予泻白散、麻杏石甘汤与桂枝人参汤合方加味:桑白皮30 g,地骨皮30 g,桂枝12 g,红参10 g,白术10 g,干姜10 g,粳米20 g,麻黄12 g,杏仁10 g,石膏45 g,葶苈子15 g,炙甘草10 g。6剂,以水浸泡30 min,大火烧开,小火煎40 min,每日1剂,每次服80 mL,每日服4次。二诊：咳嗽、气喘减轻，饮食较前好转，以前方 6 剂继服。三诊：咳喘较前又有减轻，痰量减少，以前方 6 剂继服。四诊：咳喘较前又有减轻，仍怕冷，以前方加生附子 5 g，6 剂。五诊：咳喘较前又有好转，怕冷好转，以前方 6 剂继服。六诊：诸症基本消除，又以前方治疗 30 余剂，诸症悉除。随访 1 年，一切尚好。

用方体会：根据咳喘、喉中痰鸣、痰黄黏稠辨为肺热，再根据咳喘、受凉加重辨为热夹寒，因不思饮食、喜食温热辨为脾胃虚寒，又因舌质淡红、苔黄白夹杂辨为寒热夹杂，以此辨为郁热蕴肺，脾胃虚寒证。方以泻白散清热凉血，降逆止咳；以麻杏石甘汤清泻肺热，宣肺降逆；以桂枝人参汤健脾益气，温中散寒，加葶苈子泻肺平喘降逆。方药相互为用，以奏其效。

清宁散（《直指小儿方》）

【导读】清宁散辨治鼻炎、支气管炎、支气管肺炎、间质性肺疾病；针对病变证机是郁热蕴肺，水气内停，损伤正气；病变证型是痰热水逆证，症状以咳喘水肿为主，清宁散治疗作用特点是清泻肺热，渗利水气。

【组成】桑白皮_炒 葶苈子_炒 赤茯苓 车前子 栀子仁_{各等份} 炙甘草_{减半}

【用法】水煎服，每日分 6 次服。

【功效】泻肺降逆，利湿化痰。

【适用病症】

主要症状：咳嗽，气喘，或面目水肿。

辨证要点：痰黄黏稠难咯，舌质红、苔黄腻，脉滑。

可能伴随的症状：身热，或口苦，或目赤唇红，或呼吸困难，或烦躁不宁，或小便短赤。

【解读方药】方中桑白皮、葶苈子、栀子清热，桑白皮偏于消肿平喘，葶苈子偏于降逆利水，栀子偏于燥湿；赤茯苓、车前子渗利，赤茯苓偏于益气，车前子偏于清热；甘草益气和中。方药功用是清泻肺热，补益降逆。

【配伍用药】若肺热重者，加大栀子用量，再加黄芩，以清泻肺热；若痰多者，加天竺黄、胆南星、贝母，以清热化痰；若咳引胁肋胀痛者，加枳实、川楝子、陈皮，以行气降逆止痛；若大便干结者，加大黄、全瓜蒌，以泻热润肠；若烦躁甚者，加黄连、朱砂，以清热除烦安神。

清气化痰丸(《医方考》)

【导读】清气化痰丸辨治鼻炎、支气管炎、支气管肺炎、间质性肺疾病；针对病变证机是郁热蕴肺，痰浊内生，肺气不利，浊气上逆；病变证型是痰热蕴肺证，症状以咳嗽痰稠胸闷为主，清气化痰丸治疗作用特点是清泻肺热，燥湿利湿，涤浊化痰，行气宽胸，降泄气逆。

【组成】陈皮_{去白} 杏仁_{去皮尖} 枳实_{麸炒} 黄芩_{酒炒} 瓜蒌仁_{去油} 茯苓_{各一两}（各30 g）　胆南星　制半夏_{各一两半}（各45 g）

【用法】将药研为细散状，以姜汁为丸，每次服 6～9 g，温水送服。用汤剂可用原方量的1/2，每日分6次服。

【功效】清热化痰，理气止咳。

【适用病症】

主要症状：咳嗽，痰稠色黄，胸闷。

辨证要点：口苦口腻，舌质红，苔黄腻，脉滑数。

可能伴随的症状：咯痰不爽，或气急，或恶心，或呕吐，或气喘，或胸中烦热，或烦躁不安等。

【解读方药】方中胆南星、瓜蒌仁、黄芩清热，胆南星偏于涤痰，瓜蒌仁偏于润化，黄芩偏于燥湿；半夏、杏仁温化降逆，半夏偏于燥湿，杏仁偏于润化；枳实、陈皮理气，枳实偏于降泄，陈皮偏于行散；茯苓健脾益气渗湿。方药功用是清热化痰，理气止咳。

【配伍用药】若热甚者，加大黄芩用量，再加桑白皮，以清泻肺热；若痰多者，加大瓜蒌仁、胆南星用量，以清热化痰；若口腻者，加大茯苓用量，再加黄连，以利湿燥湿；若呕吐者，加大半夏、陈皮用量，再加生姜，以降逆和胃；若烦躁不安者，加黄连、栀子，以清热除烦等。

清金化痰汤(《医学统旨》)

【导读】清金化痰汤辨治鼻炎、支气管炎、支气管肺炎、间质性肺疾病；

针对病变证机是郁热蕴肺，痰浊内生，气机壅滞，热伤气阴；病变证型是痰热蕴肺阴伤证，症状以咳嗽咽干咯痰为主，清金化痰汤治疗作用特点是清热化痰，理气宽胸，降泻肺气，兼益气阴。

【组成】瓜蒌仁　橘红　黄芩　茯苓　栀子各一钱半（各4.5 g）　桔梗二钱（6 g）　桑白皮　麦冬　知母　贝母各一钱半（各4.5 g）　甘草四分（2 g）

【用法】水煎服，每日分6次服。用汤剂可在原方用量基础上加大1倍。

【功效】清热化痰，宣降肺气，兼益阴津。

【适用病症】

主要症状：咳嗽，咽干，咯痰不利。

辨证要点：痰稠色黄，舌质红，苔黄腻，脉滑数。

可能伴随的症状：气喘，或胸中烦热，或烦躁不宁，或大便不爽，或小便短赤。

【解读方药】方中瓜蒌仁、栀子、黄芩、知母、桑白皮、贝母、桔梗清热，瓜蒌仁偏于化痰润肺，栀子、黄芩偏于燥湿，知母偏于泻火益阴，桑白皮偏于泻肺利水，贝母偏于降肺化痰，桔梗偏于宣肺利咽；橘红理气化痰；麦冬兼顾阴津；茯苓、甘草益气，茯苓偏于渗利，甘草偏于和中。方药功用是清热化痰，宣降肺气。

【解读方药】若热甚者，加大黄芩、栀子、知母用量，以清泻肺热；若痰盛者，加大瓜蒌仁、贝母、茯苓用量，以清热化痰；若咳嗽甚者，加大桔梗、贝母用量，以宣降肺气；若烦躁甚者，加大栀子、黄连用量，以清热除烦；若大便不爽者，加大茯苓用量，再加白术，以健脾燥湿利湿等。

桑白皮汤(《古今医统》)

【导读】桑白皮汤辨治鼻炎、百日咳、支气管炎、肺炎；针对病变证机是郁热蕴肺，湿浊生痰，痰热壅肺，肺气上逆；病变证型是肺热痰湿证，症状以阵发性咳嗽为主，桑白皮汤治疗作用特点是清泻肺热，燥湿化痰，降逆平喘。

【组成】桑白皮　半夏　苏子　杏仁　贝母　山栀　黄芩　黄连各八钱（各2.4 g）

【用法】用水400 mL，加生姜3片，煎至210 mL，分6次温服。

【功效】清泻热肺，降逆止咳。

【适用病症】

主要症状：阵发性咳嗽，吸气伴鸡鸣声。

辨证要点：口渴，舌质红，苔黄，脉数。

可能伴随的症状：烦躁，或胁痛，或头痛，或呕吐，或咽喉不利，或大便干结，或小便短赤等。

【解读方药】 方中桑白皮、黄连、黄芩、山栀子清热，桑白皮偏于泻肺平喘，黄连、黄芩偏于燥湿，栀子偏于导热下行；半夏、苏子、杏仁、贝母化痰，半夏偏于燥湿，苏子偏于降利，杏仁偏于降润，贝母偏于散结。方药功用是清泻热肺，降逆止咳。

【配伍用药】 若咳嗽甚者，加大半夏、苏子用量，再加白僵蚕，以解痉止咳；若呕吐者，加代赭石、枇杷叶，以降逆止呕；若热盛者，加大桑白皮、栀子用量，以清热泻肺；若痰多者，加半夏、贝母，以燥湿化痰；若咯血者，加白茅根、侧柏叶，以清热凉血止血；若胁痛者，加柴胡、枳实，以行气疏肝止痛等。

五虎汤(《仁斋直指》)

【导读】 五虎汤辨治鼻炎、支气管炎、支气管肺炎、间质性肺疾病；针对病变证机是郁热内蕴，痰因热生，热郁伤气，或夹风寒，或夹气伤；病变证型是肺热痰逆或夹风寒证，症状以咳喘痰鸣为主，五虎汤治疗作用特点是清热化痰，降泻止逆，或兼益正气，或兼散风寒。

【组成】 麻黄（2 g）　杏仁（3 g）　甘草（1 g）　细茶（2.4 g）　石膏（4.5 g）

【用法】 水煎服，每日分6次服。

【功效】 清宣化痰，降逆定喘。

【适用病症】

主要症状：咳嗽，气喘，痰多。

辨证要点：喉间痰鸣，舌质红，苔黄腻，脉滑。

可能伴随的症状：身热，或烦躁，或口渴，或气急鼻煽，口唇紫绀，或胸闷。

【解读方药】 方中麻黄、杏仁平喘化痰，麻黄偏于宣发，杏仁偏于肃降；

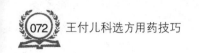
石膏、细茶清热生津，石膏偏于养阴生津，细茶偏于利水消痰；甘草补益肺气，兼以生津。方药功用是清宣化痰，降逆定喘。

【配伍用药】若痰多者，加天竺黄、黄芩，以燥湿化痰；若热甚者，加栀子、连翘，以清热泻火；若口渴者，加天花粉、芦根，以清热益阴；若口唇青紫者，加赤芍、牡丹皮，以清热凉血散瘀；若大便干结者，加大黄、芒硝，以清泻热结等。

葶苈大枣泻肺汤(《伤寒杂病论》)

【导读】葶苈大枣泻肺汤辨治鼻炎、支气管炎、支气管肺炎、间质性肺疾病；针对病变证机是肺热生痰，痰热伤气；病变证型是痰热夹虚证，症状以咳痰乏力为主，葶苈大枣泻肺汤治疗作用特点是泻肺降逆，渗利化痰，补益肺气。

【组成】葶苈子_{熬令黄色,捣丸如弹子大,二十枚}（10 g）　大枣_{十二枚}（12 枚）

【用法】水煎服，每日分6次服。

【功效】清肺泻热，益肺平喘。

【适用病症】

主要症状：咳嗽，喘不得卧，痰多。

辨证要点：气短乏力，舌质红，苔黄腻，脉滑数。

可能伴随的症状：胸痛，或壮热不寒，或汗出，或烦躁，或咳吐浊痰，或痰有腥味，或咯吐脓血，或渴，或不渴。

【解读方药】方中葶苈子泻肺清热；大枣补益肺气。方药功用是清肺泻热，益肺平喘。

【配伍用药】若咳嗽甚者，加桑白皮、紫菀，以泻肺止咳；若喘甚者，加杏仁、全瓜蒌，以降肺平喘；若气短甚者，加人参、白术，以健脾益气；若痰腥味甚者，加地骨皮、贝母、苇茎，以清热凉血化痰；若胸闷者，加薤白、枳实、天南星，以化痰宽胸等。

【临证验案】夏某，女，7岁。其母代诉，1年前因感冒引起支气管咽炎，至今反复发作不愈，近由病友介绍前来诊治。刻诊：咳嗽，咽痒，咯痰不利，痰黄黏稠，胸闷，受凉加重，口淡不渴，舌质淡，苔薄白，脉沉弱。辨为郁热蕴肺夹寒证，治当清泻肺热，温通散寒，给予葶苈大枣泻肺汤、桔梗汤、麻杏石甘汤与麻黄汤合方加味：葶苈子 10 g，麻黄 12 g，杏仁 10 g，石膏 45 g，桂枝 6 g，桔梗 10 g，大枣 12 枚，生甘草 20 g，炙甘草 6 g。6 剂，以水浸泡 30 min，大火烧开，小火煎 40 min，每日 1 剂，每次服 80 mL，每日服 4 次。二诊：咳嗽减轻，咯痰减少，以前方 6 剂继服。三诊：咳嗽较前又有减轻，痰量减少，仍咽痒，以前方加薄荷 15 g，6 剂。四诊：咳嗽较前又有减轻，仍胸闷，以前方加陈皮 12 g，6 剂。五诊：咳嗽较前基本消除，咽痒未再发作，以前方 6 剂继服。六诊：诸症基本消除，又以前方治疗 20 余剂，诸症悉除。随访 1 年，一切尚好。

用方体会：根据咳嗽、痰黄黏稠辨为肺热，再根据咽痒、咽喉不利辨为热郁，因舌质淡、苔薄白、咳嗽受凉加重辨为寒，以此辨为郁热蕴肺夹寒证。方以葶苈大枣泻肺汤清肺泻肺，益肺补肺；以桔梗汤宣肺利咽；以麻杏石甘汤清宣肺热，降逆止咳；以麻黄汤宣肺散寒，调理肺气。方药相互为用，以奏其效。

五虎汤(《仁斋直指》)和
葶苈大枣泻肺汤(《伤寒杂病论》)合方

【导读】五虎汤与葶苈大枣泻肺汤合方辨治鼻炎、支气管炎、支气管肺炎、间质性肺疾病等；针对病变证机是郁热蕴肺，痰热内生，水气内停，浊气上逆，或夹风寒，或夹气伤；病变证型是痰热壅盛夹虚证，症状以咳痰气急神疲为主，五虎汤与葶苈大枣泻肺汤合方治疗作用特点是清泻肺热，渗利水气，宣化痰浊，或兼正气，或兼散风寒。

【组成】五虎汤［麻黄（2 g） 杏仁（3 g） 甘草（1 g） 细茶（2.4 g） 石膏（4.5 g）］ 葶苈大枣泻肺汤［葶苈子_{熬令黄色,捣丸如弹子大,二十枚}（10 g） 大枣_{十二枚}（12 枚）］

【用法】水煎服，每日分 6 次服。

【功效】清肺化痰，益肺降逆。

【适用病症】

主要症状：咳喘，痰多不爽，或喉间痰鸣。

辨证要点：神疲乏力，舌质红，苔黄腻，脉滑数。

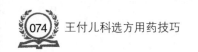

可能伴随的症状：身热，或烦躁，或壮热不寒，或咯吐脓血，或汗出，或气急鼻煽，口唇发绀，或胸闷。

【解读方药】方中麻黄、杏仁平喘化痰，麻黄偏于宣发，杏仁偏于肃降；石膏、葶苈子、细茶清热，石膏偏于养阴生津，细茶偏于利水消痰，葶苈子泻肺行水；大枣、甘草益气，大枣偏于生血，甘草偏于生津。方药功用是清肺化痰，益肺平喘。

【配伍用药】若咳喘甚者，加大麻黄、杏仁用量，再加桑白皮，以宣降肺气；若热甚者，加大石膏、葶苈子用量，再加知母、黄芩，以清泻肺热；若气短甚者，加人参、白术，以健脾益气；若喉中痰鸣甚者，加射干、贝母、雄黄，以泻肺涤痰；若咯吐脓血者，加白茅根、藕节、茜草，以清热止血等。

三、寒热夹杂证

风寒侵袭于肺，日久不愈，郁结化热，以此可演变为寒夹热，病变且以寒为主；或邪热侵扰于肺，久而损伤阳气，寒因阳伤而内生，以此可演变为热夹寒，病变且以热为主，更有寒热演变夹杂为俱重者，辨治寒热夹杂的选方用药基本要求与应用准则如下：

小青龙加石膏汤方药组成特点是以温肺兼清，化饮平喘为主，辨治病证是寒热夹杂以寒饮为主。

大青龙汤方药组成特点是以辛温散寒，清泻里热为主，辨治病证是寒热夹杂以寒为主。又，小青龙加石膏汤辨治里热证其清热作用次于大青龙汤。

越婢加半夏汤方药组成特点是以温肺化饮，益气清热为主，辨治病证是寒热夹杂水气以寒为主。又，小青龙加石膏汤辨治里热次于越婢加半夏汤，越婢加半夏汤清热又次大青龙汤。

厚朴麻黄汤方药组成特点是以温肺化饮，清宣宽胸为主，辨治病证是寒热夹杂气滞以寒为主。又，厚朴麻黄汤辨治寒热夹杂与小青龙加石膏汤和大青龙汤相比较更有疏通气滞的作用。

小青龙加石膏汤(《伤寒杂病论》)

【导读】小青龙加石膏汤辨治支气管炎、支气管肺炎、支气管哮喘等;针对病变证机是寒饮郁肺,郁热内生,肺气不收,浊气上逆,阴血受损;病变证型是寒热夹杂证,症状以咳喘烦躁为主,小青龙加石膏汤治疗作用特点是温肺降肺,宣肺止逆,兼清郁热,兼益正气。

【组成】麻黄_{去节,三两}(9 g) 芍药_{三两}(9 g) 细辛_{三两}(9 g) 干姜_{三两}(9 g) 甘草_{炙,三两}(9 g) 桂枝_{去皮,三两}(9 g) 五味子_{半升}(12 g) 半夏_{洗,半升}(12 g) 石膏_{二两}(6 g)

【用法】用水 700 mL,先煎麻黄 10 min,煮取药液 210 mL,每日分 6 次温服。

【功效】温肺兼清,化饮平喘。

【适用病症】

主要症状:咳嗽,气喘,烦躁。

辨证要点:痰多清稀色白或夹黄,口渴不欲多饮,舌质淡红,苔薄白或夹黄,脉浮或沉紧。

可能伴随的症状:胸胀闷塞,或咯痰不利,或发热恶寒,或肢体水肿,或喘不得平卧等。

【解读方药】方中麻黄、桂枝、细辛、干姜辛温,麻黄偏于宣散,桂枝偏于温通,细辛偏于温化,干姜偏于温中;半夏苦温降肺止逆;芍药、五味子敛阴,芍药偏于酸寒补血,五味子偏于酸甘益气;炙甘草益气和中。又,细辛与麻黄、桂枝配伍,旨在辛温解表发汗,与干姜配伍,旨在温肺化饮;石膏寒凉清泻郁热,与芍药配伍,清热益阴;麻黄、桂枝、细辛发挥治疗作用,有表解表,无表尽在治里。方药功用是温肺兼清,化饮平喘。

【解读方药】若咳嗽甚者,加紫菀、款冬花,以宣降肺气;若气喘甚者,加葶苈子、苏子,以降逆平喘;若寒甚者,加大干姜用量,再加附子,以温阳散寒;若夹热甚者,加大石膏用量,再加桑白皮、黄芩,以清泻肺热;若烦躁甚者,加大石膏用量,再加知母,以清热除烦;若水肿者,加茯苓、车前子,以利水消肿等。

【临证验案】 尚某，男，7 岁。其母代诉，3 年前因感冒伴咳喘，经治疗感冒痊愈，可咳喘且反复不愈，经检查诊断为支气管炎，近因咳喘加重前来诊治。刻诊：咳喘，因凉加重，痰多清稀色白，午后痰色略黄，大便干结 3 ～ 4 日 1 次，口干欲饮，舌质淡红，苔薄黄白夹杂，脉略浮。辨为寒饮郁肺夹热结证，治当宣肺散寒，兼清里热，给予小青龙加石膏汤与大黄甘草汤合方：麻黄 10 g，白芍 10 g，细辛 10 g，干姜 10 g，桂枝 10 g，五味子 12 g，生半夏 12 g，石膏 6 g，大黄 12 g，炙甘草 10 g，生甘草 3 g。6 剂，第 1 次煎 30 min，第 2 次煎 25 min，合并药液，每日 1 剂，每次服 30 mL，每日服 10 次。二诊：咳嗽减轻，痰量减少，大便溏泻 2 ～ 3 次 1 日，减大黄为 10 g，以前方 6 剂继服。三诊：咳喘又明显减轻，大便仍溏泻，减大黄为 6 g，以前方 6 剂继服。四诊：大便正常，痰量又较前减少，午后痰黄消除，以前方 6 剂继服。之后，以前方治疗 20 余剂。随访 1 年，一切尚好。

用方体会：根据咳喘、因凉加重辨为寒，再根据痰多清稀色白、午后色黄辨为肺寒夹郁热，因大便干结辨为热结大肠，以此辨为寒饮郁肺夹热结证。方以小青龙加石膏汤温肺兼清，化饮平喘；以大黄甘草汤清泻阳明热结。方药相互为用，以奏其效。

大青龙汤(《伤寒杂病论》)

【导读】 大青龙汤辨治鼻炎、鼻窦炎、支气管炎、支气管哮喘等；针对病变证机是郁热内伏，风寒外袭，痰浊内生，正气受损，病变证机是寒热夹杂证，症状以咳喘烦躁为主，大青龙汤治疗作用特点是清泻内热，宣散外寒，兼益正气。

【组成】 麻黄去节,六两（18 g）　桂枝去皮,二两（6 g）　甘草炙,二两（6 g）　杏仁去皮尖,四十枚（7 g）　生姜切,三两（9 g）　大枣擘,十枚（10 枚）　石膏碎,如鸡子大（45 g）

【用法】 用水 630 mL，先煎麻黄 10 min，再加入其余药煎 20 min，可每日分 6 次温服。

【功效】 辛温散寒，清泻里热。

【适用病症】

主要症状：咳嗽，烦躁，或鼻塞。

辨证要点：无汗，口渴不欲多饮，舌质淡红、苔薄白或黄白夹杂，脉浮或浮紧。

可能伴随的症状：发热，或恶风寒，或身疼痛，或咯痰不利，或肢体水肿，或喘不得平卧等。

【解读方药】方中麻黄、桂枝、生姜辛温，麻黄偏于温透，桂枝偏于温通，生姜偏于温散；杏仁苦温降泄；石膏辛寒清泻；大枣、炙甘草味甘益气和中。方药功用是辛温散寒，清泻里热为主，兼以益气。

【配伍用药】若咳嗽甚者，加百部、白前，以宣降肺气；若气喘甚者，加半夏、苏子，以降逆平喘；若鼻塞甚者，加白芷、辛夷，以通窍散寒；若夹热甚者，加大石膏用量、再加薄荷、菊花，以清透郁热；若头痛甚者，加大桂枝用量、再加藁本，以辛透止痛；若不思饮食者，加山楂、麦芽，以消食和胃等。

【临证验案】刘某，女，6岁。其母代诉，3年前因感冒伴鼻塞不通，感冒痊愈，可鼻塞反复不愈，经检查诊断为慢性鼻窦炎，近因鼻塞加重前来诊治。刻诊：鼻塞，因凉加重，鼻涕黏稠色黄，前额头痛，大便干结，口干不欲饮水，舌质淡红，苔薄黄，脉浮。辨为寒热夹杂鼻塞证，治当辛温散寒，清泻里热，给予大青龙汤与白虎汤合方加味：麻黄18 g，桂枝6 g，杏仁7 g，生姜10 g，大枣10枚，石膏45 g，知母18 g，粳米15 g，白芷12 g，薄荷15 g，大黄6 g，炙甘草6 g。6剂，第1次煎30 min，第2次煎25 min，合并药液，每日1剂，每次服45 mL，每日服6次。二诊：鼻塞减轻，头痛好转，大便略溏，减大黄为3 g，以前方6剂继服。三诊：大便正常，鼻涕减少，头痛止，以前方6剂继服。四诊：诸症缓解，仍有轻度鼻塞，以前方6剂继服。之后，以前方治疗40余剂。随访1年，一切尚好。

用方体会：根据鼻塞、因凉加重辨为寒，再根据鼻涕黏稠色黄辨为热，因口干不欲饮水、舌质淡红辨为寒夹热，以此辨为寒热夹杂鼻塞证。方以大青龙汤辛温散寒，清泻里热；以白虎汤清泻郁热，加白芷辛温通窍，薄荷辛凉开窍，大黄清泻热结。方药相互为用，以奏其效。

越婢加半夏汤(《伤寒杂病论》)

【导读】越婢加半夏汤辨治支气管炎、支气管肺炎、支气管哮喘等；针对病变证机是郁热内蕴，水气内结，或正气受损，或夹风寒，病变证机是寒热夹水气证，症状以咳喘目突为主，越婢加半夏汤治疗作用特点是宣肺利水，燥湿化水，清泻郁热，兼益正气。

【组成】麻黄六两（18 g）　石膏半斤（24 g）　生姜三两（9 g）　大枣十五枚　甘草二两（6 g）　半夏半升（12 g）

【用法】用水 420 mL，先煎麻黄 10 min，煮取药液 210 mL，每日分 6 次温服。

【功效】温肺化饮，益气清热。

【适用病症】

主要症状：咳嗽，气喘，两目胀突。

辨证要点：口渴不欲多饮，舌质淡红，苔黄或略腻，脉沉弱。

可能伴随的症状：胸膈满闷，或痰黄咯之不爽，或面赤，或气喘不得平卧，或面目水肿等。

【解读方药】方中麻黄、生姜辛散利水，麻黄偏于宣肺行水，生姜偏于醒脾运水；石膏寒凉清泻郁热；半夏苦温降泄浊逆；大枣、甘草益气，大枣偏于生血，甘草偏于生津；又，麻黄配半夏，宣降燥湿利水；麻黄配石膏，宣泄郁热。方药功用是温肺化饮，散水清热为主，兼以益气。

【配伍用药】若目突甚者，加大生姜用量、再加防己，以辛散苦降行水；若夹热甚者，加桑白皮、黄芩，以清泻肺热；若痰多者，加大半夏用量，再加茯苓，以燥湿利水；若痰黄咯之不爽者，加瓜蒌仁、胆南星，以清热化痰；若面目水肿甚者，加大生姜用量，再加白术、茯苓，以健脾醒脾利水；若气喘不能平卧者，加蛤蚧、沉香，以益肾纳气平喘等。

【临证验案】詹某，女，12 岁。其母代诉，3 年前经检查诊断为慢性支气管炎，至今反复不愈，近由病友介绍前来诊治。刻诊：咳嗽常常伴眼睑水肿，痰少色黄，胸闷，倦怠乏力，手足不温，受凉加重，口渴欲饮热水，舌质淡红，苔黄白夹杂，脉沉略弱。辨为郁热夹虚。水气夹寒证，治当清泻肺热，温化水气，温阳散寒，给予越婢加半夏汤、白虎汤与理中丸合方：麻黄20 g，石膏45 g，生姜10 g，大枣15 枚，生半夏12 g，知母20 g，红参10 g，白术10 g，干姜10 g，粳米15 g，生甘草6 g，炙甘草6 g。6 剂，以水浸泡 30 min，大火烧开，小火煎 40 min，每日 1 剂，每次服 80 mL，每天服 4 次。二诊：咳嗽减轻，眼睑水肿好转，以前方6剂继服。三诊：咳嗽较前又有减轻，眼睑水肿基本消除，仍痰色黄，以前方加黄芩12 g，6剂。四诊：咳嗽较前又有减轻，咯痰基本消除，以前方6剂继服。五诊：咳嗽较前明显减轻，仍有轻微胸闷，以前方加全瓜蒌12 g，6剂。六诊：诸症基本趋于缓解，又以前方治疗20余剂，诸症悉除。随访1年，一切尚好。

用方体会：根据咳嗽、痰少色黄辨为肺热，再根据眼睑水肿辨为水气上逆，因咳嗽受凉加重、手足不温辨为寒，又因倦怠乏力辨为虚，以此辨为郁热夹虚，水气夹寒证。方以越婢加半夏汤清热宣肺，气化水气；以白虎汤清泻郁热；以理中丸健脾益气，温阳散寒。方药相互为用，以奏其效。

厚朴麻黄汤(《伤寒杂病论》)

【导读】厚朴麻黄汤辨治支气管炎、支气管肺炎、支气管哮喘等；针对病变证机是郁热蕴肺，壅阻气机，风寒侵袭，气阴受损；病变证型是寒热夹气滞证，症状以咳喘胸满为主，厚朴麻黄汤治疗作用特点是温肺化饮，清泻郁热，行气宽胸，兼益正气。

【组成】厚朴五两（15 g）　麻黄四两（12 g）　石膏如鸡子大（48 g）　杏仁半升（12 g）　半夏半升（12 g）　干姜二两（6 g）　细辛二两（6 g）　小麦一升（24 g）　五味子半升（12 g）

【用法】用水840 mL，先煮小麦至熟。加入其余诸药，煮取210 mL，每日分6次温服。

【功效】温肺化饮，清宣宽胸。

【适用病症】

主要症状：咳嗽，气喘，胸满。

辨证要点：痰多质稀色白或夹黄，口渴不欲多饮，舌质淡红、苔白或夹薄黄，脉浮或沉紧。

可能伴随的症状：胸闷，或咽喉不利，或气喘不得平卧，或肢体水肿，或大便不畅等。

【解读方药】方中麻黄、杏仁平喘，麻黄偏于宣肺，杏仁偏于降肺；半夏、杏仁降肺，半夏偏于燥湿，杏仁偏于润燥；干姜、细辛温肺，干姜偏于温散，

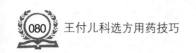

细辛偏于化饮；厚朴行气下气，宽胸理肺；石膏清泻肺热；五味子、大枣益气，五味子偏于收敛肺气；大枣偏于补益肺气。方药功用是温肺化饮，清宣宽胸。

【配伍用药】 若胸满甚者，加大厚朴用量，再加枳实，以行气宽胸；若夹热甚者，加知母、黄芩，以清泻肺热；若痰多者，加大半夏用量，再加陈皮，以理气燥湿化痰；若咽喉不利者，加大半夏用量，再加桔梗，以利咽降逆；若气虚甚者，加大大枣用量，再加人参，以补益中气；若大便不畅者，加枳实、茯苓，以行气利湿等。

【临证验案】 安某，女，3岁。其母代诉，从出生3个月感冒至今，经常咳嗽、气喘，近因病证复发前来诊治。刻诊：咳嗽，气喘，喘则胸胁胀满，咽中有痰，受凉加重，手心发热，脚心冰凉，口唇干燥鲜红，不思饮食，舌质淡红、苔薄黄略腻，脉沉略弱。辨为肺寒夹热郁滞气虚证，治当温肺化饮，清降宽胸，兼以益气，给予厚朴麻黄汤与生脉散合方加味：厚朴15 g，麻黄12 g，石膏48 g，杏仁12 g，生半夏12 g，干姜6 g，细辛6 g，红参6 g，麦冬6 g，莱菔子12 g，小麦24 g，五味子12 g。6剂，第1次煎30 min，第2次煎25 min，合并药液，每日1剂，每次服10 mL，每日服15次。二诊：咳嗽减轻，饮食好转，以前方6剂继服。三诊：咳嗽止，气喘基本消除，以前方6剂继服。四诊：手心脚心温和，以前方6剂继服。之后，以前方治疗30余剂。随访1年，一切尚好。

用方体会：根据咳喘因凉加重辨为寒，再根据唇口干燥鲜红、苔薄黄略腻辨为热夹痰，因喘则胸胁胀满辨为气滞，又因脉沉略弱辨为气虚，以此辨为肺寒夹热郁滞气虚证。方以厚朴麻黄汤温肺化饮，清降宽胸；以生脉散益气敛肺生津，加莱菔子消食和胃，行气止逆。方药相互为用，以奏其效。

四、寒痰蕴肺证

水之上源者肺也，通调水道者肺也。肺气失调，水不得所化而为痰。寒邪侵袭于肺，肺气不能通调水道，水与寒邪相结而演变为痰，寒痰相互搏结于肺，肺气不降而上逆，以此可演变为寒痰蕴肺之咳嗽、气喘、咯痰，辨治寒痰蕴肺的选方用药基本要求与应用准则如下：

二陈汤方药组成特点是以燥湿化痰，理气和中为主，辨治病证以湿痰蕴结为主。

赤丸方药组成特点是以温阳化痰，通阳渗利为主，辨治病证以寒痰阳郁为主。

冷哮丸方药组成特点是以温肺逐寒，涤痰化饮为主，辨治病证以寒痰闭肺为主。

温胃化痰丸方药组成特点是以温胃化痰，健脾燥湿为主，辨治病证以脾虚寒痰为主。

二陈汤（《太平惠民和剂局方》）

【导读】二陈汤辨治支气管炎、支气管肺炎、支气管哮喘等，或辨治胃炎、肠胃炎、慢性胆囊炎、慢性胰腺炎、消化功能紊乱；针对病变证机是痰浊内生，壅滞气机，气不化湿，二陈汤治疗作用特点是醒脾燥湿，理气化痰，益气利湿。

【组成】半夏_汤洗七次_　橘红_各五两_（各150 g）　　白茯苓_三两_（90 g）　　甘草_炙，一两半_（45 g）

【用法】将药研为细散状，每次服12 g，用水煎时加入生姜7片，乌梅1个同煎，温热服用，可不拘时候。用汤剂可用原方量的1/10。

【功效】燥湿化痰，理气和中。

1. 辨治支气管炎、支气管哮喘属于痰湿蕴肺证，以咳喘胸闷为基本特征

【适用病症】

主要症状：咳嗽，气喘，或烦惊。

辨证要点：痰多色白，舌质淡，苔白腻或厚，脉滑。

可能伴随的症状：胸膈痞闷，或头沉，或肢体倦怠；或头眩，或心悸。

2. 辨治胃炎、肠胃炎、慢性胆囊炎、慢性胰腺炎、消化功能紊乱属于脾胃痰湿证，以脘闷苔腻为基本特征

【适用病症】

主要症状：脘腹痞闷，或烦惊。

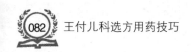

辨证要点：口腻不爽，舌质淡，苔白腻或厚，脉沉。

可能伴随的症状：胸膈痞闷，或恶心呕吐，或肢体倦怠；或头眩，或大便溏泻等。

【解读方药】方中半夏、陈皮化痰，半夏偏于降逆燥湿；陈皮偏于理气化湿；茯苓健脾益气渗湿；甘草益气和中。方药功用是燥湿化痰，理气和中。

【配伍用药】若痰盛者，加大半夏、陈皮用量，以理气燥湿化痰；若湿盛者，加大茯苓、陈皮用量，以理气化湿；若寒甚者，加附子、干姜，以温阳散寒；若胸闷者，加大陈皮用量，再加薤白、枳实，以宽胸行气；若咳嗽甚者，加紫菀、款冬花，以宣降止逆；若不思饮食者，加莱菔子、山楂，以消食和胃等。

【临证验案】马某，女，11岁。其母代诉，4年来形体消瘦，不思饮食，近因胃脘胀痛前来诊治。刻诊：脘腹痞闷胀痛，形体消瘦，不思饮食，大便溏泻（2~3）次/日，舌质淡、苔白厚腻，脉沉弱。辨为脾胃痰湿夹虚证，治当燥湿化痰，益气和中，给予二陈汤与苓桂术甘汤合方加味：生半夏15 g，陈皮15 g，茯苓12 g，生姜20 g，乌梅2 g，桂枝10 g，白术12 g，红参10 g，山楂24 g，炙甘草6 g。6剂，第1次煎30 min，第2次煎25 min，合并药液，每日1剂，每次服50 mL，每日服6次。二诊：饮食好转，大便溏泻1次/日，改茯苓为15 g，以前方6剂继服。三诊：脘腹痞满消除，大便正常，以前方6剂继服。四诊：苔厚腻消除，饮食基本趋于正常，以前方6剂继服。之后，以前方6剂继服；随访1年，一切尚好。

用方体会：根据脘腹痞闷、不思饮食辨为脾胃不和，再根据苔白厚腻辨为寒痰，因形体消瘦、脉沉弱辨为气虚，以此辨为脾胃寒痰夹气虚证。方以二陈汤燥湿化痰，理气和中；以苓桂术甘汤温阳化饮，健脾利湿，加红参补益脾胃，山楂消食和胃。方药相互为用，以奏其效。

赤丸(《伤寒杂病论》)

【导读】赤丸辨治支气管炎、支气管哮喘、间质性肺疾病等；针对病变证机是肺寒气逆，痰浊内生，阳郁不化，或夹气虚；病变证型是寒痰阳郁证，以咳喘肢厥为主，赤丸治疗作用特点是温化寒痰，降泻浊逆，兼益肺气。

【组成】茯苓_{四两}（12 g） 乌头_{炮,二两}（6 g） 半夏_{洗,四两}（12 g） 细辛_{一两}（3 g）

【用法】将药研为粉状，以真朱为色，炼蜜为丸如麻子大，饭前以酒送服3丸，每日分6服。

【功效】温阳化痰，通阳渗利。

【适用病症】

主要症状：咳嗽，气喘，肢冷。

辨证要点：肢体沉重，舌质淡、苔白腻或厚，脉沉。

可能伴随的症状：胸膈痞闷，或恶心呕吐，或便溏，或肢体倦怠，或头眩，或腹中有水声等。

【解读方药】方中半夏、乌头化痰，半夏偏于降逆燥湿，乌头偏于攻逐阴寒；细辛温阳散寒化饮；茯苓健脾益气渗湿。方药功用是温阳化痰，通阳渗利。

【配伍用药】若痰多者，加大半夏、陈皮用量，以理气燥湿化痰；若不思饮食者，加神曲、莱菔子，以消食和胃；若胸膈满闷者，加枳实、薤白，以行气宽胸；大便溏泻者，加薏苡仁、白扁豆，以健脾止泻等。

【临证验案】洪某，男，5岁。其母代诉，4年来经常咳嗽、气喘，近因咳喘加重前来诊治。刻诊：咳嗽，气喘，喉中痰鸣，因凉加重，手足不温，面赤，不思饮食，面色萎黄，舌质淡，苔白略腻，脉沉弱。辨为寒痰阳郁夹虚证，治当温阳涤痰，健脾益气，给予赤丸与理中丸合方加味：茯苓12 g，生川乌6 g，半夏12 g，细辛3 g，红参10 g，干姜10 g，白术10 g，山楂24 g，炙甘草10 g。6剂，第1次煎35 min，第2次煎30 min，合并药液，每日1剂，每次服30 mL，每日服10次。二诊：咳嗽、气喘明显缓解，以前方6剂继服。三诊：手足温和，以前方12剂继服。四诊：饮食好转，以前方巩固治疗20余剂。随访1年，一切尚好。

用方体会：根据咳嗽、气喘、手足冰凉辨为寒，再根据喉中痰鸣、苔白略腻辨为痰，因手足不温、面赤辨为阳郁，又因面色萎黄、脉沉弱辨为气虚，以此辨为寒痰阳郁夹虚证。方以赤丸温阳化痰，通阳渗利；以理中丸温阳散寒，健脾益气，加山楂消食和胃。方药相互为用，以奏其效。

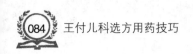

冷哮丸(《张氏医通》)

【导读】冷哮丸辨治支气管炎、支气管肺炎、支气管哮喘等；针对病变证机是肺有痼寒，痰浊内生，寒痰胶结，阻滞气机，浊气上逆；病变证型是寒痰闭肺证，症状以咳喘不得卧为主，冷哮丸治疗作用特点是温肺散寒，燥湿化痰，宣降肺气，兼益肺气。

【组成】麻黄泡　川乌生　细辛　蜀椒　白矾生　牙皂去皮弦子,酢炙　半夏曲　陈胆星　杏仁去双仁者,连皮尖用　甘草生,各一两（各 30 g）　紫菀茸　款冬花各二两（各 60 g）

【用法】将药研为细散状，以姜汁调神曲末打糊为丸，睡前生姜泡服 6 g，瘦弱者 3 g。用汤剂可用原方量的 1/5。

【功效】温肺逐寒，涤痰化饮。

【适用病症】

主要症状：咳嗽，喘息不得卧。

辨证要点：口淡不渴，因风加重，舌质淡、苔白厚腻，脉沉。

可能伴随的症状：背部冰凉，或手足寒冷，或喉中痰鸣，或胸膈痞满，或面色晦暗，或喘息胸高等。

【解读方药】方中麻黄、细辛、款冬花宣肺化饮，麻黄偏于宣发，细辛偏于化饮，款冬花偏于宣散；半夏、杏仁、紫菀降肺化痰，半夏偏于醒脾燥湿，杏仁偏于润降化痰，紫菀偏于下气消痰；生川乌、蜀椒散寒，生川乌偏于攻逐阴寒，蜀椒偏于温化阴寒；生白矾、牙皂、胆南星涤痰，生白矾偏于化痰，牙皂偏于开窍，胆南星偏于涤痰；甘草益气和中。方药功用是温肺逐寒，涤痰化饮。

【配伍用药】若咳嗽者，加紫菀、款冬花，以宣降止咳；若气喘者，加大麻黄、半夏用量，以宣降平喘；若寒甚者，加大川乌、细辛用量，以温阳散寒；若胸膈闷满者，加薤白、枳实，以行气宽胸等。

温胃化痰丸(《景岳全书》)

【导读】温胃化痰丸辨治支气管炎、支气管肺炎、支气管哮喘等；针对病变证机是脾虚生痰，寒从内生，浊气壅滞，气机不利；病变证型是脾虚寒痰证，症状以咳喘面黄为主，温胃化痰丸治疗作用特点是健脾温胃，燥湿化痰，温肺散寒，降泻浊逆，兼益肺气。

【组成】半夏_{制,三两}（90 g）　白术　陈皮　干姜_{炮,各一两}（30 g）

【用法】将药研为粉状，以姜汁为糊丸，如梧桐子大，用姜汤送服 6 g；亦可水煎服，汤剂用原方量的 1/5。

【功效】温胃化痰，健脾燥湿。

【适用病症】

主要症状：咳嗽，气喘，恶心。

辨证要点：面色萎黄，舌质淡、苔白腻或厚，脉沉弱。

可能伴随的症状：嗜卧，或目光无神，或呕吐，或不思饮食，或头晕目眩，或大便溏泻不爽等。

【解读方药】方中半夏、陈皮化痰，半夏偏于降逆燥湿；陈皮偏于理气化湿；白术健脾益气燥湿；干姜温中散寒。方药功用是温胃化痰，健脾燥湿。

【配伍用药】若痰多者，加大半夏、陈皮用量，以理气燥湿化痰；若面色萎黄甚者，加大白术用量，再加人参，以健脾益气；若不思饮食者，加山楂、莱菔子，以消食和胃；若恶心甚者，加生姜、丁香，以降逆和胃；若大便溏泻者，加大白术用量，再加山药，以健脾止泻等。

五、肺阴虚证

小儿先天阴津禀赋不足，或汗多损伤肺阴，导致阴不制阳而为热，热又灼损阴津；或过食辛辣，耗散肺津，阴津不得化生；或素体阳盛郁热内生，并煎灼阴津，以此可演变为肺阴虚之咳嗽、气喘、痰少而黏，辨治肺阴虚的选方用药基本要求与应用准则如下：

百合知母汤方药组成特点是以清热滋阴，除烦润燥为主，辨治病证是阴虚内热为主。

百合固金汤方药组成特点是以补血益阴，止咳化痰为主，辨治病证是肺阴

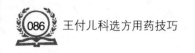
血虚为主。

百合知母汤(《伤寒杂病论》)

【导读】百合知母汤辨治百日咳、支气管炎、支气管肺炎、肺炎等；针对病变证机是阴虚生热，热迫阴血；病变证型是阴虚内热证，症状以咳喘烦热为主，百合知母汤治疗作用特点是滋补阴津，清热凉血。

【组成】百合_{擘,七枚}（14 g）　知母_{切,三两}（9 g）

【用法】以水洗百合，浸渍一宿，当白沫浸出，去其水，再以泉水 140 mL，煎取 70 mL。另外以泉水 140 mL 煎知母，取 70 mL。然后合并药液，煎取 100 mL，每日分 5 次温服。

【功效】清热滋阴，除烦润燥。

【适用病症】

主要症状：咳嗽，气喘，口鼻干燥。

辨证要点：心胸烦热，舌红少苔，脉细数。

可能伴随的症状：痰少而黏，或痰中带血，或咽喉燥痛，或头晕目眩，或潮热颧红，或盗汗，或手足心热，或大便干结，或小便短赤。

【解读方药】方中百合、知母滋阴，百合偏于生津益气，知母偏于清泻郁热。方药功用是清热滋阴，除烦润燥。

【配伍用药】若阴虚甚者，加大百合用量，再加麦冬、天冬，以滋补阴津；若内热甚者，加大知母用量，再加石膏，以清泻郁热；若口鼻干燥者，加生地黄、玄参，以清热凉血，生津润燥；若痰中带血者，加白茅根、藕节，以清热凉血止血；若大便干结者，加麻仁、柏子仁，以滋阴润燥等。

【临证验案】曹某，女，11 岁。其母代诉，3 年前经检查诊断为支气管炎，近由病友介绍前来诊治。刻诊：咳嗽，咽干，痰少色黄，时时痰中夹血，胸闷，盗汗，身热，口渴，舌红少苔，脉沉细弱。辨为阴虚血热，肺热蕴结证，治当滋阴凉血，清泻肺热，给予百合知母汤、百合地黄汤与麻杏石甘汤合方加味：百合 30 g，知母 10 g，生地黄 50 g，麻黄 12 g，杏仁 10 g，石膏 45 g，桔梗 10 g，炙甘草 6 g。6 剂，以水浸泡 30 min，大火烧开，小火煎 40 min，每日 1 剂，每次服 80 mL，每日服 4 次。二诊：咳嗽减轻，咽干基本消除，以前方 6

剂继服。三诊：咳嗽较前又有减轻，咽干消除，大便溏泻，以前方变生地黄为 25 g，6 剂。四诊：咳嗽较前又有减轻，自汗、盗汗基本消除，大便正常，以前方 6 剂继服。五诊：咳嗽较前又有减轻，仍有轻微胸闷，以前方加全瓜蒌 24 g，6 剂。六诊：诸症基本趋于缓解，胸闷消除，又以前方治疗 12 剂，诸症悉除。随访 1 年，一切尚好。

用方体会：根据咳嗽、咽干，盗汗、舌红少苔辨为阴虚，再根据痰少色黄、胸闷辨为肺热壅盛，因痰中夹血辨为血热，以此辨为阴虚血热，肺热蕴结证。方以百合知母汤清热滋阴；以百合地黄汤凉血滋阴清热；以麻杏石甘汤清宣郁热，化痰降逆，加桔梗宣肺利咽。方药相互为用，以奏其效。

百合固金汤（《慎斋遗书》）

【导读】百合固金汤辨治百日咳、支气管炎、支气管肺炎、肺炎等，针对病变证机是阴虚生热，热迫血中，血虚不荣，肺气不宣，降气不降；病变证型是肺阴血虚证，症状以咳喘痰中带血为主，百合固金汤治疗作用特点是滋补阴津，清热凉血，养血补血，宣降肺气，止咳平喘，兼以化痰。

【组成】百合 一钱半（4.5 g） 熟地黄 生地黄 当归身 各三钱（各 9 g） 白芍 甘草 各一钱（各 3 g） 桔梗 玄参 各八分（各 2.4 g） 贝母 麦冬 各一钱半（各 4.5 g）

【用法】水煎服，每日分 6 次服。

【功效】补血益阴，止咳化痰。

【适用病症】

主要症状：咳嗽，气喘，痰少而黏。

辨证要点：痰中夹血，舌红少苔，脉细数。

可能伴随的症状：口燥咽干，或咽喉燥痛，或头晕目眩，或潮热颧红，或盗汗，或手足心热，或大便干结，或小便短赤。

【解读方药】方中百合、麦冬滋阴，百合偏于益气，麦冬偏于清热；玄参、生地黄凉血，生地黄偏于滋补，玄参偏于解毒；当归、熟地黄、白芍补血，当归偏于活血，熟地黄偏于滋阴，白芍偏于敛阴；贝母、桔梗清热，贝母偏于降肺，桔梗偏于宣肺；甘草益气和中。方药功用是补血益阴，止咳化痰。

【配伍用药】若阴虚甚者，加大麦冬用量，再加沙参、天冬，以滋补阴津；

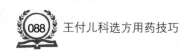

若血虚者，加大熟地黄、当归、白芍用量，以滋补阴血；若血热者，加大生地黄、玄参用量，以清热凉血；若咳喘者，加桔梗、贝母，以宣降肺气；若气虚者，加人参、白术，以补益中气等。

六、肺气阴两虚证

肺气虚弱，气不化阴，阴津生成不足，以此可演变为气阴两虚以气虚为主；肺阴亏虚，阴不化气，气无从生，以此可演变为气阴两虚以阴虚为主，或演变为气阴两虚俱重者之咳嗽、气喘、咯痰，辨治肺气阴两虚的选方用药基本要求与应用准则如下：

麦门冬汤方药组成特点是以滋养肺胃，降逆下气为主，辨治病证以气阴两虚且以气逆为主。

沙参麦冬汤方药组成特点是以益阴生津，清热益气为主，辨治病证以气阴两虚且以阴虚为主。

人参五味汤方药组成特点是以健脾益肺，益阴生津为主，辨治病证以肺脾气阴两虚为主。

麦门冬汤（《伤寒杂病论》）

【导读】麦门冬汤辨治百日咳、支气管炎、支气管炎肺炎、肺炎等，或辨治胃炎、肠胃炎、功能性消化不良等，或辨治慢性咽炎、咽喉炎、扁桃体炎等，针对病变证机是阴津亏虚，气虚不固，虚热内生，麦门冬汤治疗作用特点是滋补阴津，补益中气。

【组成】麦冬七升（168 g）　半夏一升（24 g）　人参三两（9 g）　甘草二两（6 g）　粳米三合（9 g）　大枣十二枚（12 枚）

【用法】用水 840 mL，煮取药液 420 mL，每日分 6 次温服，第 1 次服50 mL。

【功效】滋养肺胃，降逆下气。

1. **辨治百日咳、支气管炎、肺炎属于肺气阴两虚证，以咳喘神疲为基本特征**

【适用病症】

主要症状：咳嗽，气喘，痰少而黏。

辨证要点：神疲乏力，舌红少苔，脉细弱。

可能伴随的症状：口燥咽干，或咽喉燥痛，或头晕目眩，或潮热颧红，或盗汗，或手足心热，或大便干结，或小便短赤。

2. **辨治胃炎、肠胃炎、功能性消化不良属于胃气阴两虚证，以知饥不食为基本特征**

【适用病症】

主要症状：饥不思食，胃脘隐痛。

辨证要点：神疲乏力，舌红少苔，脉细弱。

可能伴随的症状：胃脘痞满，或口干咽燥，或头晕目眩，或恶心，或呕吐，或大便干结，或小便短赤。

3. **辨治慢性咽炎、咽喉炎、扁桃体炎属于气阴两虚证，以咽喉不利为基本特征**

【适用病症】

主要症状：咽喉不利，咽喉疼痛。

辨证要点：倦怠乏力，舌红少苔，脉沉细弱。

可能伴随的症状：痰少而黏，或口干咽燥，或头晕目眩，或盗汗，或五心烦热，或大便干结，或小便短赤。

【解读方药】方中麦冬养阴生津清热；人参、粳米、大枣、甘草益气，人参偏于大补元气，粳米偏于养脾和胃，大枣、甘草偏于平补；半夏醒脾降逆。方药功用是滋养肺胃，降逆下气。

【配伍用药】若咳嗽者，加百部、白前，以宣降肺气；若气喘者，加杏仁、贝母，以降肺平喘；若口干咽燥者，加生地黄、玄参，以清热生津；若饥不思食者，加神曲、山楂，以消食和胃等。

【临证验案】

1. **支气管炎**

夏某，男，9岁。其母代诉，2年来经常咳嗽，经检查被诊断为支气管炎，近因咳嗽加重前来诊治。刻诊：咳嗽，动则气喘，口中吐浊唾涎沫，口唇干燥，手心烦热，舌红少苔，脉细弱。辨为肺气阴两伤证，治当滋补肺阴，清热益气，给予麦门冬汤与百合知母汤合方加味：麦冬 170 g，生半夏 24 g，红参 10 g，粳米 10 g，大枣 12 枚，百合 15 g，知母 10 g，白术 12 g，甘草 6 g。6 剂，第 1 次煎 35 min，第 2 次煎 30 min，合并药液，每日 1 剂，每次服 50 mL，每日服 6 次。二诊：咳嗽减轻，以前方 6 剂继服。三诊：口中吐浊唾涎沫基本消除，以前方 6 剂继服。四诊：诸症基本消除，以前方巩固治疗 15 剂。随访 1 年，一切尚好。

用方体会：根据咳嗽、舌红少苔辨为肺阴虚，再根据动则气喘辨为气虚，因舌红少苔辨为阴虚，以此辨为肺气阴两伤证。方以麦门冬汤滋补肺阴，清热益气，降逆下气；以百合知母汤清热益阴，加白术健脾益气燥湿。方药相互为用，以奏其效。

2. 功能性消化不良

谢某，女，7 岁。其母代诉，饥不思食已年余，经检查未发现明显器质性病变，曾诊断为功能性消化不良，近由同事介绍前来诊治。刻诊：饥不思食，胃脘不适，时时隐痛，恶心欲呕，嗜卧、面色不荣，口渴欲饮，舌红少苔，脉细弱。辨为胃气阴两伤证，治当益阴生津，清热益气，给予麦门冬汤与增液汤合方加味：麦冬 170 g，生半夏 24 g，红参 10 g，粳米 10 g，大枣 12 枚，生地黄 24 g，玄参 24 g，山楂 24 g，神曲 12 g，甘草 6 g。6 剂，第 1 次煎 35 min，第 2 次煎 30 min，合并药液，每日 1 剂，每次服 35 mL，每天服 8 次。二诊：饮食前较好转，以前方 6 剂继服。三诊：恶心欲呕解除，以前方 6 剂继服。四诊：饮食基本恢复正常，以前方巩固治疗 20 余剂。随访 1 年，一切尚好。

用方体会：根据饥不思食、舌红少苔辨为阴虚，再根据面色不荣、脉细弱辨为气虚，因恶心欲呕辨为胃气上逆，以此辨为胃气阴两伤证。方以麦门冬汤滋养肺胃，降逆下气；以增液汤滋补阴津，加山楂、神曲甘酸益阴，消食和胃。方药相互为用，以奏其效。

3. 慢性扁桃体炎

周某，女，12 岁。其母代诉，4 年前经检查诊断为扁桃体炎，至今反复不愈，近由病友介绍前来诊治。刻诊：咽痛（扁桃体肿大），咽干，咽喉不利，咯痰不爽，夜间低热，口渴，舌红少苔，脉沉细弱。辨为阴虚内热，郁热蕴结证，治当滋阴清热，利咽消肿，给予麦门冬汤与桔梗汤合方加味：麦冬 170 g，生半夏 24 g，红参 10 g，粳米 15 g，大枣 12 枚，桔梗 10 g，薄荷 15 g，生甘草 20 g，炙甘草 6 g。6 剂，以水浸泡 30 min，大火烧开，小火煎 40 min，每日 1 剂，每次服 80 mL，每日服 4 次。二诊：咽痛减轻，咽干好转，以前方 6 剂继服。三诊：咽痛较前又有减轻，大便溏泻，以前方变麦冬为 100 g，6 剂。四诊：咽痛咽干较前又有减轻，大便正常，以前方 6 剂继服。五诊：咽痛咽干较前又有减轻，以前方 6 剂继服。六诊：诸症基本消除，又以前方治疗 30 余剂，诸症悉除。随访 1 年，一切尚好。

用方体会：根据咽痛、咽干，舌红少苔辨为阴虚，再根据咽喉不利、咯痰不利辨为痰热郁咽，因口渴辨为阴津损伤，以此辨为阴虚内热，郁热蕴结证。方以麦门冬汤清热滋阴，益气利咽；以桔梗汤宣利咽喉，加薄荷疏利咽喉。方药相互为用，以奏其效。

沙参麦冬汤(《温病条辨》)

【导读】沙参麦冬汤辨治百日咳、支气管炎、支气管炎肺炎、肺炎等，或辨治胃炎、肠胃炎、功能性消化不良等，或辨治麻疹、风疹、猩红热（丹痧）等，针对病变证机是阴津亏虚，郁热内生，或肆虐营卫，沙参麦冬汤治疗作用特点是滋补阴津，清透虚热。

【组成】沙参三钱（9 g） 玉竹二钱（6 g） 生甘草一钱（3 g） 冬桑叶 生扁豆 花粉各一钱五分（各 5 g） 麦冬三钱（9 g）

【用法】水煎服，每日分 6 次服。

【功效】益阴生津，清热益气。

1. 辨治百日咳、支气管炎、肺炎属于肺气阴两虚证，以咳喘、声嘶为基本特征

【适用病症】

主要症状：咳嗽，气喘。

辨证要点：喉燥声嘶，神疲，舌红少苔，脉细数。

可能伴随的症状：干咳无痰，或痰少而黏，或潮热颧红，或盗汗，或手足心热，或大便干结，或小便短赤。

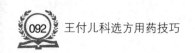

2. 辨治麻疹、风疹属于气津损伤证，以疹退色素沉着为基本特征

【适用病症】

主要症状：疹退渐消，皮肤呈糠麸脱屑。

辨证要点：口舌干燥，倦怠，舌红少苔，脉细数。

可能伴随的症状：低热，或咳嗽减轻，或声音略哑，或盗汗，或手足心热，或大便干结，或小便短赤。

3. 辨治猩红热（丹痧）属于气阴两伤证，以低热皮肤脱屑为基本特征

【适用病症】

主要症状：低热，丹痧渐消，皮肤脱屑。

辨证要点：唇口干燥，神疲，舌红少苔，脉细数。

可能伴随的症状：咽喉轻微疼痛，或胸闷不饥，或咳嗽，或大便干结，或小便短赤。

4. 辨治胃炎、肠胃炎、功能性消化不良属于胃气阴两伤证，以饥不欲食为基本特征

【适用病症】

主要症状：饥不思食，胃脘不适。

辨证要点：口渴欲饮，乏力，舌红少苔，脉细数。

可能伴随的症状：胃脘隐隐作痛，或胃脘痞闷，或恶心，或大便干结，或小便短赤等。

【解读方药】方中沙参、麦冬、花粉、玉竹滋阴，沙参偏于益气化痰，麦冬偏于清热安神，天花粉偏于消肿解毒，玉竹偏于润燥缓急；冬桑叶辛凉清透郁热；扁豆、甘草益气，甘草偏于生津，扁豆偏于化湿。方药功用是益阴生津，清热益气。

【配伍用药】若唇口干燥甚者，加生地黄、玄参，以清热生津；若咳甚者，加大桑叶用量，再加贝母，以清肺止咳；若痰中带血者，加白茅根、藕节、茜草，以清热凉血；若低热者，加胡黄连、银柴胡，以清退虚热；若不思饮食者，加生山楂、生麦芽，以消食和胃；若大便干结者，加麻仁、杏仁，以运脾润肺通便；若盗汗者，加牡蛎、五味子，以敛阴止汗等。

人参五味汤(《幼幼集成》)

【导读】人参五味汤辨治支气管炎、支气管肺炎、肺炎、间质性肺疾病、肺脓肿;针对病变证机是阴津亏虚,或脾气不运,或肺气逆乱;病变证型是肺脾气阴两虚证,症状以咳喘、饮不食佳为主,人参五味汤治疗作用特点是健脾益气,敛肺生津,或兼利湿浊。

【组成】人参_{一钱}(3 g) 漂白术_{一钱五分}(4.5 g) 白茯苓_{一钱}(3 g) 北五味_{五分}(1.5 g) 杭麦冬_{一钱}(3 g) 炙甘草_{八分}(2.4 g) 大枣_{三枚}(3 枚)

【用法】用水 400 mL,加生姜 3 片,煎至 210 mL,每日分 6 次温服。

【功效】健脾益肺,益阴生津。

【适用病症】

主要症状:咳嗽,气喘,饮食不佳。

辨证要点:倦怠乏力,口干舌燥,舌质淡红、苔薄,脉细虚弱。

可能伴随的症状:面色萎黄,或低热,或多汗,或喉中痰鸣,或大便溏泻,或腹胀,形体消瘦。

【解读方药】方中人参、白术、茯苓、大枣、甘草健脾益肺,人参偏于大补,白术偏于燥湿,茯苓偏于渗利,大枣偏于生血,甘草偏于平补;北五味、麦冬滋阴生津,北五味偏于收敛,麦冬偏于清热;生姜辛散醒脾和胃。方药功用是健脾益肺,益阴生津。

【配伍用药】若咳嗽甚者,加紫菀、款冬花,以宣降肺气;若气喘甚者,加杏仁、白果,以降肺平喘;若低热甚者,加胡黄连、银柴胡,以清退低热;若汗多甚者,加大五味子用量,再加牡蛎,以敛肺止汗;若痰多者,加半夏、陈皮、砂仁,以醒脾理气化痰;若气虚者,加大人参、白术用量,以健脾益气;若阴虚者,加大五味子、麦冬用量,再加玉竹,以清热生津;若血热者,加生地黄、玄参,以清热凉血;若不思饮食者,加山楂、神曲,以消食和胃;若恶心者,加竹茹、枳实,以行气降逆;若大便溏泻者,加薏苡仁、茯苓,以渗湿止泻等。

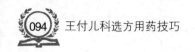

七、虚热夹痰证

郁热蕴肺，灼伤肺阴，阴为热灼而生痰，痰热相结又伤阴，以此可演变为虚热夹痰之咳嗽、气喘、咯痰不利，辨治虚热夹痰的选方用药基本要求与应用准则如下：

贝母瓜蒌散方药组成特点是润肺清热，利咽化痰，辨治病证以阴虚燥热夹痰为主。

清燥救肺汤方药组成特点是清肺润燥，益气养阴，兼以化痰，辨治病证以气阴两虚夹痰为主。

贝母瓜蒌散(《医学心悟》)

【导读】贝母瓜蒌散辨治支气管炎、支气管肺炎、肺炎、间质性肺疾病、肺脓肿，或辨治麻疹、风疹、湿疹；针对病变证机是燥热内生，灼津为痰，燥痰浸淫，气机郁滞，痰浊上逆，或肆虐营卫，贝母瓜蒌散治疗作用特点是清热润燥，化痰生津，行气降逆。

【组成】贝母_{一钱五分}（4.5 g）　瓜蒌_{一钱}（3 g）　天花粉　茯苓　橘红　桔梗_{各八分}（各2.4 g）

【用法】水煎服，每日分6次服。

【功效】润肺清热，利咽化痰。

1. 辨治咽炎、支气管炎、支气管肺炎属于阴虚燥热夹痰证，以咳嗽咽喉干燥为基本特征

【适用病症】

主要症状：咳嗽，气喘，痰少而黏。

辨证要点：咽喉干燥，舌质红，苔薄黄腻，脉浮数。

可能伴随的症状：咯痰不利，或咽喉肿痛，或声音嘶哑，或咽喉如有物阻，或咳声重着等。

2. 辨治麻疹、风疹、湿疹属于燥热伤阴证，以疹痒咽喉干燥为基本特征

【适用病症】

主要症状：发热，疹起先耳后及全身。

辨证要点：咽喉干燥，舌质红、苔薄黄略腻，脉数。

可能伴随的症状：疹痒流水，或咽喉肿痛，或声音嘶哑，或咳声重着等。

【解读方药】方中瓜蒌、天花粉、贝母、桔梗清热，瓜蒌偏于化痰润肺，天花粉偏于益阴化痰，贝母偏于降肺化痰，桔梗偏于宣降化痰；橘红理气化痰；茯苓健脾益气，渗利湿浊。方药功用是润肺清热，利咽化痰。

【配伍用药】若咽喉干燥甚者，加大桔梗用量，再加麦冬、玄参，以滋阴生津；若咽中如有物阻者，加大贝母、瓜蒌用量，以化痰利咽；若声音嘶哑者，加大桔梗用量，再加薄荷、牛蒡子，以利咽通声；若疹透不畅者，加薄荷、牛蒡子、升麻，以透疹解毒；若疹色暗红者，加赤芍、牡丹皮，以凉血散瘀等。

清燥救肺汤（《医门法律》）

【导读】清燥救肺汤辨治咽炎、支气管炎、支气管肺炎，支气管扩张等；针对病变证机是燥热内生，或燥热外袭，阴津亏损，肺气逆乱，宣降失职；病变证型是燥热气阴两虚夹痰证，症状以咽喉干燥为主，清燥救肺汤治疗作用特点是透热于外，泻热于内，滋阴润燥，宣降肺气，调理气机。

【组成】冬桑叶_三钱（9 g） 石膏_二钱五分（7.5 g） 人参_七分（2 g） 甘草_一钱（3 g） 胡麻仁_炒,研,一钱（3 g） 真阿胶_八分（2.4 g） 麦冬_去心,一钱二分（3.6 g） 杏仁_去皮尖,炒,七分（2 g） 枇杷叶_一片,刷去毛,蜜涂炙黄（3 g）

【用法】水煎服，每日分6次服。用汤剂可在原方用量基础上加大1倍。

【功效】清肺润燥，益气养阴，兼以化痰。

【适用病症】

主要症状：咳嗽，气喘，痰少而黏。

辨证要点：咽喉干燥，神疲乏力，舌红少苔，苔薄黄，脉虚或数。

可能伴随的症状：头痛，或身热，或鼻燥，或胸满胁痛，或心烦，或动则气喘，或咳声重着等。

【解读方药】方中桑叶、石膏清热，桑叶偏于清宣，石膏偏于清降；麻仁、麦冬益阴，麻仁偏于补血，麦冬偏于清热；阿胶补血化阴；杏仁、枇杷叶宣降化痰，杏仁偏于肃降，枇杷叶偏于宣利；甘草、人参益气，人参偏于大补，甘草偏于平补。方药功用是清肺润燥，益气养阴，兼以化痰。

【配伍用药】若阴虚甚者，加大麦冬用量，再加天冬、玉竹，以滋阴生津；若气虚甚者，加大人参用量，再加山药，以补益肺气；若痰甚者，加大杏仁用量，再加贝母，以降肺化痰；若心烦者，加竹叶、栀子，以清热除烦等。

八、肺脾气虚证

肺主气，职司宣发与肃降，脾为气血化生之源。肺气禀赋不足，或脾虚化生不足，以此可演变为肺脾气虚，若以肺虚为主，病以咳嗽、气喘、咯痰为主；若以脾虚为主，病变以咯痰、气喘为主，辨治肺脾气虚的选方用药基本要求与应用准则如下：

玉屏风散方药组成特点是以补益肺气，固表止汗为主，辨治病证以肺脾气虚以卫虚为主。

六君子汤方药组成特点是以补益脾肺，降逆理气为主，辨治病证以脾肺气虚夹滞为主。

参苓白术散方药组成特点是以补益肺气，健脾渗湿为主，辨治病证以肺脾气虚夹湿为主。

参苓白术散与玉屏风散合方组成特点是以补益肺气，健脾消肿，固表止汗为主，辨治病证是肺脾气虚夹水湿为主。

玉屏风散（《妇人大全良方》）

【导读】玉屏风散辨治支气管炎、支气管肺炎，支气管扩张等，或辨治肾病综合征、肾小球肾炎、肾盂肾炎、肾小管狭窄；针对病变证机是气虚不摄，阴津不固，或肺卫气虚，或肾虚不化，玉屏风散治疗作用特点是健脾益气，固护肺卫，或温化水气，或疏散风寒。

【组成】防风_一两_（30 g）　黄芪_蜜炙_　白术_各二两_（各 60 g）

【用法】将药研为细散状，每次服 9 g，用水煎煮，加入大枣 1 枚，饭后热服。用汤剂可用原方量的 1/5，每日分 6 次服。

【功效】补益肺气，固表止汗。

1. 辨治慢性支气管炎、支气管哮喘属于肺气虚证，以咳喘汗多为基本特征

【适用病症】

主要症状：咳嗽，气喘，或哮喘。

辨证要点：汗多，舌质淡、苔薄白，脉虚弱。

可能伴随的症状：形寒怕冷，或面色萎黄，或语声低微，或手足不温，或腹胀。

2. 辨治肾病综合征、肾小球肾炎、肾盂肾炎、肾小管狭窄属于肺脾气虚证，以肢体水肿为基本特征

【适用病症】

主要症状：肢体水肿，或恶风。

辨证要点：面色萎黄，舌质淡，苔薄白，脉虚弱。

可能伴随的症状：肌肉消瘦，或动则气喘，或倦怠乏力，或易感冒，或语声低微，或自汗。

【解读方药】方中黄芪、白术益气，黄芪偏于固表，白术偏于健脾；防风辛散透达。方药功用是益气固表止汗。

【配伍用药】若汗多者，加牡蛎、五味子，以固涩止汗；若畏寒甚者，加附子、干姜，以温阳散寒；若肢体水肿者，加大黄芪用量，再加泽泻、车前子，以益气利水；若面色萎黄者，加人参、山药，以补益中气；若气喘者，加人参、蛤蚧，以益气纳气定喘；若腹胀者，加山楂、莱菔子、神曲，以消食除胀；若大便溏泻者，加大白术用量，再加山药，以益气止泻等。

【临证验案】马某，女，8 岁。其母代诉，3 年前经检查被诊断为支气管炎，近由病友介绍前来诊治。刻诊：咳嗽，气喘，痰多色白，胸闷，倦怠乏力，怕冷，手足不温，口淡不渴，舌质淡、苔白略腻，脉沉弱。辨为肺寒夹虚证，治当温肺散寒，补益肺气，给予小青龙汤与玉屏风散合方加味：麻黄 10 g，桂枝 10 g，细辛 10 g，干姜 10 g，生半夏 24 g，五味子 12 g，白芍 10 g，黄芪 30 g，白术 30 g，防风 15 g，生附子 3 g，炙甘草 10 g。6 剂，以水浸泡 30 min，大火烧开，小火煎 40 min，每日 1 剂，每次服 80 mL，每日服 4 次。二诊：咳嗽减轻，仍痰多胸闷，以前方加陈皮 24 g，6 剂。三诊：咳嗽较前又有减轻，胸闷好转，以前方 6 剂继服。四诊：咳嗽气喘较前又有减轻，仍怕冷，以前方变生附子为 6 g，6 剂。五诊：咳喘较前又有减轻，手足较前温和，以前方 6 剂继服。六诊：咳喘较前又有减轻，倦怠乏力基本消除，以前方 6 剂继服。七诊：诸症基本消除，又以前方治疗 50 剂，诸症悉除。随访 1 年，一切尚好。

用方体会：根据咳嗽、痰多色白辨为寒痰，再根据倦怠乏力辨为气虚，因怕冷、手足不温辨为阳虚，以此辨为肺寒夹虚证。方以小青龙汤温肺散寒，宣肺降逆；以玉屏风散益气固表，加生附子温阳散寒。方药相互为用，以奏其效。

六君子汤(《妇人大全良方》)

【导读】六君子汤辨治支气管炎、支气管肺炎，支气管扩张等，或辨治肠炎、胃炎、肠胃炎；针对病变证机是肺脾气虚，痰湿内生，或脾虚不运，或肺虚气逆，六君子汤治疗作用特点是健脾益气，固护肺卫，或运化水湿，或燥湿化痰。

【组成】人参去芦　白术　茯苓去皮　甘草炙，各三钱（各 10 g）　陈皮　半夏各一钱（各 3 g）

【用法】将药研为细散状，每次服 6 g，用水煎时加入大枣 2 枚，生姜 3 片，每日分 6 次服。

【功效】补益脾肺，降逆理气。

1. 辨治慢性支气管炎、支气管哮喘属于脾肺气虚夹滞证，以咳喘气短为基本特征

【适用病症】

主要症状：咳嗽，气喘，痞闷。

辨证要点：倦怠乏力，舌质淡、苔薄白，脉沉弱。

可能伴随的症状：痰白质稀，或面色萎黄，或语声低微，或自汗，或大便溏泻，或腹胀。

2. 辨治癫痫属于脾气虚弱证，以神疲头昏为基本特征

【适用病症】

主要症状：手足抽搐，或瞪目失神。

辨证要点：倦怠乏力，舌质淡，苔薄白或腻，脉沉弱。

可能伴随的症状：不思饮食，或头晕目眩，或心悸，或怔忡，或神志模糊，或大便溏泻等。

3. 辨治肠炎、胃炎、肠胃炎属于脾气虚弱证，以呕吐腹泻为基本特征

【适用病症】

主要症状：不思饮食，呕吐，或腹泻。

辨证要点：面色萎黄，舌质淡、苔薄白，脉虚弱。

可能伴随的症状：腹痛，或腹胀，或大便溏泻，或形体消瘦，或目光无神等。

【解读方药】方中人参、白术、茯苓、甘草益气，人参偏于大补，白术偏于燥湿，茯苓偏于渗利，甘草偏于平补；陈皮辛温理气，化滞和中；半夏苦温降逆燥湿，与白术配伍以燥湿，与陈皮配伍以调理气机。方药功用是补益肺脾，降逆理气。

【配伍用药】若咳嗽甚者，加紫菀、款冬花，以宣降肺气；若气喘者，加蛤蚧、沉香，以纳气定喘；若大便溏泻者，加大白术用量，再加山药，以健脾止泻；若自汗者，加黄芪、牡蛎，以益气固涩止汗；若不思饮食者，加山楂、莱菔子，以消食和胃；若心悸者，加酸枣仁、远志，以养心安神；若抽搐甚者，加全蝎、钩藤，以息风止抽等。

【临证验案】董某，男，8个月。其母代诉，咳喘3个月，因用西药而加重，近因咳嗽加重前来诊治。刻诊：咳嗽，喉中痰声且无痰咯出，面色不荣，呕吐乳汁，手足不温，目光无神，舌质淡，苔薄白，指纹较淡。辨为脾胃虚寒证，治当温中祛寒，益气健脾，给予六君子汤与桂枝人参汤合方：红参10 g，白术10 g，干姜10 g，桂枝12 g，生半夏12 g，陈皮12 g，茯苓10 g，炙甘草10 g。6剂，第1次煎35 min，第2次煎25 min，合并药液，每日1剂，每次服5 mL，每日服15次。二诊：用药第3天咳喘即止，手足转温，以前方6剂继服。三诊：诸症基本消除，以前方6剂继服巩固疗效。随访1年，一切正常。

用方体会：根据咳嗽、手足不温辨为寒，再根据指纹较淡、面色不荣辨为

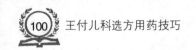

气虚，以此辨为脾胃虚寒证。方以桂枝人参汤温中散寒，健脾益气；以六君子汤健脾益气，和胃降逆。方药相互为用，以奏其效。

参苓白术散（《太平惠民和剂局方》）

【导读】参苓白术散辨治支气管炎、支气管肺炎，支气管扩张等，或辨治肠炎、胃炎、肠胃炎，或辨治肾病综合征、肾小球肾炎、肾盂肾炎、肾小管狭窄；针对病变证机是肺脾气虚，痰湿内生，气机不利，或脾虚不运，或肺虚气逆，或肾虚不化，参苓白术散治疗作用特点是健脾益气，固护肺卫，或运化水湿，或燥湿化痰，或温肾化水。

【组成】莲子肉_{去皮，一斤}（500 g）　薏苡仁_{一斤}（500 g）　缩砂仁_{一斤}（500 g）　桔梗_{炒令深黄色，一斤}（500 g）　白扁豆_{姜汁浸，去皮，微炒，一斤半}（750 g）　白茯苓_{二斤}（1000 g）　人参_{二斤}（1000 g）　甘草_{炒，二斤}（1000 g）　白术_{二斤}（1000 g）　山药_{二斤}（1000 g）

【用法】将药研为细散状，每次服 6 g，用大枣煎汤调服，小儿用药可酌情调整用量。用汤剂可用原方量的 1/50，每日分 6 次服。

【功效】补益肺气，健脾渗湿。

1. 辨治慢性支气管炎、支气管哮喘属于肺脾气虚夹湿证，以咳喘苔腻为基本特征

【适用病症】

主要症状：咳嗽，气喘。

辨证要点：痰多清稀，倦怠乏力，舌质淡、苔白腻，脉虚弱。

可能伴随的症状：胸闷，或面色萎黄，或语声低微，或自汗，或大便溏泻，或腹胀。

2. 辨治肠炎、肠胃炎属于脾气虚证，以大便溏泻为基本特征

【适用病症】

主要症状：大便溏泻，腹痛。

辨证要点：口淡不渴，舌质淡、苔白腻，脉虚弱。

可能伴随的症状：倦怠乏力，或厌食，或语声低微，或自汗，或食后腹泻。

3. **辨治功能性消化不良、肠胃炎属于脾胃气虚夹湿证，以厌食消瘦为基本特征**

【适用病症】

主要症状：厌食，消瘦，或腹胀。

辨证要点：面色萎黄，舌质淡、苔白厚腻，脉虚弱。

可能伴随的症状：呕吐，或倦怠乏力，或恶心，或语声低微，或自汗，或大便夹不消化食物。

4. **辨治肾病综合征、肾小球肾炎、肾盂肾炎、肾小管狭窄属于肺脾气虚证，以肢体水肿为基本特征**

【适用病症】

主要症状：肢体水肿，或腹胀。

辨证要点：面色萎黄，舌质淡、苔白腻，脉虚弱。

可能伴随的症状：肌肉消瘦，或大便溏泻，或倦怠乏力，或语声低微，或自汗。

【解读方药】方中人参、白术、山药、莲子、甘草健脾益气，人参偏于大补，白术偏于燥湿，山药、莲子偏于固涩，甘草偏于平补；茯苓、白扁豆、薏苡仁健脾利湿，茯苓、薏苡仁偏于渗利湿浊，白扁豆偏于运湿化湿；砂仁芳香醒脾化湿；桔梗宣利气机。方药功用是补益肺气，健脾渗湿。

【配伍用药】若咳嗽者，加紫菀、款冬花，以宣降肺气；若痰多清稀者，加细辛、干姜，以温肺化饮；若厌食者，加山楂、麦芽，以消食和胃；若胸闷者，加香附、砂仁，以行气宽胸；若呕吐者，加半夏、生姜，以降逆和胃；若食后腹泻者，加山楂、神曲，以消食和胃；若肢体水肿者，加大茯苓用量，再加通草，以通利水湿；若大便溏泻者，加诃子、赤石脂，以固涩止泻；若腹胀者，加大白术用量，再加木香，以健脾益气，行气消胀等。

参苓白术散(《太平惠民和剂局方》)与
玉屏风散(《妇人大全良方》)合方

【导读】参苓白术散与玉屏风散合方辨治肾病综合征、肾小球肾炎、肾盂肾炎、肾小管狭窄；针对病变证机是肺脾气虚，或肺卫气虚，或肺肾气虚，水气内停，浸淫内外；病变证型是肺脾气虚夹水气证，症状以肢体水肿为主，参苓白术散与玉屏风散合方治疗作用特点是健脾制水，通调水道，固护卫气。

【组成】 参苓白术散［莲子肉去皮，一斤（500 g）　薏苡仁一斤（500 g）　缩砂仁一斤（500 g）　桔梗炒令深黄色，一斤（500 g）　白扁豆姜汁浸，去皮，微炒，一斤半（750 g）　白茯苓二斤（1000 g）　人参二斤（1000 g）　甘草炒，二斤（1000 g）　白术二斤（1000 g）　山药二斤（1000 g）］

玉屏风散［防风一两（30 g）　黄芪蜜炙　白术各二两（各60 g）　大枣一枚（1枚）］

两方相重复的药，只选其中用量较大的一个。

【用法】 参苓白术散用汤剂可用原方量的1/50；玉屏风散用汤剂可用原方量的1/5，每日分6次服。

【功效】 补益肺气，健脾消肿，固表止汗。

【适用病症】

主要症状：咳喘，肢体水肿，恶风，或自汗。

辨证要点：面色萎黄，舌质淡，苔薄白，脉虚弱。

可能伴随的症状：肌肉消瘦，或动则气喘，或大便溏泻，或倦怠乏力，或语声低微，或易感冒，或腹胀。

【解读方药】 方中人参、白术、山药、莲子、黄芪、甘草健脾益气，人参偏于大补，白术偏于燥湿，山药、莲子偏于固涩，黄芪偏于固表，甘草偏于平补；茯苓、白扁豆、薏苡仁健脾利湿，茯苓、薏苡仁偏于渗利，白扁豆偏于运化；砂仁芳香化湿醒脾；桔梗宣利气机；防风辛散透达。方药功用是补益肺气，健脾消肿，固表止汗。

【配伍用药】 若气虚甚者，加大人参、黄芪用量，以补益中气；若水肿甚者，加大薏苡仁、茯苓用量，再加泽泻，以渗利水湿；若恶风甚者，加大黄芪用量，再加桂枝，以益气温阳；若腹胀者，加枳实、厚朴，以行气消胀；若自汗者，加大黄芪用量，再加白芍，以益气敛阴；若大便溏泻者，加大白术、茯苓用量，以健脾止泻等。

九、心肺虚衰症

心肺同居上焦，其气相聚为宗气，宗气者，心肺之气的合称，亦即"宗气积于胸中，出于喉咙，以贯心脉而行呼吸焉"。又，肺主气，心主血，气以帅血，血以涵气，气血为用，心气虚者，肺气易虚；肺气虚者，心气亦易虚；若心气极虚不能协和于肺，或肺气大虚不能协和于心，以此可演变为心肺虚衰之咳嗽、气喘、心悸，辨治心肺虚衰的选方用药基本要求与应用准则如下：

四逆加人参汤方药组成特点是温补心肺，健脾益气，辨治病证以阳气虚脱为主。

参附龙牡救逆汤方药组成特点是益气回阳，固脱止汗，辨治病证以阳脱不固为主。

四逆加人参汤（《伤寒杂病论》）

【导读】四逆加人参汤辨治支气管炎、支气管肺炎、肺炎、间质性肺疾病、肺脓肿，或辨治慢性胃炎、慢性肠胃炎；针对病变证机是心肺气虚，或肺气不固，或脾气不摄，寒气内盛，浊气逆行，四逆加人参汤治疗作用特点是温壮阳气，补益心肺，健脾益气。

【组成】甘草_{炙,二两}（6 g）　　干姜_{一两半}（4.5 g）　　附子_{生用,去皮,破八片,一枚}（5 g）
人参_{一两}（3 g）

【用法】用水 210 mL，煮取药液 35 mL，每日分 6 次服。

【功效】温补心肺，健脾益气。

1. 辨治支气管炎、支气管肺炎、肺炎、间质性肺疾病、肺脓肿属于心肺虚衰证，以咳喘心悸为基本特征

【适用病症】

主要症状：咳嗽，气喘，心悸。

辨证要点：面色苍白，呼吸浅促，舌质淡、苔薄白，脉虚弱。

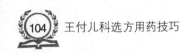

可能伴随的症状：四肢厥冷，或烦躁不安，或倦怠乏力，或汗出不止，或口唇青紫。

2. 辨治慢性胃炎、慢性肠胃炎属于阳虚滑脱证，以腹泻冷汗为基本特征

【适用病症】

主要症状：腹泻，呕吐，或腹胀。

辨证要点：大汗逆冷，舌质淡、苔薄白，脉沉弱。

可能伴随的症状：面色苍白，或神疲无力，或表情淡漠，或手足不温，或腹痛隐隐，或不思饮食。

【解读方药】方中生附子、干姜辛热，生附子偏于回阳救急，干姜偏于温暖中阳；人参、甘草益气，人参偏于大补元气，甘草偏于平补中气。方药功用是温补心肺，健脾益气。

【配伍用药】若咳嗽者，加麻黄、杏仁，以宣降肺气；若痰多者，加半夏、陈皮，以理气燥湿化痰；若心悸者，加大人参用量，再加酸枣仁，以养心安神；若腹泻者，加白术、茯苓，以健脾止泻；若呕吐者，加半夏、陈皮、生姜，以降逆和胃；若腹胀者，加砂仁、陈皮，以行气除胀；若大汗淋漓者，加黄芪、五味子，以益气固表敛阴；若面色苍白者，加大人参、附子用量，以益气壮阳等。

【临证验案】

1. 小儿肠胃炎

连某，男，4岁。其母代诉，2年前出现上吐下泻，经检查诊断为肠胃炎，近因病症加重前来诊治。刻诊：食后呕吐，大便溏泻5~6次/日，甚则泻如水状，不思饮食，形体消瘦，面色不荣，目光无神，手足不温，舌质淡、苔白腻，脉沉弱。辨为阳虚滑脱证，治当温阳散寒，健脾止泻，给予四逆加人参汤与赤石脂禹余粮汤合方加味：干姜5 g，附子5 g，人参3 g，赤石脂50 g，禹余粮50 g，生半夏12 g，陈皮12 g，炙甘草6 g。6剂，第1次煎30 min，第2次煎25 min，合并药液，每日1剂，每次服20 mL，每日服10次。二诊：呕吐、腹泻止，以前方6剂继服。三诊：手足转温，以前方6剂继服。四诊：诸症基本消除，以前方6剂继服。随访1年，一切正常。

用方体会：根据呕吐、大便溏泻、手足不温辨为寒，再根据面色不荣、脉沉弱辨为气虚，因大便溏泻如水状、苔白腻辨为水湿，以此辨为阳虚滑脱证。

方以四逆加人参汤温阳散寒，健脾止泻；以赤石脂禹余粮汤温涩固脱，加半夏醒脾降逆燥湿，陈皮理气和胃化湿。方药相互为用，以奏其效。

2. 小儿口腔溃疡

许某，女，6 岁。其母代诉，2 年前出现口腔溃疡，反复不愈，近由病友介绍前来诊治。刻诊：口腔溃烂，周边红晕中间灰白，口涎清稀量多，手足不温，大便干结 1 次／（2～3）日，舌质淡红、苔薄黄，脉沉弱。辨为阳虚夹热证，治当温阳散寒，清泻郁热，给予四逆加人参汤与大黄黄连泻心汤合方加味：生附子 5 g，干姜 5 g，红参 3 g，大黄 6 g，黄连 3 g，白术 10 g，炙甘草 6 g。6 剂，以水浸泡 30 min，大火烧开，小火煎 35 min，每日 1 剂，每次服 50 mL，每日服 6 次。二诊：口腔溃烂减轻，以前方 6 剂继服。三诊：口腔溃烂基本消除，仍有大便干结 1 次／日，以前方变大黄为 9 g，6 剂。四诊：口腔溃烂痊愈，大便正常，以前方 6 剂继服。五诊：口腔溃烂未再发作，大便略溏，以前方变大黄为 6 g，6 剂。六诊：口腔溃烂未再发作，以前方 10 剂继服。随访 1 年，一切尚好。

用方体会：根据口腔溃烂、口涎清稀量多辨为阳虚，再根据手足不温辨为寒，因大便干结、苔薄黄辨为热结，又因溃烂周边红晕中间灰白辨为寒热夹杂，以此辨为阳虚夹热证。方以四逆加人参汤温阳散寒，益气和中；以大黄黄连泻心汤清泻郁热内结，加白术健脾益气燥湿。方药相互为用，以奏其效。

参附龙牡救逆汤(《中医儿科学》)

【导读】参附龙牡救逆汤辨治支气管炎、支气管肺炎、肺炎、间质性肺疾病、肺脓肿，或辨治细菌性痢疾、阿米巴疾病；针对病变证机是肺脾气虚，寒气内盛，虚阳不固，参附龙牡救逆汤治疗作用特点是温壮阳气，补益肺脾，固涩阳气。

【组成】人参半两（15 g）　附子炮,去皮脐,一两（30 g）　龙骨一两（30 g）　牡蛎一两（30 g）　白芍　炙甘草半两（15 g）〔用量乃作者所加〕

【用法】水煎服，每日分 6 次服。

【功效】益气回阳，固脱止汗。

1. 辨治支气管炎、支气管肺炎、肺炎、间质性肺疾病、肺脓肿属于阳脱

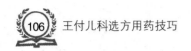

不固证，以额汗肢冷为基本特征

【适用病症】

主要症状：呼吸浅促，额汗不止，手足厥冷。

辨证要点：面色苍白，舌质淡、苔薄白，脉沉弱。

可能伴随的症状：咳嗽，或心烦不安，或口唇青紫，或面色青紫，或脉微欲绝等。

2. 辨治细菌性痢疾、阿米巴疾病属于阳气暴脱证，以大汗神昏为基本特征

【适用病症】

主要症状：大汗淋漓，痢疾，便脓血。

辨证要点：神志昏厥，舌质淡、苔薄白，脉沉弱。

可能伴随的症状：面色苍白，或面色青紫，或呼吸微弱，或四肢厥冷，或脉微欲绝等。

【解读方药】方中人参、甘草益气，人参偏于大补元气，甘草偏于平补中气，附子温壮阳气；龙骨、牡蛎固涩，龙骨偏于安神，牡蛎偏于敛阴；白芍敛阴缓急止痛。方药功用是益气回阳，固脱止汗。

【配伍用药】若大汗淋漓甚者，加大人参、龙骨、牡蛎用量，再加五味子，以益气敛阴止汗；若呼吸浅促者，加大人参用量，再加蛤蚧，以大补元气；若神志昏厥者，加大附子用量，再加干姜，以温阳回阳；若面色青紫者，加大人参用量，再加当归，以益气活血；若心烦甚者，加大人参用量，再加五味子，以益气敛阴除烦；若面色苍白甚者，加大人参、附子用量，以益气温阳固脱等。

十、热陷厥阴证

肝主升发，肺主肃降。肺气借肝气之升以伏降；肝气借肺气之降以潜升。郁热在肺，可随肺降而陷于厥阴，以此而演变为高热、抽搐。辨治热陷厥阴的选方用药基本要求与应用准则如下：

羚角钩藤汤方药组成特点是清透肝热，舒筋息风，辨治病证以肝热生风

为主。

牛黄清心丸方药组成特点是清热解毒，开窍醒神，辨治病证以热陷厥阴窍闭为主。

安宫牛黄丸方药组成特点是清心解毒，豁痰开窍，辨治病证以痰热闭窍为主。

羚角钩藤汤(《通俗伤寒论》)

【导读】羚角钩藤汤辨治支气管炎、支气管肺炎、肺炎、间质性肺疾病、肺脓肿，或辨治麻疹、风疹、湿疹，或高热性疾病、传染性疾病、乙型脑炎，或辨治肾病综合征、肾小球肾炎、肾盂肾炎、肾小管狭窄，或辨治细菌性痢疾、阿米巴痢疾；针对病变证机是阳热内盛，热极化风，迫及血分，浸淫营卫，灼津为痰，羚角钩藤汤治疗作用特点是清泻盛热，凉血息风，清化痰热，兼益阴津。

【组成】羚角片_{先煎,一钱半}（5 g）　双钩藤_{后入,三钱}（9 g）　霜桑叶_{二钱}（6 g）　滁菊花_{三钱}（9 g）　鲜生地_{五钱}（15 g）　生白芍_{三钱}（9 g）　川贝母_{去心,四钱}（12 g）　淡竹茹_{鲜刮,与羚羊角先煎代水,五钱}（15 g）　茯神木_{三钱}（9 g）　生甘草_{八分}（2.4 g）

【用法】水煎服，每日分6次服。

【功效】清透肝热，舒筋息风。

1. 辨治支气管炎、支气管肺炎、肺炎、间质性肺疾病、肺脓肿属于热陷厥阴证，以咳喘抽搐为基本特征。

【适用病症】

主要症状：咳嗽，气喘，手足抽搐。

辨证要点：高热，舌质红、苔薄黄，脉弦数。

可能伴随的症状：神志昏厥，或烦躁不安，或口噤项强，或两目直视，或口唇指纹青紫。

【解读方药】

2. 辨治麻疹、风疹、湿疹属于心肝热毒证，以麻疹抽搐为基本特征

【适用病症】

主要症状：麻疹密集成片，抽搐。

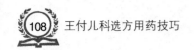

辨证要点：高热，疹色紫红，舌质红、苔薄黄，脉数。

可能伴随的症状：口干，或烦躁不安，或谵语，或鼻翼煽动，或疹遍及全身，或大便干结。

3. 辨治高热性疾病、传染性疾病、乙型脑炎属于厥阴热毒生风证，以抽搐项背强直为基本特征

【适用病症】

主要症状：高热，抽搐，项背强直。

辨证要点：口渴，舌质红、苔薄黄，脉沉滑数。

可能伴随的症状：烦躁不安，或口眼斜视，或手足躁动，或四肢拘急，或神识昏迷，或大便干结。

4. 辨治肾病综合征、肾小球肾炎、肾盂肾炎、肾小管狭窄属于肝热生风证，以肢体水肿为基本特征

【适用病症】

主要症状：肢体水肿，抽搐。

辨证要点：高热，舌质红、苔薄黄，脉沉弦。

可能伴随的症状：谵语，或目赤，或头痛，或视物模糊，或头晕目眩，或小便黄赤不利等。

5. 辨治细菌性痢疾、阿米巴痢疾属于热毒生风证，以腹痛下利为基本特征

【适用病症】

主要症状：痢疾，便脓血，痉厥。

辨证要点：口渴，高热，舌质红绛、苔薄黄，脉弦数。

可能伴随的症状：恶心，或头痛，或谵语，或神昏，或里急后重，或肛门灼热，或小便黄赤等。

【解读方药】方中羚角、钩藤息风，羚羊角偏于清肝，钩藤偏于平肝；桑叶、菊花辛散，桑叶偏于清肝，菊花偏于疏散；生地黄、白芍益血，生地黄偏于凉血益阴，白芍偏于敛阴缓急；贝母、竹茹化痰，贝母偏于软坚，竹茹偏降逆；茯神益气安神；甘草益气缓急。方药功用是清透肝热，舒筋息风。

【配伍用药】若高热甚者，加石膏、知母，以清泻盛热；若抽搐甚者，加全蝎、蜈蚣，以息风止痉；若昏厥者，加冰片、麝香，以芳香开窍；若肢体水肿者，加车前子、泽泻，以渗利水湿；若头痛甚者，加川芎、葛根，以通利止痛；若肛门灼热者，加黄连、白头翁，以清热止痢；若头晕目眩者，加菊花、桑叶，以清利头目等。

【临证验案】方某，男，5岁。其母代诉，3年前原因不明出现高热（体温40℃左右）伴抽搐，经中西药治疗但未能达到有效控制病证复发，近因高热抽搐前来诊治。刻诊：高热（体温40.2℃），手足抽搐，大便干结2~3日1次，面目红赤，烦躁，口渴，舌质红略绛、苔薄黄，脉沉略数。辨为厥阴生风，阳明热结证，治当清透肝热，舒筋息风，峻下热结，给予羚角钩藤汤与大承气汤合方：羚角片（冲服）5 g，钩藤10 g，桑叶6 g，菊花10 g，生地黄15 g，生白芍10 g，贝母12 g，淡竹茹15 g，茯神10 g，大黄12 g，芒硝10 g，枳实5 g，厚朴24 g，生甘草3 g。6剂，第1次煎30 min，第2次煎25 min，合并药液，每日1剂，每次服35 mL，每日服8次。二诊：用药第一天高热消退，大便通畅，减大黄为6 g，芒硝为5 g，以前方6剂继服。三诊：诸证基本消退，以前方6剂继服，每2日1剂。四诊：诸症悉除，为了巩固疗效，以前方6剂继服，每2日1剂。随访1年，一切正常。

用方体会：根据高热、抽搐辨为肝热，再根据大便干结辨为热结，因面目红赤、舌质红绛辨为血热，以此辨为厥阴生风，阳明热结证。方以羚角钩藤汤清透肝热，舒筋息风；以大承气汤攻泻热结。方药相互为用，以奏其效。

牛黄清心丸（《痘疹世医心法》）

【导读】牛黄清心丸辨治支气管炎、支气管肺炎、肺炎、间质性肺疾病、肺脓肿，或麻疹，或辨治高热性疾病、传染性疾病、乙型脑炎，或辨治肾病综合征、肾小球肾炎、肾盂肾炎、肾小管狭窄，或辨治细菌性痢疾、阿米巴痢疾；针对病变证机是湿热内盛，热极化风，浸淫心神，瘀阻心窍，牛黄清心丸治疗作用特点是清心解毒，活血息风，清热化痰。

【组成】黄连五钱（15 g）　黄芩　栀子仁各三钱（各9 g）　郁金二钱（6 g）　辰砂一钱半（5 g）　牛黄二分半（1 g）

【用法】将药研为细散状，以腊调面糊为丸，每次服3 g，灯心煎汤送服，每日分6次服。

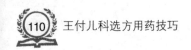

【功效】清热解毒，开窍醒神。

1. 辨治支气管炎、支气管肺炎、肺炎、间质性肺疾病、肺脓肿属于热陷厥阴窍闭证，以咳喘惊厥为基本特征

【适用病症】

主要症状：咳嗽，气喘，呼吸急促。

辨证要点：惊厥，舌质红、苔薄黄，脉弦数。

可能伴随的症状：身热，或烦躁，或神昏，或谵语，或头痛。

2. 辨治麻疹属于心肝热毒证以麻疹抽搐为基本特征

【适用病症】

主要症状：高热昏迷，麻疹密集成片，抽搐。

辨证要点：口干，疹色紫红，舌质红、苔薄黄，脉数。

可能伴随的症状：烦躁不安，或谵语，或心胸烦热，或鼻翼煽动，或疹遍及全身，或大便干结。

3. 辨治肾病综合征、肾小球肾炎、肾盂肾炎、肾小管狭窄属于热毒攻心证，以肢体水肿为基本特征

【适用病症】

主要症状：肢体水肿，烦躁不安。

辨证要点：高热，舌质红、苔黄或腻，脉沉数。

可能伴随的症状：胸闷，或头痛，或气急，或头晕目眩，或小便不利等。

4. 辨治高热性疾病、传染性疾病、乙型脑炎属于厥阴湿热化风证，以抽搐项背强直为基本特征

【适用病症】

主要症状：高热，抽搐，项背强直。

辨证要点：口苦口腻，舌质红、苔黄腻，脉沉滑数。

可能伴随的症状：烦躁不安，或四肢沉重，或口眼斜视，或手足躁动，或四肢拘急，或神识昏迷，或大便不爽。

【解读方药】方中黄连、黄芩、栀子、牛黄清热解毒，黄连、黄芩偏于燥湿，栀子偏于泻火，牛黄偏于化痰；辰砂清热重镇安神；郁金活血开窍。方药功用是清热解毒，开窍醒神。

【配伍用药】若咳嗽甚者，加紫菀、款冬花，以宣降止逆；若气喘甚者，加麻黄、杏仁，以宣降平喘；若疹多者，加薄荷、蝉蜕、牛蒡子，以辛凉透散；若肢体水肿者，加车前子、泽泻，以渗利水湿；若胸闷甚者，加枳实、薤白，以行气宽胸；若大便干结者，加大黄、芒硝，以泻热通便；若头晕目眩者，加葛根、升麻，以透利头目等。

安宫牛黄丸(《温病条辨》)

【导读】安宫牛黄丸辨治支气管炎、支气管肺炎、肺炎、间质性肺疾病、肺脓肿，或辨治高热性疾病、传染性疾病、乙型脑炎，或辨治肾病综合征、肾小球肾炎、肾盂肾炎、肾小管狭窄，或辨治细菌性痢疾、阿米巴痢疾；针对病变证机是毒热内盛，痰热内结，或逆乱肺气，或扰乱心神，或热灼伤肾，安神牛黄丸治疗作用特点是清心解毒，芳香开窍，活血凉血，豁痰避秽。

【组成】牛黄 郁金 黄连 朱砂 栀子 雄黄 黄芩各一两（各30 g）
犀角(水牛角代)浓缩粉一两（30 g）　冰片 麝香各二钱五分（各7 g）　珍珠五钱（15 g）

【用法】将药研为细散状，以炼老蜜为丸，每丸3 g，以金箔为衣；脉虚者，用人参煎汤送服；脉实者，以银花、薄荷煎汤送服，每服1丸；小儿服半丸，疗效不明显，再服半丸。

【功效】清心解毒，豁痰开窍。

1. 辨治支气管炎、支气管肺炎、肺炎、间质性肺疾病、肺脓肿属于痰热闭窍证，以咳喘、神昏为基本特征

【适用病症】

主要症状：咳嗽，气喘，神昏，痰涎壅盛。

辨证要点：高热烦躁，舌质红绛、苔黄腻，脉滑数。

可能伴随的症状：喉中痰鸣，或口渴，或谵语，或口干舌燥，或大便干结等。

2. 辨治肾病综合征、肾小球肾炎、肾盂肾炎、肾小管狭窄属于热陷心包证，以肢体水肿为基本特征

【适用病症】

主要症状：肢体水肿，神志不清。

辨证要点：高热，舌质红、苔黄或腻，脉沉数。

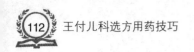

可能伴随的症状：烦躁不安，或头痛，或胸闷，或头晕目眩，或小便不利等。

3. 辨治流行性乙型脑炎、流行性脑脊髓膜炎、中暑、感染性疾病、发热性疾病属于暑温热毒心包证，以高热神昏为基本特征

【适用病症】

主要症状：高热，神昏，喉间痰鸣。

辨证要点：口渴，舌质红、苔黄腻，脉沉数。

可能伴随的症状：抽搐，或呼吸困难，或大便干结，或烦躁不安，或谵语，或视物模糊。

【解读方药】方中牛黄、水牛角、黄连、黄芩、栀子清热，牛黄偏于化痰，水牛角偏于凉血，黄连偏于清心，黄芩偏于清肺，栀子偏于泻热；朱砂、珍珠安神，朱砂偏于镇心，珍珠偏于息风；麝香、冰片、郁金开窍，麝香偏于温开，冰片偏于凉开，郁金偏于活血；雄黄温化痰浊。方药功用是清心解毒，豁痰开窍。

【配伍用药】若脉虚者，以人参煎汤送服以补虚；若脉实者，以金银花，薄荷煎汤送服以泻实，以增强治疗效果。

十一、肺肾两虚证

肺主呼吸，肾主纳气。肺气呼而不散，缘于肾气之摄；肺气吸而能入，是因肾气之纳，肺肾协调，呼吸升降出入有序。肺肾虚弱，不能司呼吸主摄纳，可演变为咳嗽、气喘、吸气不利。辨治肺肾两虚的选方用药基本要求与应用准则如下：

肾气丸方药组成特点是温补阳气，滋补阴津，辨治病证以阴阳俱虚为主。

麦味地黄丸方药组成特点是滋补肺肾，敛肺止逆，辨治病证以肺肾阴虚为主。

鹿仁蛤蟆汤方药组成特点是温肺化痰，补肾纳气，辨治病证以肺痰肾虚为主。

河车大造丸方药组成特点是益气生血，补阳化阴，辨治病证以阴阳俱虚夹热为主。

参蛤汤方药组成特点是益气补阳，辨治病证以阳虚不纳为主。

肾气丸(《伤寒杂病论》)

【导读】肾气丸辨治支气管炎、支气管肺炎、肺炎、间质性肺疾病，或辨治脊髓灰白质炎（小儿麻痹症），多发性神经炎，重症肌无力，或辨治肾病综合征、肾小球肾炎、肾盂肾炎、肾小管狭窄；针对病变证机是阳虚不温，阴虚不滋，或痰饮内生，或水气内停，或气血不荣，肾气丸治疗作用特点是温补肾阳，滋补肾阴，或温化痰饮，或渗利水气。

【组成】干地黄_{八两}（24 g）　薯蓣_{(即山药)四两}（12 g）　山茱萸_{四两}（12 g）　泽泻_{三两}（9 g）　茯苓_{三两}（9 g）　牡丹皮_{三两}（9 g）　桂枝_{一两}（3 g）　附子_{炮,一两}（3 g）

【用法】将药研为细散状，以蜜为丸，用酒送服，每日分6次服。

【功效】温补肾阳，滋补肾阴，固本平喘。

1. 辨治慢性支气管炎、支气管哮喘属于肾阴阳俱虚证，以咳喘吸气不利为基本特征

【适用病症】

主要症状：咳嗽，气喘。

辨证要点：吸气不利，舌质淡、苔薄白，或舌红少苔，脉细数，或脉沉弱。

可能伴随的症状：手足不温，或五心烦热，或腰酸，或腿软，或自汗，或盗汗，或动则喘甚等。

2. 辨治脊髓灰白质炎（小儿麻痹症）、多发性神经炎、重症肌无力属于肝肾阴阳俱虚证，以四肢肌肉萎缩为基本特征

【适用病症】

主要症状：四肢肌肉萎缩，或畸形。

辨证要点：手足不温，或五心烦热，舌质淡红、苔薄白，或舌红少苔，脉沉细弱。

可能伴随的症状：肌肉关节迟缓不收，或自汗，或盗汗，或耳鸣，或骨骼畸形，或脊柱歪斜，或腰痛，或头晕目眩，或腰膝酸软，或筋脉拘急，或肌肉疼痛，或大便干结，或大便溏泻等。

3. 辨治肾病综合征、肾小球肾炎、肾盂肾炎、肾小管狭窄属于肾阴阳俱虚证，以肢体水肿为基本特征

【适用病症】

主要症状：肢体水肿，小便不利。

辨证要点：手足不温，或五心烦热，舌质淡红、苔薄白，或舌红少苔，脉沉细弱。

可能伴随的症状：烦躁不安，或腰痛，或耳鸣，或头晕目眩，或少腹拘急等。

【解读方药】 方中生地黄清热滋补阴血；附子、桂枝辛热，附子偏于壮阳，桂枝偏于温阳通阳；山药补益中气；山茱萸温阳固精；牡丹皮清热凉血；茯苓、泽泻渗利，茯苓偏于益气，泽泻偏于清热。方药功用是温补肾阳，滋补肾阴。

【配伍用药】 若咳嗽甚者，加麻黄、杏仁，以宣降肺气；若气喘甚者，加蛤蚧、沉香，以益肾纳气；若腰酸者，加牛膝、杜仲，以强健筋骨；若阴虚甚者，加麦冬、五味子，以滋补阴津；若阳虚明显者，加巴戟天、鹿茸，以温补肾阳；若自汗者，加黄芪、白术，以益气止汗；若盗汗者，加五味子、牡蛎，以敛阴止汗。

【临证验案】

1. 咳嗽伴遗尿

原某，男，6岁。其母代诉，2年来咳嗽伴遗尿，近因病症加重前来诊治。刻诊：咳嗽伴遗尿，自汗，盗汗，面赤，手足不温，烦躁不安，口唇干燥且不欲饮水，舌质红、苔薄白，脉沉弱。辨为肺肾虚弱，下元不固证，治当滋补阴津，温补阳气，兼以摄纳，给予肾气丸与海蛤汤合方：生地黄24 g，山药12 g，山茱萸12 g，茯苓10 g，泽泻10 g，牡丹皮10 g，附子3 g，桂枝3 g，海马10 g，蛤蚧1对。6剂，第1次煎30 min，第2次煎25 min，合并药液，每日1剂，每次服40 mL，每日服8次。二诊：自汗止，咳嗽减轻，以前方6剂继服。三诊：咳嗽伴遗尿基本消除，以前方6剂继服。四诊：轻微咳嗽未再伴有遗尿，以前方 12 剂继服，以巩固疗效。随访半年，一切正常。

用方体会：根据自汗、手足不温辨为阳虚，再根据盗汗、面赤、舌质红辨为阴虚，因遗尿辨为肾虚不固，又因口唇干燥且不欲饮水辨为阴阳俱虚，以此辨为肺肾虚弱，下元不固证。方以肾气丸滋补肾阴，温补肾阳；以海蛤汤温摄固遗。方药相互为用，以奏其效。

2. 肾小球肾炎

马某，男，11 岁。其母代诉，1 年前发现肾小球肾炎，虽经中西药治疗但病情仍反复不愈，近由病友介绍前来诊治。刻诊：眼睑水肿，小便不利（尿蛋白+++，隐血++），不思饮食，怕风，手足不温，倦怠乏力，自汗，口渴不欲饮水，舌红少苔，脉沉细弱。辨为阴阳俱虚夹风水证，治当滋补阴阳，健脾散水，给予肾气丸与防己黄芪汤合方加味：生地黄 24 g，山药 12 g，山茱萸 12 g，茯苓 10 g，泽泻 10 g，牡丹皮 10 g，附子 3 g，桂枝 3 g，防己 3 g，黄芪 10 g，白术 30 g，生姜 15 g，大枣 1 枚，阿胶珠 10 g，炙甘草 3 g。6 剂，以水浸泡 30 min，大火烧开，小火煎 35 min，每日 1 剂，每次服 80 mL，每日服 4 次。二诊：眼睑水肿明显减轻，以前方 6 剂继服。三诊：眼睑水肿基本消退，仍有自汗，以前方变大枣为 5 枚，6 剂。四诊：眼睑水肿消退，自汗消除，以前方 6 剂继服。五诊：诸症基本消除，复查尿蛋白（+），隐血（+），以前方 6 剂继服。六诊：诸症消除，为了巩固疗效，又以前方治疗 60 余剂，经复查尿蛋白（-），隐血（-）。随访 1 年，一切尚好。

用方体会：根据小便不利、怕风、手足不温辨为阳虚，再根据小便不利、舌红少苔辨为阴虚，因眼睑水肿、自汗辨为表虚风水，又因口渴不欲饮水辨为寒热夹杂，以此辨为阴阳俱虚夹风水证。方以肾气丸滋补肾阴，温补肾阳，通利小便；以防己黄芪汤健脾益气，利水消肿，加阿胶珠补血止血。方药相互为用，以奏其效。

麦味地黄丸（《寿世保元》）

【导读】麦味地黄丸辨治慢性支气管炎、支气管哮喘；针对病变证机是肝肺阴虚，虚热内生，扰乱肺气，浊气上逆；病变证型是肺肾阴虚重证，症状以咳喘吸气不利为主，麦味地黄丸治疗作用特点是滋补肺肾，纳气平喘，敛肺止

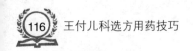

逆，渗利痰湿。

【组成】熟地黄_{八钱}（24 g）　山药_{四钱}（12 g）　山茱萸_{四钱}（12 g）　泽泻_{三钱}（9 g）　茯苓_{去皮,三钱}（9 g）　牡丹皮_{三钱}（9 g）　麦冬_{三钱}（9 g）　五味子_{二钱}（6 g）

【用法】将药研为细散状，以蜜为丸，每次服 5 g，饭前服用，用生姜煎汤送服，每日分 6 次服。

【功效】滋补肺肾，敛肺止逆。

【适用病症】

主要症状：咳嗽，气喘。

辨证要点：呼吸浅促，吸气不利，舌红少苔，脉细数。

可能伴随的症状：五心烦热，或潮热，或腰酸，或腿软，或盗汗，或颧红，或动则喘甚。

【解读方药】方中熟地黄、麦冬、五味子益阴，熟地黄偏于补血，麦冬偏于清热，五味子偏于敛阴；山药补气化阴；山茱萸益肾固精；牡丹皮清热凉血；茯苓、泽泻渗利，茯苓偏于益气，泽泻偏于清热。方药功用是滋补肺肾。

【配伍用药】若咳嗽甚者，加桑叶、杏仁，以宣降肺气；若气喘甚者，加蛤蚧、菊花，以益肾纳气；若腰酸者，加牛膝、龟板，以强健筋骨；若阴虚甚者，加大麦冬、五味子用量，以滋补阴津；若颧红者，加地骨皮、牡丹皮，以清热凉血；若盗汗者，加大五味子用量，再加牡蛎，以敛阴止汗。

鹿仁蛤麻汤(《治法与选方用药》)

【导读】鹿仁蛤麻汤辨治慢性支气管炎、支气管哮喘；针对病变证机是肾虚不纳，肺虚不宣，清浊逆乱，痰浊内生；病变证型是肺痰肾虚证，症状以咳喘呼吸微弱为主，鹿仁蛤麻汤治疗作用特点是补肾纳气，温肺益气，降逆平喘，宣肺化痰。

【组成】鹿茸（3 g）　人参（10 g）　胡桃仁（12 g）　杏仁（12 g）　蛤蚧_{一对}　麻黄（10 g）　炙甘草（10 g）

【用法】水煎服，每日分 6 次服。

【功效】温肺化痰，补肾纳气。

【适用病症】

主要症状：咳嗽，气喘，咯痰。

辨证要点：咳痰黏稠，吸气困难，舌淡、苔白厚腻，脉沉或弱。

可能伴随的症状：咳痰不爽，或动则喘甚，或下肢水肿，或腰酸膝软，或胸中胀闷，呼吸困难，或胸闷，或喉中痰鸣，或小便短少。

【解读方药】 方中鹿茸、胡桃仁、蛤蚧补肾，鹿茸偏于生精血，胡桃仁偏于益肺气，蛤蚧偏于摄纳肾气；麻黄、杏仁平喘，麻黄偏于宣发，杏仁偏于肃降；人参、甘草益气，人参大补元气，甘草偏于平补。方药功用是温肺化痰，补肾纳气。

【配伍用药】 若痰多者，加半夏、前胡，以燥湿化痰；若喘甚者，加紫苏子、葶苈子、白果，以纳气降气，敛肺平喘；若胸闷者，加薤白、香附、枳实，以行气解郁；若肾虚者，加巴戟天、仙灵脾，以补益肾气；若下肢水肿者，加茯苓、泽泻、猪苓，以渗利水湿等。

【临证验案】 常某，男，11 岁。其母代诉，支气管哮喘已 4 年余，近因咳喘加重前来诊治。刻诊：咳嗽，气喘，抬肩呼吸，深深吸气，咯痰不利，自汗，手足不温，舌质淡、苔白腻，脉浮弱。辨为肺痰肾虚证，治当温肺化痰，补肾纳气，给予鹿仁蛤麻汤与四逆汤合方：鹿茸 3 g，红参 10 g，胡桃仁 12 g，杏仁 12 g，蛤蚧 1 对，麻黄 10 g，生川乌 5 g，干姜 5 g，炙甘草 10 g。6 剂，第 1 次煎 40 min，第 2 次煎 30 min，合并药液，每日 1 剂，每次服 40 mL，每日服 8 次。二诊：咳喘减轻，汗出减少，以前方 6 剂继服。三诊：手足转温，以前方 6 剂继服。四诊：诸症基本趋于缓解，以前方 6 剂继服。之后，为了巩固疗效，以前方变汤剂为丸剂，每日服 3 次，每次服 5 g，治疗 3 个月。随访 1 年，一切正常。

用方体会：根据咯痰不利、苔白腻辨为痰，再根据深吸气辨为肾不纳气，因手足不温、舌质淡辨为阳虚，又因自汗、脉浮弱辨为气虚，以此辨为肺痰肾虚证。方以鹿仁蛤麻汤温肺化痰，补肾纳气；以四逆汤温阳散寒。方药相互为用，以奏其效。

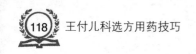

河车大造丸(《济生方》)

【导读】河车大造丸辨治慢性支气管炎、支气管哮喘；针对病变证机是肾阴亏损，阳气受损，湿热内生，浊气壅滞；病变证型是肾阴阳俱虚夹热证，症状以咳喘呼吸微弱为主，河车大造丸治疗作用特点是滋补肾阴，温补肾气，或清热燥湿，行气和中。

【组成】紫河车　熟地黄　龟板　人参　天冬　麦冬　牛膝　杜仲　黄柏　砂仁　茯苓（各6g）

【用法】将药研为细散状，亦可以蜜为丸，温水送服5g，每日分6次服。

【功效】益气生血，补阳化阴，兼以清热。

【适用病症】

主要症状：咳嗽，气喘。

辨证要点：呼吸微弱，口干舌燥，舌质淡红、苔薄白或夹薄黄，脉沉弱。

可能伴随的症状：呼吸急促，或动则喘甚，或自汗，或手足不温，或夜间小便多。

【解读方药】方中紫河车、人参、茯苓益气，紫河车偏于补血化精，人参偏于大补元气，茯苓偏于渗利安神；熟地黄、龟板、天冬、麦冬滋阴，熟地黄偏于补血，龟板偏于潜阳，天冬偏于益肾，麦冬偏于益心；杜仲、牛膝补肾，杜仲偏于强健筋骨，牛膝偏于活血下行；黄柏清热坚阴，兼制温补化燥；砂仁醒脾和胃。方药功用是益气生血，补阳化阴。

【配伍用药】若咳嗽者，加桔梗、白前，以宣肺止咳；若气喘甚者，加蛤蚧、葶苈子，以纳气平喘；若呼吸微弱者，加大人参用量，再加黄芪，以补益肺肾；若手足不温者，加附子、干姜，以温补阳气；若自汗者，加黄芪、白术、防风，以益气固卫等。

参蛤散(《济生方》)

【导读】参蛤散辨治慢性支气管炎、支气管哮喘等；针对病变证机是肺不主气，肾不摄纳，气逆于上；病变证型是阳虚不纳证，症状以咳喘呼吸微弱为主，参蛤汤治疗作用特点是补益肺气，摄纳肾气，化生阳气。

【组成】蛤蚧一对 人参三钱（9 g）

【用法】将药研为细散状，亦可以蜜为丸，温水送服 5 g，每日分 6 次服。

【功效】益气补阳。

【适用病症】

主要症状：咳嗽，气喘，吸气困难。

辨证要点：呼吸微弱，舌质淡、苔薄白，脉沉弱。

可能伴随的症状：呼吸急促，或动则喘甚，或自汗，或手足不温，或夜间小便多。

【解读方药】方中人参大补元气；蛤蚧大补肺肾之气。方药功用是益气补阳。

【配伍用药】若咳嗽者，加麻黄、杏仁，以温降肺气；若吸气困难者，加大蛤蚧用量，再加沉香，以纳气定喘；若气虚甚者，加大人参用量，再加山药，补益中气；若痰多者，加半夏、陈皮，以理气燥湿化痰等。

【临证验案】单某，男，8 岁。其母代诉，支气管炎已 3 年，近因咳嗽加重前来诊治。刻诊：咳嗽，痰多色白，呼吸气急，深深吸气，无汗，不思饮食，嗜睡，舌质淡、苔薄白，脉沉弱。辨为阳虚不纳夹肺寒证，治当益气补阳，宣降肺气，给予参蛤汤与麻黄汤合方：蛤蚧 1 对，红参 10 g，麻黄 10 g，杏仁 15 g，桂枝 6 g，白术 10 g，生山楂 30 g，炙甘草 10 g。6 剂，第 1 次煎 35 min，第 2 次煎 25 min，合并药液，每日 1 剂，每次服 30 mL，每日服 8 次。二诊：咳嗽减轻，痰量减少，以前方 6 剂继服。三诊：饮食转佳，以前方 6 剂继服。四诊：咯痰消失，以前方 6 剂继服。之后，为了巩固疗效，以前方治疗 20 余剂。随访 1 年，一切正常。

用方体会：根据深深吸气、脉沉弱辨为阳虚，再根据呼吸急促辨为肾不纳气，因嗜睡辨为气虚，又因不思饮食辨为夹食，以此辨为阳虚不纳夹肺寒证。方以参蛤汤益气温肾摄纳；以麻黄汤辛温散寒，宣降肺气；加白术健脾益气，生山楂消食和胃。方药相互为用，以奏其效。

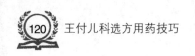

<h1 style="text-align:center">第三章　消化疾病用方</h1>

　　辨识小儿消化疾病：①按部位分食管疾病、肠胃疾病、肝胆胰疾病、肛肠疾病。②按病变属性分炎症性疾病、溃疡性疾病、肿瘤性疾病、传染性疾病等。

　　在临床中尽管消化疾病种类有诸多，可从中医分型辨治主要有饮食积滞证、肠胃积热证、脾胃寒湿证、脾胃虚热证、脾胃虚寒证、寒热夹杂证、脾胃气滞证、脾胃瘀血证、脾胃痰热证、胆怯惊恐证、气血虚弱证、脾胃阴虚证等。

一、饮食积滞证

　　饮食入胃，经胃纳脾运，然后化生气血津液及糟粕。又因小儿胃纳脾运之气尚未完全健全，其饮食贵在适中，宁可少食多餐，切忌用量太过，太过既可损伤脾胃，又可引起饮食积滞。饮食积滞又可加剧胃不纳、脾不运，以此又可演变为饮食积滞之不思饮食，脘腹胀满。辨治饮食积滞的选方用药基本要求与应用准则如下：

　　萝卜三仙饮方药组成特点是健脾消食，泻热和胃，辨治病证以食积郁热夹虚为主。

　　消乳丸方药组成特点是行气醒脾，消食和胃，辨治病证以气滞食积为主。

　　曲麦枳术丸方药组成特点是行气消食，健脾和胃，辨治病证以气滞食积为主。又，曲麦枳术丸治疗气滞食积较消乳丸作用缓和。

　　保和丸方药组成特点是消食和胃，清热祛湿，辨治病证以食积郁热为主。

　　香砂平胃散方药组成特点是消食和胃，行气化滞，辨治病证以食积寒滞为主。

木香大安丸方药组成特点是清热和胃，行气健脾，辨治病证以食积气滞郁热为主。

健脾丸方药组成特点是健脾和胃，消食止泻，辨治病证以脾虚食积为主。

资生丸方药组成特点是健脾和胃，消食止泻，辨治病证以脾虚食积为主。健脾丸治疗脾虚食积证较资生丸作用缓和。

疳积散方药组成特点是醒脾消积，清热化疳，辨治病证以疳积郁热为主。

肥儿丸方药组成特点是醒脾消食，清热驱虫，辨治病证以疳热虫积为主。

萝卜三仙饮(《杂病辨治心法》)

【导读】萝卜三仙饮辨治功能性消化不良、饮食积滞、胃炎、肠胃炎；针对病变证机是脾气虚弱，饮食积滞，郁热内生；病变证型是食积郁热夹虚证，症状以厌食口臭为主，萝卜三仙饮治疗作用特点是健脾益气，消食和胃，行气导滞，清泻郁热。

【组成】莱菔子（10 g）　山楂（15 g）　麦芽（15 g）　神曲（15 g）白术（12 g）　大黄（6 g）

【用法】水煎服，每日分6次服。

【功效】健脾消食，泻热和胃。

【适用病症】

主要症状：不思饮食，嗳腐。

辨证要点：口苦，口臭，舌质红、苔黄腻，脉沉。

可能伴随的症状：呕吐酸腐，或呕吐不消化食物，或手心发热，或腹胀，或大便不调，或大便酸臭异味。

【解读方药】方中山楂、莱菔子、神曲、麦芽消食，山楂偏于消肉类积滞，神曲偏于消陈腐油腻，麦芽偏于消面类食积，莱菔子偏于消菜类积滞；白术健脾益气，燥湿和胃；大黄泻热祛积。方药功用是健脾消食，泻热和胃。

【配伍用药】若大便干结者，加大大黄用量，再加枳实，以泻热通便；若腹胀者，加厚朴、陈皮，以行气消食；若小便黄赤者，加泽泻、瞿麦，以渗利湿浊；若面黄消瘦者，加人参、山药，以补益中气；若舌苔厚腻者，加苍术、黄连，以燥湿化浊；若虫积者，加槟榔、使君子，以消食驱虫等。

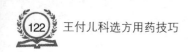

【临证验案】

1. 小儿消化不良（积滞郁热）

赵某，女，5岁。其母代诉，形体消瘦，不思饮食，虽服用中西药但仍然饮食不佳，近由朋友介绍前来诊治。刻诊：形体消瘦，喜卧懒动，口臭，厌食，腹胀，大便干结，手心发热，舌质红、苔黄腻，脉沉略数。辨为食积郁热夹虚证，治当健脾消食，泻热和胃，给予萝卜三仙饮与调胃承气汤合方：莱菔子10 g，山楂15 g，麦芽15 g，神曲15 g，白术12 g，大黄12 g，芒硝12 g，炙甘草6 g。6剂，第1次煎30 min，芒硝煎煮2~3秒，第2次煎25 min，合并药液，每日1剂，每次服30 mL，每日服10次。二诊：用药1剂腹胀消除，大便略有溏泻，减大黄为10 g，芒硝为10 g，以前方6剂继服。三诊：口臭及手心发热消除，大便仍溏泻，减大黄为6 g，芒硝为6 g，以前方6剂继服。四诊：诸症悉除，以前方3剂巩固疗效。随访1年，一切正常。

用方体会：根据口臭、厌食辨为食积，再根据腹胀、大便干结辨为热结，因形体消瘦、懒动辨为虚，以此辨为食积郁热夹虚证。方以萝卜三仙饮健脾消食，泻热和胃；以调胃承气汤泻热除积，兼以益气。方药相互为用，以奏其效。

2. 小儿消化不良（积滞郁热夹阳虚）

詹某，女，7岁。其母代诉，3年来形体消瘦，饮食不佳，虽服用中西药但未能取得预期治疗效果，近由病友介绍前来诊治。刻诊：形体消瘦，不喜活动，口臭，厌食，腹胀，大便干结，手足不温，舌质淡、苔白略腻，脉沉弱。辨为食积郁热夹阳虚证，治当健脾消食，温阳散寒，兼清郁热，给予萝卜三仙饮与桂枝人参汤合方：莱菔子10 g，山楂15 g，麦芽15 g，神曲15 g，炒白术12 g，大黄6 g，桂枝12 g，红参10 g，干姜10 g，炙甘草6 g。6剂，以水浸泡30 min，大火烧开，小火煎35 min，每日1剂，每次服60 mL，每日服5次。二诊：饮食较前有所好转，大便正常，以前方6剂继服。三诊：口臭基本消除，仍有手足不温，大便略溏，以前方变大黄为3 g，变炒白术为15 g，以前方6剂继服。四诊：诸症悉除，为了巩固疗效，又以前方6剂继服。随访1年，一切正常。

用方体会：根据口臭、厌食辨为食积，再根据腹胀、大便干结、手足不温辨为寒热夹郁结，因形体消瘦、不喜活动辨为气虚，又因舌质淡、苔白辨为寒，以此辨为食积郁热夹阳虚证。方以萝卜三仙饮健脾消食，泻热和胃；以桂枝人参汤温阳散寒，健脾益气。方药相互为用，以奏其效。

消乳丸(《婴童百问》)

【导读】消乳丸辨治功能性消化不良、饮食积滞、胃炎、肠胃炎；针对病变证机是饮食积滞，浊气壅滞，脾气不运，胃气不降；病变证型是气滞食积证，症状以伤食腹胀为主，消乳丸治疗作用特点是醒脾助运，和胃消食，行气降逆。

【组成】香附炒,一两（30 g） 甘草炙,半两（15 g） 陈皮半两（15 g） 缩砂仁一两（30 g） 神曲炒,一两（30 g） 麦芽炒,一两（30 g）

【用法】将药研为细散状，以蜜为丸，姜汤送服3 g，每日分6次服。

【功效】行气醒脾，消食和胃。

【适用病症】

主要症状：不思饮食，腹胀。

辨证要点：呕吐酸腐，舌质淡、苔白腻，脉沉。

可能伴随的症状：口臭，或吐酸，或呕吐不消化食物，或大便不爽，或大便酸臭异味。

【解读方药】方中神曲、麦芽消食，神曲偏于消陈腐油腻，麦芽偏于消面类食积；陈皮、砂仁、香附行气，陈皮偏于消滞化痰，砂仁偏于醒脾和胃，香附偏于解郁化滞；甘草益气和中。方药功用特点是醒脾行气，消食和胃。

【配伍用药】若不思饮食甚者，加生山楂、莱菔子、木香，以消食行气；若腹胀甚者，加枳实、厚朴，以行气除胀；若呕吐酸腐者，加半夏、竹茹、黄连，以清热降逆；若口臭甚者，加黄连、黄芩，以清热泻火等。

曲麦枳术丸(《医学正传》)

【导读】曲麦枳术丸辨治功能性消化不良、肠胃炎；针对病变证机是脾气虚弱，浊气不行，饮食积滞，胃气不降；病变证型是气滞食积证，症状以食少腹胀为主，曲麦枳术丸治疗作用特点是健脾和胃，行气导滞，消食和胃。

【组成】神曲（10 g） 麦曲（10 g） 枳实（10 g） 白术（15 g）

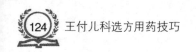

【用法】丸剂，每次 3 g，亦可水煎服，每日分 6 次服。

【功效】健脾和胃，行气消食。

【适用病症】

主要症状：腹胀，不思饮食。

辨证要点：食则腹胀，舌质淡红、苔厚腻，脉沉滑。

可能伴随的症状：饮食无味，或口腻不爽，或腹痛，或形体消瘦，或大便不利。

【解读方药】方中神曲、麦曲消食，神曲偏于消陈腐油腻，麦曲偏于消面食；枳实行气降泄浊逆；白术健脾益气。从用量比例分析方药功用是消食和胃，行气健脾。

【配伍用药】若腹胀者，加大枳实用量，再加厚朴、砂仁，以行气消食除胀；若不思饮食者，加山楂、麦芽，以消食和胃；若口腻不爽者，加苍术、茯苓，以燥湿渗湿；若形体消瘦者，加人参、山药，以补益中气。

保和丸(《丹溪心法》)

【导读】保和丸辨治功能性消化不良、肠胃炎；针对病变证机是饮食积滞，郁而化热，郁热积滞相结，壅滞气机，或饮食积滞，损伤脾胃，导致脾气不升，浊气逆行；病变证型是食积郁热证或伤食腹泻证，症状以伤食厌食证或腹泻为主，保和丸治疗作用特点是消食和胃，降逆燥湿，行气清热。

【组成】山楂_{六两}（180 g）　神曲_{二两}（60 g）　半夏　茯苓_{各三两}（各 90 g）陈皮　连翘　莱菔子_{各一两}（各 30 g）

【用法】将药研为细散状，以炊饼为丸，每次服 5 g，饭前或饭后 1 小时服用，温开水送服。用汤剂可用原方量的 1/10，每日分 6 次服。

【功效】消食和胃，清热祛湿。

1. 辨治胃炎、肠胃炎属于食积郁热证，以伤食厌食为基本特征

【适用病症】

主要症状：不思饮食，腹胀。

辨证要点：厌食嗳腐，舌质红、苔薄黄腻，脉沉滑。

可能伴随的症状：腹痛，或口臭，或呕吐酸腐，或呕吐不消化食物，或大便干结，或大便臭秽，或大便酸馊。

2. 辨治肠炎、肠胃炎属于伤食腹泻证，以先痛后泻为基本特征

【适用病症】

主要症状：泻则痛减，嗳腐。

辨证要点：厌食，舌质红、苔薄黄腻，脉沉滑。

可能伴随的症状：腹痛，或口臭，或不思饮食，或呕吐，或大便如败卵，或大便臭秽，或大便酸馊，或腹痛即泻。

【解读方药】方中山楂、神曲、莱菔子消食，山楂偏于消肉食，神曲偏于消陈腐油腻，莱菔子偏于消菜食；半夏、陈皮、茯苓理脾和胃，半夏偏于降逆，陈皮偏于理气，茯苓偏于渗利；连翘清泻内热。方药功用是消食和胃，清热祛湿。

【配伍用药】若不思饮食者，加大山楂、神曲、莱菔子用量，再加砂仁，以消食和胃；若腹胀者，加木香、厚朴，以行气除胀；若口臭者，加大黄、黄连，以清热泻火；若大便酸馊者，加大黄、芒硝，以泻热通便；若呕吐酸腐者，加黄连、竹茹，以清热降逆等。

【临证验案】程某，女，7岁。其母代诉，从3岁至今即消化不良，多次服用助消化类中西药，但未能达到治疗效果，近由亲戚介绍前来诊治。刻诊：形体消瘦，脘腹凹陷，厌食嗳腐，手足不温，不喜凉食，口苦口臭，大便黏滞不利，舌质红、苔黄略腻，脉沉弱。辨为食积郁热夹虚寒证，治当消食和胃，清热益气，温阳降逆，给予保和丸与半夏泻心汤合方：生山楂18 g，神曲6 g，生半夏12 g，茯苓10 g，陈皮3 g，连翘3 g，莱菔子3 g，黄连3 g，黄芩10 g，红参10 g，干姜10 g，大枣12枚，炙甘草6 g。6剂，第1次煎40 min，第2次煎25 min，合并药液，每日1剂，每次服30 mL，每日服10次。二诊：手足较前转温，以前方6剂继服。三诊：口苦口臭基本消除，以前方6剂继服。四诊：饮食基本正常，以前方6剂继服。之后，为了巩固疗效，以前方6剂继服，每2日1剂。随访1年，一切正常。

用方体会：根据厌食嗳腐、口臭辨为食积，再根据手足不温、不喜凉食辨为寒，因口苦、苔黄腻辨为湿热，又因形体消瘦、脉沉弱辨为气虚，以此辨为食积郁热夹虚寒证。方以保和丸消食导滞清热；以半夏泻心汤健脾清热，益气散寒。方药相互为用，以奏其效。

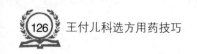

香砂平胃散(《济阴纲目》)

【导读】香砂平胃散辨治肠炎、肠胃炎、肠痉挛；针对病变证机饮食积滞，浊气壅滞，寒从内生，气机逆乱；病变证型是食积寒滞证，症状以伤食脘腹痛为主，香砂平胃散治疗作用特点是行气降逆，消食和胃，温化寒滞。

【组成】香附_一钱（3 g）　陈皮去白,一钱（3 g）　枳实麸炒,一钱（3 g）　山楂_一钱（3 g）　麦芽炒,一钱（3 g）　砂仁五分（1.5 g）　木香五分（1.5 g）　干姜三分（1 g）　槟榔三分（1 g）　甘草炙,三分（1 g）　青皮去白,一钱（3 g）

【用法】加生姜，水煎服，每日分6次服。

【功效】消食和胃，行气化滞。

【适用病症】

主要症状：腹痛，腹胀，或不思饮食。

辨证要点：嗳腐酸臭，舌质淡红、苔白腻，脉沉滑。

可能伴随的症状：腹痛拒按，或口臭，或大便臭秽，或腹痛欲泻，或泻后痛减，或烦躁不安，或腹中转气等。

【解读方药】方中山楂、麦芽消食，山楂偏于消肉食，麦芽偏于消面食；香附、陈皮、青皮、枳实、木香、砂仁、槟榔行气，香附偏于行散，陈皮偏于和胃，青皮偏于破气，枳实偏于降气，木香偏于导滞，砂仁偏于醒脾，槟榔偏于降泄；干姜温暖脾胃，甘草益气和中。方药功用是消食和胃，行气化滞。

【配伍用药】若腹痛者，加大甘草用量，再加白芍，以缓急止痛；若腹胀者，加大枳实、陈皮、青皮用量，以行气除胀；若不思饮食者，加大山楂、麦芽用量，以消食和胃；若嗳腐酸臭者，加大枳实用量，再加大黄，以通泻积滞等；若烦躁不安者，加龙骨、牡蛎，以潜阳安神等。

木香大安丸(《证治准绳》)

【导读】木香大安丸辨治功能性消化不良、饮食积滞、胃炎、肠胃炎；针对病变证机是饮食积滞，浊气壅滞，脾气不运，胃气不降，积滞化热；病变证型是食积气滞郁热证，症状以食少腹胀为主，木香大安丸治疗作用特点是行气化滞，消食和胃，健脾助运，清泻郁热。

【组成】 木香_{二钱}（6 g）　黄连_{三钱}（9 g）　陈皮_{三钱}（9 g）　白术_{三钱}（9 g）

山楂肉_{一钱半}（5 g）　莱菔子_{炒，一钱半}（5 g）　枳实_{一钱半}（5 g）　连翘_{一钱半}（5 g）

神曲_{炒，一钱半}（5 g）　麦蘖_{（麦芽）炒，一钱半}（5 g）　砂仁_{一钱半}（5 g）

【用法】 神曲糊为丸，每次 6 g，陈廪米汤下；亦可水煎服，每日分 6 次服。

【功效】 清热和胃，行气健脾。

【适用病症】

主要症状：腹胀，或不思饮食。

辨证要点：食则腹胀腹痛，舌质红、苔黄腻，脉沉滑。

可能伴随的症状：饮食无味，或口腻口苦，或大便酸臭，或大便不畅。

【解读方药】 方中山楂、麦芽、神曲、莱菔子消食，山楂偏于消肉食，麦芽偏于消面食，神曲偏于消陈腐油腻，莱菔子偏于消菜食；陈皮、枳实、木香、砂仁行气，陈皮偏于和胃，枳实偏于降气，木香偏于导滞，砂仁偏于醒脾；白术健脾益气和胃；黄连、连翘清热，黄连偏于燥湿，连翘偏于散结。方药功用是清热和胃，行气健脾。

【配伍用药】 若腹胀者，加大木香、砂仁、枳实用量，以行气消食除胀；若不思饮食者，加大山楂、麦芽、莱菔子，以消食和胃降逆；若口苦者，加大黄连、连翘用量，以清泻郁热；若口腻者，加大白术用量，再加茯苓，以燥湿渗湿；若气虚者，加大白术用量，再加人参，以补益中气。

健脾丸(《证治准绳》)

【导读】 健脾丸辨治功能性消化不良、饮食积滞、胃炎、肠胃炎等；针对病变证机是中气虚弱，脾气不化，胃气不消，浊气壅滞，郁积化热；病变证型是脾虚食积夹热证，症状以食少不消为主，健脾丸治疗作用特点是健脾益气，和胃调中，行气降逆，清热燥湿。

【组成】 白术_{炒,二两}（60 g）　木香_{另研}　黄连_{酒炒}　甘草_{各七钱半}（各22.5 g）

白茯苓_{去皮,二两}（60 g）　人参_{一两五钱}（45 g）　神曲_炒　陈皮　砂仁　麦芽_炒　山楂_{取肉}　山药肉豆蔻_{面裹纸包槌去油,以上各一两}（各30 g）

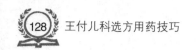
【用法】 将药研为细散状，以蒸饼为丸，每次服 5 g，每日分 6 次服，饭前以陈米汤送服。用汤剂可用原方量的 1/5，每日分 6 次服。

【功效】 健脾和胃，消食止泻。

【适用病症】

主要症状：腹胀，厌食，食少难消。

辨证要点：倦怠乏力，舌质淡红、苔薄黄腻，脉虚弱。

可能伴随的症状：脘腹痞闷，或饮食无味，或恶心呕吐，或大便溏泻，或面色萎黄，或食则腹胀。

【解读方药】 方中人参、白术、山药、茯苓、甘草益气，人参偏于大补，白术偏于燥湿，山药偏于固涩，茯苓偏于渗利，甘草偏于平补；山楂、神曲、麦芽消食，山楂偏于消肉食，神曲偏于消陈腐油腻，麦芽偏于消面食；陈皮、木香、砂仁理气，陈皮偏于和胃，木香偏于导滞，砂仁偏于化湿；肉豆蔻芳香醒脾固涩；黄连清解郁热。方药功用是健脾和胃，消食止泻。

【配伍用药】 若腹胀者，加大陈皮、砂仁用量，以行气除胀；若食少难消或厌食者，加大山楂、麦芽、神曲用量，以消食和胃；若气虚明显者，加大人参、白术用量，以健脾益气；若恶心呕吐者，加半夏、丁香，以降逆止呕；若大便溏泻者，加大茯苓、肉豆蔻用量，以温固利湿止泻；若腹痛者，加白芍、甘草，以缓急止痛等。

资生丸(《先醒斋医学广笔记》)

【导读】 资生丸辨治功能性消化不良、饮食积滞、胃炎、肠胃炎；针对病变证机是脾胃虚弱，湿热内生，浊气壅滞，饮食积滞，气机逆行；病变证型是脾虚食积证，症状以呕吐腹泻为主，资生丸治疗作用特点是健脾和胃，清利湿热，行气降逆，消食和中。

【组成】 人参　白术各三钱（各 9 g）　薏苡仁一两半（45 g）　白茯苓一两五钱（45 g）　山楂肉　橘红各二两（各 60 g）　川黄连三钱（9 g）　白豆蔻仁　泽泻各三钱五分（各 11 g）　桔梗　藿香叶　甘草炙，各五钱（各 15 g）　白扁豆　莲肉各一两半（各 45 g）　怀山药炒　芡实炒，各一两五钱（各 45 g）　麦芽炒，一两（30 g）（一方无泽泻，有砂仁）

【用法】将药研为细散状，以蜜为丸，每次服 6 g，用温开水或清米汤，或橘皮汤，或炒砂仁汤送服；忌食桃李雀蛤生冷。用汤剂可用原方量的 1/2。

【功效】健脾和胃，消食止泻。

【适用病症】

主要症状：腹胀，或腹痛，厌食。

辨证要点：面色萎黄，舌质淡、苔白腻，脉虚弱。

可能伴随的症状：脘腹痞闷，或饮食无味，或形体消瘦，或大便溏泻，或倦怠乏力，或食则腹胀，或烦躁不安。

【解读方药】方中人参、白术、茯苓、山药、白扁豆、甘草健脾益气，人参偏于大补，白术偏于燥湿，山药偏于固涩，茯苓偏于渗利，白扁豆偏于化湿，甘草偏于平补；山楂、麦芽消食，山楂偏于消肉食，麦芽偏于消面食；白豆蔻仁、藿香、泽泻、薏苡仁治湿，白豆蔻仁偏于醒脾，藿香偏于和胃，泽泻偏于利湿，薏苡仁偏于健脾；芡实、莲肉固涩，芡实偏于益脾，莲肉偏于益心；橘红理气和胃；黄连清热燥湿；桔梗宣利气机。方药功用是健脾开胃，消食止泻。

疳积散(《证治准绳》)

【导读】疳积散辨治功能性消化不良、饮食积滞、胃炎、肠胃炎；针对病变证机是浊气壅滞，郁热内生，浊气上逆，食积不消；病变证型是疳积郁热证，症状以腹胀青筋暴露为主，疳积散治疗作用特点是行气和胃，清解郁热，消食降逆。

【组成】厚朴_{一两}（30 g）　广陈皮_{八钱}（24 g）　粉甘草_{七钱}（21 g）　真芦荟_{七钱}（21 g）　芜荑_{五钱}（15 g）　青黛_{三钱}（9 g）　百草霜_{二钱}（6 g）　旋覆花_{一钱半}（5 g）

【用法】将药研为细散状，用灯心汤，每日分 6 次服。

【功效】醒脾消积，清热化疳。

【适用病症】

主要症状：腹胀，厌食，或腹痛。

辨证要点：青筋暴露，舌质淡红、苔腻黄白夹杂，脉沉。

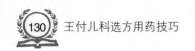

可能伴随的症状：脘腹膨胀，或饮食无味，或形体消瘦，或毛发稀黄如穗结，或睡眠不宁，或咬指磨牙，或烦躁不安。

【解读方药】方中厚朴、陈皮行气，厚朴偏于和胃下气，陈皮偏于醒脾宽胸；芦荟、芜荑、百草霜消疳，芦荟偏于清泻，芜荑偏于消虫疳，百草霜偏于化滞；青黛清热泻火；旋覆花降逆和中。方药功用是醒脾和胃，化食消疳。

【配伍用药】若腹胀者，加三棱、莪术，以消食破积；若不思饮食者，加山楂、麦芽，以消食和胃；若形体消瘦者，加人参、白术，以健脾益气；若呕吐者，加半夏、旋覆花，以降逆止呕；若烦躁者，加龙骨、远志，以安神定志等。

肥儿丸（《太平惠民和剂局方》）

【导读】肥儿丸辨治功能性消化不良、饮食积滞、胃炎、肠胃炎；针对病变证机是饮食积滞，郁积化热，浊气阻滞，或虫积不消；病变证型是疳热积滞或虫积证，症状以口臭腹胀为主，肥儿丸治疗作用特点是消食和胃，清化郁热，行气降逆，或消化虫积。

【组成】神曲_{炒,十两}（300 g）　黄连_{去须,十两}（300 g）　肉豆蔻_{面裹煨,五两}（150 g）　使君子_{去皮(壳)五两}（150 g）　麦芽_{炒,五两}（150 g）　槟榔_{细锉,晒,二十个}（100 g）　木香_{二两}（60 g）

【用法】将药研为细散状，以猪胆汁为丸，每次服 3 g，视病情及年龄决定用量及服药次数，饭前以温热水送服。汤剂可用原方量的 1/20。

【功效】醒脾消食，清热驱虫。

【适用病症】

主要症状：脘腹胀满，厌食。

辨证要点：面黄肌瘦，舌质淡红、苔腻黄白夹杂，脉沉。

可能伴随的症状：口臭，或发热，或饮食无味，或毛发稀黄如穗结，或大便溏薄，或烦躁不安。

【解读方药】方中神曲、麦芽消食，神曲偏于消陈腐油腻，麦芽偏于消面食；槟榔、使君子驱虫消食，槟榔偏于行气导滞，使君子偏于消疳化积；肉豆蔻芳香醒脾固涩；木香醒脾理气导滞；黄连清热解毒。方药功用是醒脾消食，清热驱虫。

【配伍用药】 若腹胀者，加大木香用量，再加陈皮、砂仁，以消食和胃；若不思饮食者，加大麦芽、神曲用量，以消食和胃；若面黄肌瘦者，加人参、白术，以健脾和胃；若郁热明显者，加大黄连用量、再加黄芩，以清泻郁热等。

二、肠胃积热证

小儿饮食有节是保持脾胃纳运的重要措施。若饮食偏于芳香辛热则易化燥化热，或先天禀赋阳气偏盛易化热，均是脾胃（胃肠）积热的重要原因。胃气不降，脾气不运，浊气壅滞，郁积化热，以此可演变为脾胃积热之不思饮食、脘腹胀满、辨治肠胃积热的选方用药基本要求与应用准则如下：

大承气汤方药组成特点是推陈致新，荡涤积热，辨治病证以食积热结为主。

黄连温胆汤方药组成特点是清热和胃，燥湿化痰，辨治病证以食积痰热为主。

葛根芩连汤方药组成特点是清热燥湿，辛散止泻，辨治病证以湿热壅结为主。

芍药汤方药组成特点是清热燥湿，调气和血，辨治病证以湿热痢疾为主。

枳实导滞丸方药组成特点是消食化积，清热利湿，辨治病证以湿热积滞为主。

大承气汤（《伤寒杂病论》）

【导读】 大承气汤辨治肠胃炎，肠胃功能紊乱，肠梗阻，肠胀气等；针对病变证机是热结肠胃，壅滞气机，阻结不通；病变证型是食积热结证，症状以腹胀大便不通为主，大承气汤治疗作用特点是清泻积热，行气导滞，降泻浊逆。

【组成】 大黄_{酒洗，四两}（12 g）　厚朴_{炙，去皮，半斤}（24 g）　枳实_{炙，五枚}（5 g）

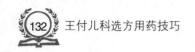

芒硝_{三合}（9 g）

【用法】 用水 700 mL，先煎枳实、厚朴 25 min，加入大黄煎 15 min，再加入芒硝煎 2～3 s，煮取药液 140 mL，每日分 6 次温服。大便得通，当停止用药。

【功效】 推陈致新，荡涤积热。

【适用病症】

主要症状：不思饮食，大便干结，腹胀不通。

辨证要点：嗳腐，舌质红、苔黄厚或燥，脉沉或数或迟或实。

可能伴随的症状：腹痛拒按，或按之脘腹坚硬，或腹中转气，或口臭，或嗳腐酸臭，或食入即吐，或潮热烦躁，或大便臭秽，或手足漐然汗出。

【解读方药】 方中大黄、芒硝泻热消积，大黄偏于硬攻，芒硝偏于软坚；枳实、厚朴理气，枳实偏于寒清，厚朴偏于温通。方药功用是推陈致新，荡涤实热。

【配伍用药】 若嗳腐者，加山楂、麦芽、莱菔子，以消食和胃；若口臭者，加黄连、黄芩，以清解郁热；若腹胀不通者，加木香、槟榔，以行气除胀；若烦躁者，加黄连、栀子，以清热除烦；若汗出多者，加石膏、知母，以清泻郁热等。

【临证验案】

1. **小儿便秘**

钱某，女，5 岁。其母代诉，1 年前至今脘腹凹陷，大便干结，经检查未发现明显器质性病变，但服用中西药未能达到预期治疗效果，近因病症加重前来诊治。刻诊：形体消瘦，脘腹凹陷，不思饮食，口臭，大便干结，烦躁不安，舌质红、苔黄燥，脉沉略弱。辨为食积热结夹虚证，治当推陈致新，荡涤积热，健脾益气，给予大承气汤与四君子汤合方：大黄 12 g，芒硝 10 g（冲服），枳实 5 g，厚朴 24 g，白术 10 g，红参 10 g，茯苓 10 g，炙甘草 10 g。6 剂，第 1 次煎 30 min，第 2 次煎 25 min，合并药液，每日 1 剂，每次服 30 mL，每日服 10 次。二诊：用药 1 剂大便即通畅，减大黄为 6 g，芒硝为 5 g，以前方 6 剂继服。三诊：口臭消除，以前方 6 剂继服，每 2 日 1 剂。随访 1 年，一切正常。

用方体会：根据烦躁、大便干结辨为热结，再根据口臭、不思饮食辨为食积，因形体消瘦、脉沉弱辨为气虚，以此辨为食积热结夹虚证。方以大承气汤推陈致新，荡涤积热；以四君子汤健脾益气。方药相互为用，以奏其效。

根据病变有实热治必泻热，有气虚治必益气，权衡病证贵在因病变证机而用药定量，若用量稍有偏失，不仅没有治疗效果，反而会加重病证。

2. 小儿磨牙

曹某，男，9岁。其母代诉，几年来睡眠磨牙较重，近由病友介绍前来诊治。刻诊：睡眠磨牙，响声震耳，睡眠躁动不安，口臭，大便干结，身体发热（体温正常），口淡不渴，舌质淡红、苔黄，脉沉略弱。辨为阳明热结，心肾不交证，治当清泻阳明，交通心肾，给予大承气汤与桂枝加龙骨牡蛎汤合方：大黄12 g，芒硝（冲服）10 g，枳实5 g，厚朴24 g，桂枝10 g，白芍10 g，龙骨24 g，牡蛎24 g，生姜10 g，大枣12枚，炙甘草6 g。6剂，以水浸泡30 min，大火烧开，小火煎35 min，每日1剂，每次服80 mL，每日服4次。二诊：磨牙减轻，大便正常，以前方6剂继服。三诊：磨牙较前又有减轻，睡眠躁动不安好转，以前方6剂继服。四诊：磨牙基本消除，睡眠躁动不安较前又有好转，以前方6剂继服。五诊：诸症基本消除，为了巩固疗效，又以前方6剂继服。随访1年，一切正常。

用方体会：根据磨牙、大便干结、口臭辨为热结，再根据夜间躁动不安、口淡不渴辨为心肾不交，因脉沉略弱辨为虚，又因舌质淡辨为寒，以此辨为阳明热结，心肾不交证。方以大承气汤清泻热结，荡涤郁结；以桂枝加龙骨牡蛎汤交通心肾，潜阳安神，益气和中。方药相互为用，以奏其效。

黄连温胆汤（《六因条辨》）

【导读】黄连温胆汤辨治肠胃炎、肠胃功能紊乱、功能性消化不良等；针对病变证机是饮食不消，气机壅滞，寒湿内生，郁热夹杂；病变证型是食积痰热证，症状以口苦腹胀为主，黄连温胆汤治疗作用特点是行气消食，降逆和胃，醒脾燥湿，清化湿热。

【组成】半夏_{汤洗七次}　竹茹　枳实_{麸炒,去瓤,各二两}（各60 g）　陈皮_{三两}（90 g）　甘草_{炙,一两}（30 g）　茯苓_{一两半}（45 g）　黄连_{三两}（90 g）

【用法】水煎服，每日分6次服。用汤剂可用原方量的1/5。

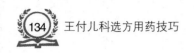
【功效】清热和胃，燥湿化痰。

【适用病症】

主要症状：不思饮食，呕吐，或腹胀。

辨证要点：口苦，舌质红、苔黄腻，脉沉滑。

可能伴随的症状：口臭，或嗳腐酸臭，或食入即吐，或身热烦躁，或大便臭秽，或大便干结。

【解读方药】方中黄连、竹茹清热，黄连偏于燥湿，竹茹偏于降逆；半夏醒脾燥湿化痰；陈皮、枳实理气化痰，陈皮偏于温化行散，枳实偏于清热降浊；茯苓健脾益气渗湿；甘草益气和中。方药功用是清热除烦，燥湿化痰。

【配伍用药】若不思饮食者，加山楂、麦芽，以消食和胃；若呕吐者，加大半夏用量，再加生姜，以降逆和胃；若腹胀者，加大陈皮、枳实用量，以行气除胀；若口苦者，加大黄连、竹茹用量，再加黄芩，以清泻郁热；若烦躁者，加大黄连、栀子，以清热除烦；若大便干结者，加大枳实用量，再加大黄，以行气泻热通便等。

葛根芩连汤(《伤寒杂病论》)

【导读】葛根芩连汤辨治菌性痢疾、阿米巴痢疾、肠胃炎，或辨治脊髓灰白质炎（小儿麻痹症）、多发性神经炎、重症肌无力等；针对病变证机是湿热蕴结，或浸淫脏腑，或浸淫肌肤，或浸淫筋脉；病变证型是湿热下注证或湿热壅窍证，葛根芩连汤治疗作用特点是清热燥湿，透散郁热，舒达筋脉。

【组成】葛根半斤（24 g）　　甘草炙,二两（6 g）　　黄芩三两（9 g）　　黄连三两（9 g）

【用法】用水 560 mL，先煎葛根 10 min，加入其余诸药，煮取药液 140 mL；每日分 6 次服用。

【功效】清热燥湿，升举止泻。

1. 辨治细菌性痢疾、阿米巴痢疾、肠胃炎属于湿热壅结证，以肛门灼热为基本特征

【适用病症】

主要症状：腹泻，或腹胀，或呕吐。

辨证要点：肛门灼热，口渴喜饮，舌质红、苔薄黄或腻，脉沉。

可能伴随的症状：口苦，或腹痛，或不思饮食，或大便色黄而臭，或身热，或恶寒，或胸脘烦热，或喘而汗出。

2. **辨治脊髓灰白质炎（小儿麻痹症）、多发性神经炎、重症肌无力属于湿热壅窍证，以头痛烦躁为基本特征**

【适用病症】

主要症状：头痛，烦躁，肢体拘急。

辨证要点：口渴喜饮，舌质红、苔薄黄或腻，脉沉数。

可能伴随的症状：咳嗽，或汗出，或咽喉肿痛，或呕吐，或腹痛，或腹泻，或胸脘烦热，或嗜睡。

【解读方药】方中黄连、黄芩清热燥湿解毒；葛根辛凉透散，升举清气；甘草益气缓急；又，葛根既可解表，又可止泻利。方药功用是以清热止利为主，兼以解表。

【配伍用药】若腹痛者，加白芍、木香，以行气缓急止痛；若呕吐者，加半夏、生姜，以降逆和胃；若苔黄厚腻者，加大黄连、黄芩用量，再加车前子，以清利湿热；若发热者，加栀子、淡豆豉，以清透郁热；若咽喉肿痛者，加桔梗、牛蒡子，以清热利咽止痛；若小便少者，加滑石、泽泻、生甘草，以通利小便等。

【临证验案】许某，男，4岁。其母代诉，腹泻已2年余，服用中西药但未能有效控制症状，近由朋友介绍前来诊治。刻诊：大便溏泻，便下色黄臭秽，每日4～5次，肛门发红，经常汗出，身热（体温正常），舌质红、苔黄略腻，指纹略紫。辨为阳明湿热证，治当清热燥湿，给予葛根芩连汤与紫参汤合方加味：葛根24 g，黄芩10 g，黄连10 g，紫参12 g，干姜5 g，炙甘草12 g。6剂，以水浸泡30 min，大火烧开，小火煎煮30 min，煮取240 mL，每次服用40 mL，每日服6次。二诊：用药第2天腹泻减轻，以前方6剂继服。三诊：诸症悉除，以前方6剂继服。随访1年，一切正常。

用方体会：根据大便溏泻、肛门发红辨为热，再根据便下色黄臭秽辨为湿热，以此辨为阳明湿热证。方以葛根芩连汤清热燥湿，升阳止泻；以紫参汤清热缓急止泻，加干姜兼防寒药伤阳。方药相互为用，以奏其效。

芍药汤(《素问病机气宜保命集》)

【导读】芍药汤辨治细菌性痢疾、阿米巴痢疾、肠胃炎；针对病变证机是湿热蕴结，损伤脉络，壅滞气机，或夹寒伤；病变证型是湿热痢疾或夹寒证，症状以腹痛便脓血为主，芍药汤治疗作用特点是清热泻热，燥湿止痢，调理气血，或兼以温阳。

【组成】芍药一两（30 g） 当归半两（15 g） 黄连半两（15 g） 槟榔 木香 甘草炒,各二钱（各6 g） 大黄三钱（9 g） 黄芩半两（15 g） 官桂二钱半（8 g）

【用法】将药研为细散状，每次服6 g，用水煎煮，每日分6次服。

【功效】清热燥湿，调气和血。

【适用病症】

主要症状：腹痛，便脓血，赤白相兼。

辨证要点：肛门灼热，口渴喜饮，舌质红、苔薄黄或腻，脉滑数。

可能伴随的症状：腹胀，或呕吐，或不思饮食，或里急后重，或身热，或肢体困重等。

【解读方药】方中黄连、黄芩、大黄苦寒，黄连、黄芩偏于清热燥湿，大黄偏于泻热通下；槟榔、木香理气，槟榔偏于导滞，木香偏于醒脾；芍药、当归补血，当归偏于活血，芍药偏于缓急止痛；官桂辛热温通，兼防寒药凝滞；甘草益气缓急。方药功用是清热燥湿，调气和血。

【配伍方药】若腹痛者，加大芍药、甘草用量，以缓急止痛；若湿热甚者，加大黄连、黄芩用量，以清热燥湿；若气滞者，加木香、槟榔，以行气导滞；若便脓血者，加大芍药、当归用量，以调理血脉；若里急后重者，加大木香用量，再加薤白，以行气导滞；若肛门灼热者，加大黄连用量，再加黄柏，以清热燥湿等。

枳实导滞丸(《内外伤辨惑论》)

【导读】枳实导滞汤辨治细菌性痢疾、阿米巴痢疾、肠胃炎，针对病变证机是湿热蕴结，饮食积滞，浊气壅滞；病变证型是湿热积滞证，症状以腹胀腹痛厌食为主，枳实导滞汤治疗作用特点是清泻积热，燥湿止痢，消食和胃，行气和中。

【组成】大黄一两（30 g）　枳实麸炒　神曲炒,各五钱（各 15 g）　茯苓　黄芩　黄连　白术各三钱（各 9 g）　泽泻二钱（6 g）

【用法】将药研为细散状，以汤浸蒸饼为丸，每次服 6～9 g，温开水送服，饭前或饭后 1 小时服用，视病情可酌情调整大黄用量。

【功效】消食化积，清热利湿。

【适用病症】

主要症状：腹胀，腹痛，厌食嗳腐。

辨证要点：口渴，舌质红、苔黄腻，脉沉有力。

可能伴随的症状：呕吐，或下痢泄泻，或大便干结，或小便短赤等。

【解读方药】方中大黄、黄连、黄芩泻热，大黄偏于导滞，黄连、黄芩偏于燥湿；白术、茯苓健脾益气，白术偏于燥湿，茯苓偏于利湿；枳实理气导滞；神曲消食和胃；泽泻渗利湿浊；又茯苓与白术配伍以健脾，与泽泻配伍以利湿。方药功用是消食化积，清热利湿。

【解读方药】若腹胀者，加大枳实用量，再加厚朴，以行气下气消胀；若腹痛甚者，加白芍、甘草，以缓急止痛；若厌食嗳腐者，加山楂、麦冬，以消食和胃；若呕吐者，加半夏、陈皮，以降逆和胃；若苔黄腻者，加大茯苓用量，再加黄连、苍术，以清热燥湿等。

三、脾胃寒湿证

寒湿浸淫，壅滞脾胃，清气不升，浊气不降。若饮食生冷寒凉，或寒湿侵袭，或先天禀赋阳气不足，以此可演变为脾胃寒湿之不思饮食，脘腹胀满，辨治脾胃寒湿的选方用药基本要求与应用准则如下：

半夏干姜散方药组成特点是温阳散寒，降逆燥湿，辨治病证以脾胃寒饮郁滞为主。

吴茱萸汤方药组成特点是温中补虚，降逆止呕，辨治病证以脾胃寒湿夹虚

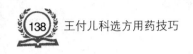

为主。

附子粳米汤方药组成特点是温阳散寒，化饮降逆，辨治病证以脾胃寒湿饮逆为主。

藿香正气散方药组成特点是芳香化湿，理气和中，辨治病证以寒湿郁滞为主。

半夏干姜散(《伤寒杂病论》)

【导读】半夏干姜散辨治肠炎、肠胃炎、功能性消化不良等；针对病变证机是阳气不足，寒气内生，饮从寒生，脾气不升，胃气不降；病变证型是脾胃寒饮郁滞证，症状以呕吐涎沫为主，半夏干姜散治疗作用特点是温阳通阳，燥湿化饮，散寒降逆。

【组成】半夏　干姜_{等份}

【用法】将药研为散状，取 1.5 g，用酸浆水 100 mL，煮取 50 mL，每日分 3 次服。

【功效】温阳散寒，降逆燥湿。

【适用病症】

主要症状：呕吐、吐涎沫。

辨证要点：口淡不渴，舌质淡、苔白腻，脉沉迟。

可能伴随的症状：恶寒，或手足不温，或胃脘支结，或咽喉不利，或胸胁支满，或胸膈满闷，或烦躁等。

【解读方药】方中半夏、干姜温阳散寒，半夏偏于降逆燥湿，干姜偏于宣散温通。方药功用是温阳散寒，降逆燥湿。

【配伍用药】若呕吐者，加大半夏用量，再加陈皮，以降逆和胃；若吐涎沫甚者，加大干姜用量，再加白术、茯苓，以健脾止涎；若手足不温者，加大干姜用量，再加附子，以温阳散寒；若胃脘支结者，加大干姜用量，再加桂枝，以温通阳气；若咽喉不利者，加大半夏用量，再加桔梗，以降逆利咽等。

【临证验案】

1. 口涎多

任某，男，2 岁 4 个月。其母代诉，口涎多及口唇溃疡已年余，经中西药治疗但未能达到有效控制症状，近因病症加重前来诊治。刻诊：口涎较多，口唇有3处溃疡，手足不温，舌质淡、苔白略腻，指纹淡滞。辨为脾胃寒饮郁滞证，治当温阳散寒，降逆燥湿，给予半夏干姜散与四逆汤合方：生半夏10 g，干姜10 g，生川乌5 g，炙甘草6 g。6剂，第1次煎30 min，第2次煎25 min，合并药液，每日1剂，每次服5 mL，每日服15次。二诊：用药第2日口涎即减少，以前方6剂继服。三诊：口唇溃疡痊愈，以前方6剂继服。四诊：诸症消除，以前方3剂巩固疗效。随访1年，一切正常。

用方体会：根据口涎多、手足不温辨为阳虚生寒，再根据苔白略腻辨为痰饮，以此辨为脾胃寒饮郁滞证。方以半夏干姜散温阳散寒，降逆燥湿；以四逆汤温壮阳气，驱散阴寒。方药相互为用，以奏其效。

2. 腹胀吐食

孙某，女，1岁9个月。腹胀、食后即吐食已半年余，近因病症加重前来诊治。刻诊：腹胀触之有鼓音，食后吐食，手足不温，舌质淡、苔白略腻，指纹淡红。辨为脾胃寒饮气滞证，治当温阳散寒，降逆燥湿，给予半夏干姜散与橘皮汤合方：生半夏10 g，干姜10 g，橘皮12 g，生姜24 g。6剂，第1次煎30 min，第2次煎25 min，合并药液，每日1剂，每次服10 mL，每日服15次。二诊：腹胀基本消除，未再食后即吐食，以前方6剂继服。三诊：诸症基本消除，以前方3剂巩固疗效。随访1年，一切正常。

用方体会：根据腹胀、手足不温辨为寒滞，再根据腹胀有鼓音辨为气滞，因苔白腻辨为痰湿，以此辨为脾胃寒饮气逆证。方以半夏干姜散温阳散寒，降逆燥湿；以橘皮汤温阳理气降逆。方药相互为用，以奏其效。

吴茱萸汤(《伤寒杂病论》)

【导读】吴茱萸汤辨治肠炎、肠胃炎、功能性消化不良等；针对病变证机是肝胃气虚，寒湿内生，浊气上逆，病变证型是脾胃寒湿夹虚证，症状以上吐下泻为主，吴茱萸汤治疗作用特点是温阳散寒，降逆和胃，补益中气，缓急和中。

【组成】吴茱萸_{洗,一升}（24 g）　人参_{三两}（9 g）　生姜_{切,六两}（18 g）　大枣_{擘,十二枚}（12枚）

【用法】 用水 490 mL，煮取药液 150 mL，每次温服 50 mL，每日分 6 次服。

【功效】 温中补虚，降逆止呕。

【适用病症】

主要症状：呕吐、腹泻，腹痛。

辨证要点：口淡不渴，舌质淡、苔白腻，脉沉弱。

可能伴随的症状：食则欲呕，或吐涎沫，或干呕，或吞酸，或头痛，或胸膈满闷，或手足厥冷，或烦躁等。

【解读方药】 方中吴茱萸、生姜辛温燥湿，吴茱萸偏于降逆，生姜偏于宣散；大枣、人参益气，大枣偏于补血，人参偏于生津。方药功用是温中补虚，降逆止呕。

【配伍用药】 若呕吐者，加半夏、陈皮，以降逆和胃；若腹泻者，加苍术、茯苓、山药，以健脾止泻；若吞酸者，加半夏、茯苓，以燥湿利湿制酸；若头痛者，加藿香、川芎，以芳香理血止痛；若胸膈满闷者，加木香、砂仁、薤白，以行气宽胸除满等。

【临证验案】 李某，男，10 岁。其母代诉，1 年前经检查诊断为急性肠炎，经中西药治疗但大便溏泻未能有效控制，近由病友介绍前来诊治。刻诊：大便溏泻（4~5）次/日，食凉或受凉加重，急躁易怒，腹部怕冷，手足不温，口渴欲饮热水，舌质红、苔黄腻，脉沉弱。辨为肝胃虚寒夹湿热证，治当温暖肝胃，清热燥湿，给予吴茱萸汤与紫参汤合方：吴茱萸 24 g，红参 10 g，生姜 15 g，大枣 12 枚，拳参 24 g，生甘草 6 g。6 剂，以水浸泡 30 min，大火烧开，小火煎 40 min，每日 1 剂，每次服 80 mL，每日服 4 次。二诊：大便溏泻好转，以前方 6 剂继服。三诊：大便基本成形，仍手足不温，以前方加干姜 6 g，6 剂。四诊：大便基本正常，手足温和，以前方 6 剂继服。五诊：诸症消除，为了巩固疗效，又以前方 6 剂继服。随访 1 年，一切正常。

用方体会：根据大便溏泻、受凉加重辨为胃寒，再根据腹部怕冷、急躁易怒辨为肝寒，因脉沉弱辨为气虚，又因舌质红、苔黄腻辨为湿热，以此辨为肝胃虚寒夹湿热证。方以吴茱萸汤温肝暖胃，益气止泻；以紫参汤清热燥湿止泻。方药相互为用，以奏其效。

附子粳米汤(《伤寒杂病论》)

【导读】附子粳米汤辨治肠炎、肠胃炎、功能性消化不良等；针对病变证机是寒饮内生，壅滞气机，脾胃虚弱，浊气逆行；病变证型是脾胃寒湿饮逆证，症状以肠鸣腹痛为主，附子粳米汤治疗作用特点是温阳散寒，燥湿化饮，健脾益气。

【组成】附子炮,一枚（5 g）　半夏半升（12 g）　甘草一两（3 g）　大枣十枚（10 枚）　粳米半升（12 g）

【用法】用水 560 mL，以米熟汤成；每次温服 70 mL，每日分 6 次服。

【功效】温阳散寒，化饮降逆。

【适用病症】

主要症状：腹中雷鸣，腹中大痛。

辨证要点：口淡不渴，舌质淡、苔白腻，脉沉迟。

可能伴随的症状：呕吐，或吐涎沫，或手足不温，或大便溏泻，或胸胁逆满，或肢体困重等。

【解读方药】方中附子、半夏味辛主散，附子偏于温壮阳气；半夏偏于降逆燥湿；大枣、粳米、甘草，补益脾胃。方药功用是温阳散寒，化饮降逆。

【配伍用药】若呕吐者，加大半夏用量，再加陈皮，以降逆理气和胃；若大便溏泻者，加苍术、茯苓、白术，以健脾醒脾，燥湿止泻；若手足不温者，加大附子用量，再加干姜，以温阳散寒；若胸胁逆满者，加香附、木香、砂仁，以芳香化湿除满；若肢体困重者，加川芎、白术，以健脾行气化湿等。

【临证验案】司某，男，9 岁。其母代诉，2 年前因夏季炎热食凉即胃痛、呕吐，至今反复不愈，近因胃痛、呕吐加重前来诊治。刻诊：脘腹剧痛，腹中水气似雷鸣，呕吐涎沫，大便溏泻，口淡不渴，舌质淡、苔白腻，脉沉弱。辨为脾胃寒湿饮逆夹虚证，治当温阳散寒，化饮降逆，健脾益气，给予附子粳米汤与苓桂术甘汤合方：附子 5 g，生半夏 12 g，大枣 10 枚，粳米 12 g，茯苓 12 g，桂枝 10 g，白术 6 g，炙甘草 6 g。6 剂，第 1 次煎 30 min，第 2 次煎 25 min，合并药液，每日 1 剂，每次服 50 mL，每日服 6 次。二诊：用药 2 剂脘腹剧痛即止，以前方 6 剂继服。三诊：腹中水气声消除，呕吐涎沫止，以前方

6 剂继服。四诊：诸症基本悉除，以前方 6 剂继服巩固疗效。随访 1 年，一切正常。

用方体会：根据脘腹剧痛、口淡不渴辨为寒结，再根据大便溏泻、苔白腻辨为寒湿，因脉沉弱辨为气虚，以此辨为脾胃寒湿饮逆夹虚证。方以附子粳米汤温阳散寒，化饮降逆；以苓桂术甘汤通阳化饮，健脾益气。方药相互为用，以奏其效。

藿香正气散(《太平惠民和剂局方》)

【导读】藿香正气散辨治肠炎、肠胃炎、功能性消化不良等；针对病变证机是寒湿浸淫，壅滞脾胃，浊气上逆，清气下陷；病变证型是寒湿郁滞证，症状以腹痛吐泻为主，藿香正气散治疗作用特点是温阳散寒，燥湿和中，健脾化湿，行气和胃，宣畅气机。

【组成】大腹皮　白芷　紫苏　茯苓_{去皮,各一两}（各 30 g）　半夏曲　白术　陈皮_{去白}　厚朴_{去粗皮,姜汁炙}　苦桔梗_{各二两}（各 60 g）　藿香_{去土,三两}（90 g）　甘草_{炙,二两半}（75 g）

【用法】将药研为细散状，每次服 5 g，用水煎，加入生姜 3 片，大枣 1 枚同煎，温热服用。用汤剂可用原方量的 1/5，每日分 6 次服。

【功效】芳香化湿，理气和中。

【适用病症】

主要症状：不思饮食，吐泻腹痛。

辨证要点：口淡不渴，舌质淡、苔白腻，脉沉。

可能伴随的症状：发热恶寒，或腹胀，或头痛，或脘腹疼痛，或手足不温。

【解读方药】方中半夏醒脾燥湿；厚朴、陈皮、大腹皮理气，厚朴偏于下气，陈皮偏于调中，大腹皮偏于利湿；藿香、紫苏、白芷芳香化湿，藿香偏于醒脾，紫苏偏于行气，白芷偏于开窍；白术、茯苓、甘草益气，白术偏于燥湿，茯苓偏于利湿，甘草偏于和中；桔梗宣肺利咽。方药功用是芳香化湿，理气和中。

【配伍用药】若不思饮食者，加大陈皮用量，再加山楂、佩兰，以芳香化湿，消食和胃；若腹胀者，加大大腹皮、厚朴用量，再加木香，以理气消胀；若呕吐者，加大半夏、生姜用量，以降逆和胃；若头痛者，加大白芷用量，再加川芎，以散寒止痛；若苔白腻厚者，加大白术、茯苓用量，再加苍术，以燥湿利湿等。

四、脾胃虚热证

脾胃气虚而不运，浊气不行而郁滞，郁久化热，以此可演变为脾胃虚热之恶心、呕吐、不思饮食。辨治脾胃虚热的选方用药基本要求与应用准则如下：

竹皮大丸方药组成特点是清热和胃，补虚通阳，辨治病证以虚热气逆夹阳郁为主。

橘皮竹茹汤方药组成特点是补虚和胃，清热降逆，辨治病证以虚热气逆为主。又，橘皮竹茹汤治疗虚热之热较竹皮大丸作用弱，治疗虚热之虚较竹皮大丸作用明显。

竹皮大丸(《伤寒杂病论》)

【导读】竹皮大丸辨治胃炎、胆囊炎、肠胃炎等；针对病变证机是热郁脾胃，阳气不通，浊气上逆；病变证型是虚热气逆夹阳郁证，症状以呕吐烦躁为主，竹皮大丸治疗作用特点是清热和胃，通阳和中，降逆益气。

【组成】生竹茹二分（6 g）　石膏二分（6 g）　桂枝一分（3 g）　甘草七分（21 g）　白薇一分（3 g）

【用法】将药研为散状，以枣肉制为丸如弹子大，用水送服 1 丸，每日分 6 次服。有热者白薇加倍，若烦喘者，加柏实一分。

【功效】清热和胃，补虚通阳。

【适用病症】

主要症状：恶心，烦躁不安。

辨证要点：身热，手指不温，舌红少津、苔薄黄，脉虚数。

可能伴随的症状：脘腹不适，或呕吐，或气短乏力，或口臭，或饥不欲食，或四肢倦怠，或大便不调，或小便短赤等。

【解读方药】方中竹茹、石膏、白薇清热除烦，竹茹偏于降逆和胃，石膏偏于生津，白薇偏于凉血解毒；桂枝温通降逆，调中和胃，并制约寒药伤胃；大枣、甘草益气，大枣偏于生血，甘草偏于生津。方药功用是清热和胃，补虚通阳。

【配伍用药】若恶心呕吐甚者，加大竹茹用量，再加代赭石，以降逆和胃；若烦躁不安者，加大石膏用量，再加黄连，以清热泻火除烦；若口渴甚者，加大石膏用量，再加知母，以清热养阴；若口臭者，加黄连、黄芩，以清泻郁热；若饥不欲食者，加山楂、麦芽、神曲，以消食和胃等。

【临证验案】赵某，女，8岁。其母代诉，饥饿即恶心、嗳气频繁已2年余，经检查未发现明显器质性病变，近因病症加重前来诊治。刻诊：饥饿即恶心，嗳气，口臭，身热，手指冰凉，大便干结，腹胀，精神疲惫，口干舌燥，舌质红、苔薄黄，脉浮弱。辨为虚热气逆夹阳郁证，治当清热和胃，补虚通阳，兼以通便，给予竹皮大丸与大黄甘草汤合方加味：生竹茹6 g，石膏6 g，桂枝3 g，白薇3 g，大黄12 g，陈皮6 g，生甘草21 g。6剂，第1次煎30 min，第2次煎25 min，合并药液，每日1剂，每次服40 mL，每日服8次。二诊：用药3剂恶心即止，嗳气减少，大便通畅，减大黄为10 g，以前方6剂继服。三诊：大便略溏、手指温和，减大黄为6 g，以前方6剂继服。四诊：诸症基本悉除，以前方6剂继服巩固疗效。随访1年，一切正常。

用方体会：根据恶心、口臭辨为热，再根据精神疲惫、脉弱辨为虚，因身热、手指冰凉辨为阳郁，以此辨为虚热气逆夹阳郁证。方以竹皮大丸汤清热和胃，补虚通阳；以大黄甘草汤泻热通便益气，加陈皮理气和胃消胀。方药相互为用，以奏其效。

橘皮竹茹汤(《伤寒杂病论》)

【导读】橘皮竹茹汤辨治胃炎、胆囊炎、肠胃炎等；针对病变证机是脾胃虚弱，郁热内生，胃气不降，浊气上逆；病变证型是虚热气逆证，症状以呃逆呕吐为主，橘皮竹茹汤治疗作用特点是健脾益气，清解郁热，行气和胃。

【组成】橘皮_{二升}（48 g）　竹茹_{二升}（48 g）　大枣_{三十枚}　人参_{一两}（3 g）
生姜_{半斤}（24 g）　甘草_{五两}（15 g）

【用法】用水 700 mL，煮取 210 mL，每日分 6 次服。

【功效】补虚和胃，清热降逆。

【适用病症】

主要症状：恶心呕吐，呃逆，或嗳气。

辨证要点：面色不荣，少气乏力，舌质偏红、苔薄黄或腻，脉虚或数。

可能伴随的症状：食已即吐，或口干，或口苦，或口臭，或脘腹疼痛，或大便不调，或小便短赤。

【解读方药】方中陈皮理气和胃；竹茹清热降逆和胃；生姜辛散温胃，降逆止呃；人参、大枣、甘草益气，人参偏于大补，大枣、甘草偏于平补。方药功用是补虚清热，降逆止呃。

【配伍用药】若恶心呕吐甚者，加半夏、旋覆花，以降泄浊逆；若气滞者，加砂仁、木香，以行气导滞；若气虚甚者，加大人参用量，再加白术，以健脾益气；若夹热明显者，加黄连、黄芩，以清泻郁热；若不思饮食者，加山楂、麦芽，以消食和胃等。

【临证验案】郑某，女，12 岁。其母代诉，半年前出现胃痛伴呃逆，经治疗后胃痛解除，但呃逆反复不愈，近由病友介绍前来诊治。刻诊：呃逆频繁，不思饮食，声音低沉，口渴欲饮水，手足不温，舌质红、苔薄黄，脉沉弱。辨为脾胃虚弱，寒热夹杂证，治当健脾温中，清热降逆，给予橘皮竹茹汤与小半夏汤合方：橘皮 48 g，竹茹 48 g，大枣 30 枚，红参 3 g，生姜 24 g，生半夏 24 g，生甘草 15 g。6 剂，以水浸泡 30 min，大火烧开，小火煎 40 min，每日 1 剂，每次服 80 mL，每日服 4 次。二诊：呃逆减轻，仍不思饮食，以前方加生山楂 24 g，6 剂。三诊：呃逆较前又有减轻，以前方 6 剂继服。四诊：呃逆较前又有减轻，饮食尚可，手足温和，以前方 6 剂继服。五诊：呃逆消除，为了巩固疗效，又以前方治疗 6 剂。随访 1 年，一切正常。

用方体会：根据呃逆频繁、口渴欲饮水辨为胃热，再根据声音低沉、脉沉弱辨为气虚，因手足不温辨为寒，又因舌质红、苔薄黄辨为热，以此辨为脾胃虚弱，寒热夹杂证。方以橘皮竹茹汤健脾益气，清热降逆；小半夏汤醒脾温胃降逆。方药相互为用，以奏其效。

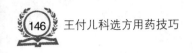

五、脾胃虚寒证

脾胃之所以职司纳运，是因为脾胃气机的升降出入，气以推动，阳以温化，相互为用，以司脾胃纳运之职。脾胃气虚，气不化阳而生寒，寒气浸淫，以此演变为脾胃虚寒之不思饮食，脘腹疼痛，手足不温，辨治脾胃虚寒的选方用药基本要求与应用准则如下：

乌头桂枝汤方药组成特点是温中逐寒，解肌散邪，辨治病证以脾胃虚寒凝滞为主。

理中丸方药组成特点是温中祛寒，益气健脾，辨治病证以脾胃虚寒为主。又，理中丸治疗脾胃虚寒证较乌头桂枝汤作用缓和。

小建中汤方药组成特点是温补气血，和里缓急，辨治病证以脾胃气血虚夹寒为主。

小建中汤与理中汤（丸）合方组成特点是温阳散寒，补益气血，辨治病证以脾胃虚寒夹气血虚为主。

养脏散方药组成特点是温阳行气，降逆和胃，辨治病证以脾胃寒滞为主。

真人养脏汤方药组成特点是温补脾肾，涩肠固脱，辨治病证以脾胃虚寒不禁为主。

丁萸理中汤方药组成特点是温中和胃，降逆止呕，辨治病证以寒湿阳虚气逆为主。

参附龙牡汤方药组成特点是温阳止泻，益气固涩，辨治病证以阴寒伤气不固为主。

乌头桂枝汤（《伤寒杂病论》）

【导读】乌头桂枝汤辨治肠炎、肠胃炎、肠痉挛等；针对病变证机是脾胃虚弱，寒气凝滞，营卫不固；病变证型是脾胃虚寒凝滞证，症状以脘腹疼痛剧痛冷汗出为主，乌头桂枝汤治疗作用特点是温阳散寒，调理脾胃，补益中气。

【组成】 乌头_{五枚}（10 g） 桂枝_{去皮，三两}（9 g） 芍药_{三两}（9 g） 甘草_{炙，二两}（6 g） 生姜_{切，三两}（9 g） 大枣_{十二枚}[按：仲景方中乌头无用量，本书引用剂量源于《医心方》。]

【用法】 用水煎煮 50 min，取药液加入蜂蜜 140 mL，再煎 10 min，每日分 6 次服。

【功效】 温中逐寒，解肌散邪。

【适用病症】

主要症状：脘腹剧痛，痛则汗出。

辨证要点：口淡不渴，手足不温，舌质淡、苔白或腻，脉浮或沉紧。

可能伴随的症状：发热，或恶寒，或头痛，或呕吐，或恶心，或麻木不仁，大便溏泻，或大便清长。

【解读方药】 方中乌头、桂枝、生姜温中散寒，乌头偏于辛散止痛，桂枝偏于温阳通经，生姜偏于醒脾和胃；甘草、大枣、蜜益气，甘草偏于生津，大枣偏于生血，蜜偏于缓急解毒；芍药益阴和营止痛。方药功用是温中逐寒，解肌散邪。

【配伍用药】 若腹痛者，加大芍药、甘草用量，以缓急止痛；若痛则汗出者，加大芍药用量，再加黄芪，以敛阴益气止汗；若手足不温者，加干姜、吴茱萸，以温阳散寒；若呕吐者，加大生姜用量，再加半夏，以降逆和胃等。

【临证验案】 孙某，女，11 岁。其母代诉，3 年来每月至少感冒 1 次，每次感冒即胃痛，近由病友介绍前来诊治。刻诊：发热，怕冷，汗出，胃痛如针刺，食凉加重，手足不温，舌质暗淡、苔薄白，脉弱略涩。辨为太阳中风，胃寒瘀滞证，治当温中散寒，调理营卫，活血化瘀，给予乌头桂枝汤与失笑散合方：制川乌 10 g，桂枝 10 g，大枣 12 枚，白芍 10 g，生姜 10 g，五灵脂 10 g，蒲黄 10 g，炙甘草 6 g。6 剂，以水浸泡 30 min，大火烧开，小火煎 40 min，每日 1 剂，每次服 80 mL，每日服 4 次。二诊：感冒痊愈，仍手足不温，以前方加干姜 6 g，6 剂。三诊：手足温和，以前方 6 剂继服。四诊：诸症消除，为了巩固疗效，又以前方治疗 6 剂。随访 1 年，一切正常。

用方体会：根据发热、怕冷、汗出辨为太阳中风，再根据胃痛如针刺、舌质暗淡、脉弱略涩辨为瘀，因手足不温、苔薄白辨为寒，以此辨为太阳中风，胃寒瘀滞证。方以乌头桂枝汤补益中气，温阳散寒，调理营卫；以失笑散活血化瘀止痛。方药相互为用，以奏其效。

理中丸(《伤寒杂病论》)

【导读】理中丸辨治慢性胃炎、慢性肠炎、消化不良等；针对病变证机是脾胃虚弱，寒湿浸淫，浊气上逆，清气下陷；病变证型是脾胃虚寒证，症状以腹痛喜温为主，理中丸治疗作用特点是健脾益气，温中散寒，降逆和胃。

【组成】人参 干姜 甘草_炙 白术_{各三两}（各9g）

【用法】将药研为细散状，以蜜为丸，每次服10g，白天服3~4次，夜间服2次；亦可做汤剂，用水日560 mL，煮取药液210 mL，每次服35 mL，每日分6次温服。服药后15 min，饮热粥50 mL左右，使身体微微发热，且不能减衣去热。

【功效】温中祛寒，益气健脾。

【适用病症】

主要症状：脘腹疼痛或胀满，不思饮食。

辨证要点：形寒怕冷，倦怠乏力，舌质淡、苔薄白，脉虚弱。

可能伴随的症状：呕吐，或下利，或泻下不消化食物，或面色萎黄，或目光无神。

【解读方药】方中人参、白术、甘草益气，人参、甘草偏于生津，白术偏于燥湿；干姜温热散寒。方药功用是温中祛寒，益气健脾。

【配伍用药】若气虚腹痛者，加大人参、白术用量，以补益中气；若寒凝腹痛者，加大干姜用量，再加附子，温阳散寒止痛；若腹胀者，加青皮、陈皮、木香，以行气除胀；若不思饮食者，加山楂、麦芽，以消食和胃；若呕吐者，加半夏、陈皮，以降逆和胃；若腹泻者，加茯苓、薏苡仁，以健脾止泻等。

【临证验案】李某，男，1岁2个月。其母代诉，腹泻5个月，虽服用中西药，但仍然腹泻，近因腹泻加重前来诊治。刻诊：大便溏泻（4~5）次/日，大便呈绿色，面无光泽，手足不温，目神疲惫，舌质淡，苔薄白，指纹暗紫。辨为脾胃虚寒证，治当温中祛寒，益气健脾，给予理中丸与赤石脂禹余粮汤合方：红参10 g，白术10 g，干姜10 g，赤石脂50 g，禹余粮50 g，炙甘草10 g。6剂，第1次煎35 min，第2次煎25 min，合并药液，每日1剂，每次服5 mL，每日分 15 次服。二诊：用药第 3 日腹泻即止，目神仍疲惫，以前方 6 剂继服。三诊：诸症悉除，以前方 3 剂巩固疗效。随访 1 年，一切正常。

用方体会：根据腹泻、手足不温辨为寒，再根据目神疲惫辨为气虚，以此辨为脾胃虚寒证。方以理中丸温中祛寒，益气健脾；以赤石脂禹余粮汤温涩止泻。方药相互为用，以奏其效。

小建中汤(《伤寒杂病论》)

【导读】小建中汤辨治肠炎、肠胃炎、肠痉挛等；针对病变证机是脾胃虚弱，气不温煦，血不滋荣，寒气内生；病变证型是脾胃气血虚寒证，症状以腹中急痛为主，小建中汤治疗作用特点是补益脾胃，生化气血，温中散寒，调理中气。

【组成】桂枝_{去皮,三两}（9 g）　甘草_{炙,二两}（6 g）　芍药_{六两}（18 g）　生姜_{切,三两}（9 g）　大枣_{擘,十二枚}（12 枚）　胶饴_{一升}（70 mL）

【用法】用水 420 mL，煮取药液 210 mL，加入饴糖微火消溶，每次温服 35 mL，每日分 6 次服。呕吐明显者，慎用。

【功效】温补气血，和里缓急。

【适用病症】

主要症状：腹痛，不思饮食。

辨证要点：喜温喜按，面色不荣，舌质淡、苔薄白，脉细弱。

可能伴随的症状：腹痛因饮食缓解，或手足不温，或头晕目眩，或倦怠乏力。

【解读方药】方中胶饴、大枣、甘草益气，胶饴、大枣偏于补血，甘草偏于生津；芍药补血缓急止痛；桂枝、生姜辛温，桂枝偏于温通，生姜偏于温胃；又，胶饴与大枣、甘草配伍以益气，与芍药配伍以补血。方药功用是温补气血，和里缓急。

【配伍用药】若腹痛者，加大芍药、甘草用量，以缓急止痛；若不思饮食者，加山楂、麦芽，以消食和胃；若怕冷明显者，加大桂枝、生姜用量，再加附子，温阳散寒；若头晕目眩者，加人参、白术，以健脾益气；若大便溏泻者，加白术、茯苓、薏苡仁，以健脾止泻等。

小建中汤(《伤寒杂病论》)与
理中汤(《伤寒杂病论》)合方

【导读】小建中汤与理中丸合方辨治肠炎、肠胃炎、肠痉挛等；针对病变证机是脾胃虚弱，气血不足，寒气内生，气机逆乱；病变证型是脾胃阳虚夹血虚证，症状以脘腹隐痛肢冷为主，小建中汤与理中丸合方治疗作用特点是温中散寒，补益气血，缓急止痛。

【组成】小建中汤〔桂枝去皮,三两（9 g） 甘草炙,二两(6 g) 芍药六两（18 g）生姜切,三两（9 g） 大枣擘,十二枚（12 枚） 胶饴一升（70 mL）〕

理中汤〔人参三两（9 g） 甘草炙,三两（9 g） 白术三两（9 g） 干姜三两（9 g）〕

两方相重复的药，只选其中用量较大的一个。

【用法】水煎服，每日分6次服。

【功效】温阳散寒，补益气血。

【适用病症】

主要症状：脘腹疼痛，不思饮食。

辨证要点：喜温喜按，倦怠乏力，舌质淡、苔薄白，脉虚弱。

可能伴随的症状：面色不荣，或腹痛因饮食缓解，或手足不温，或食后作胀，或大便溏泻。

【解读方药】方中人参、白术、胶饴、大枣、甘草益气，人参偏于大补，白术偏于燥湿，胶饴、大枣偏于补血，甘草偏于平补；芍药补血缓急止痛；桂枝、干姜、生姜辛温，桂枝偏于温通，干姜偏于温阳，生姜偏于温散；又，胶饴与大枣、甘草配伍以益气，与芍药配伍以补血。方药功用是温阳散寒，益气缓急。

【配伍用药】若气虚甚者，加黄芪、山药，以补益中气；若血虚者，加当归、阿胶，以滋补阴血；若呕吐明显者，加丁香、柿蒂，以降逆和胃；若手足不温者，加大干姜用量，再加附子，以温阳散寒等。

养脏散(《医宗金鉴》)

【导读】养脏散辨治肠炎、肠胃炎、肠痉挛等；针对病变证机是寒气内生，浊气逆行，血行不利；病变证型是脾胃寒滞或夹气血不利证，症状以腹痛腹胀为主，养脏散治疗作用特点是温阳散寒，降泄浊气，行气和中，调理气血。

【组成】当归 木香 肉桂 沉香 川芎各半两（15 g） 丁香二钱（6 g）

【用法】每次服 3 g，淡姜汤送服，每日分 6 次服。

【功效】温阳行气，降逆和胃。

【适用病症】

主要症状：腹痛，不思饮食，或腹胀。

辨证要点：痛则冷汗出，舌质淡、苔白腻，脉沉弱。

可能伴随的症状：面色萎黄，或苍白，或呕吐，或恶心，或唇色紫暗，或喜按喜温，或倦怠食少，或手足不温，或小便清长。

【解读方药】方中肉桂温暖脾胃，散寒和中；木香、沉香、丁香理气，木香偏于导滞，沉香偏于纳气，丁香偏于和胃；当归、川芎活血，当归偏于补血，川芎偏于行气。方药功用是温阳行气，降逆和胃。

【配伍用药】若腹痛者，加大肉桂用量，再加干姜，以温阳散寒止痛；若不思饮食者，加山楂、莱菔子，以消食和胃降逆；若腹胀者，加大木香、沉香用量，以行气除胀；若恶心者，加大丁香用量，再加柿蒂，以降逆和胃；若夹瘀者，加大当归、川芎用量，以行气理血止痛等。

真人养脏汤(《太平惠民和剂局方》)

【导读】真人养脏汤辨治慢性肠炎、慢性肠胃炎、慢性痢疾等；针对病变证机是肾气不固，脾气不摄，寒湿浸淫，气机不利，清气下陷；病变证型是脾肾虚寒不固证，症状以泻利不禁为主，真人养脏汤治疗作用特点是温阳散寒，益气固涩，行气调血。

【组成】人参 当归去芦 白术焙,各六钱（各18 g） 肉豆蔻面裹煨,半两（15 g） 肉桂去粗皮 炙甘草各八钱（各24 g） 白芍一两六钱（45 g） 木香不见火,一两四钱（42 g）

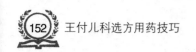

诃子_{去核,一两二钱}（36 g）　　罂粟壳_{去蒂萼,蜜炙,三两六钱}（108 g）

【用法】将药研为细散状，每次服 6~9 g，用水煎服，饭前温服。服药期间忌饮酒、生冷面食、鱼腥、油腻。用汤剂可用原方量的 1/2。

【功效】温补脾肾，涩肠固脱。

【适用病症】

主要症状：久泻久痢，不思饮食，或腹胀。

辨证要点：大便滑脱不禁，舌质淡、苔白腻，脉虚弱。

可能伴随的症状：腹痛，或脐腹隐痛，或剧痛，或喜按喜温，或便脓血，或里急后重，或倦怠食少，或手足不温。

【解读方药】方中罂粟壳、诃子、肉豆蔻固肠，罂粟壳偏于益气，诃子偏于固脱，肉豆蔻偏于消食；人参、白术、甘草益气，人参偏于大补，白术偏于燥湿，甘草偏于平补；肉桂温中散寒；当归、白芍补血，当归偏于活血，白芍偏于缓急；木香行气导滞。方药功用是温补脾肾，涩肠固脱。

【配伍用药】若久泻久痢甚者，加大肉豆蔻、诃子用量，以固涩止泻；若不思饮食者，加山楂、砂仁，以消食行气和胃；若腹痛者，加大肉桂、白芍、甘草用量，以温中缓急止痛；若气虚者，加大人参、白术用量，以补益中气；若里急后重者，加大木香用量，再加薤白，以行气除重；若手足不温者，加大肉桂用量，再加附子，以温阳散寒等。

丁萸理中汤(《医宗金鉴》)

【导读】丁萸理中汤辨治胃炎、肠胃炎、功能性消化不良等；针对病变证机是脾胃虚弱，寒气内生，壅滞气机，浊气上逆；病变证型是寒湿阳虚气逆证，症状以朝食暮吐为主，丁萸理中汤治疗作用特点是健脾益气，温中散寒，降逆和胃。

【组成】丁香（10 g）　　吴茱萸（10 g）　　人参（10 g）　　白术（10 g）干姜（10 g）　　炙甘草（10 g）

【用法】水煎服，每日分 6 次服。

【功效】温中和胃，降逆止呕。

【适用病症】

主要症状：不思饮食，或腹胀，或呕吐。

辨证要点：手足不温，朝食暮吐，舌质淡、苔薄白，脉沉。

可能伴随的症状：口吐涎水，或呕吐不消化食物，或面色萎黄，或手足不温，或腹痛隐隐，或倦怠乏力，或大便溏泻。

【解读方药】方中丁香、吴茱萸、干姜散寒，丁香偏于温胃降逆，吴茱萸偏于温暖肝胃，干姜偏于温暖脾胃；人参、白术、甘草益气，人参偏于大补，白术偏于燥湿，甘草偏于平补。方药功用是温中和胃，降逆止呕。

【配伍用药】若不思饮食者，加炒山楂、炒麦芽，以消食和胃；若腹胀者，加砂仁、草豆蔻，以行气除胀；若呕吐者，加生姜、半夏，以降逆和胃；若口吐涎水多者，加茯苓、苍术，以利湿燥湿；若手足不温者，加大干姜用量，再加附子，以温阳散寒等。

参附龙牡汤(《中医儿科学》)

【导读】参附龙牡汤辨治肠炎、肠胃炎、功能性消化不良等；针对病变证机是阳气虚弱，阴寒内生，清气不固，或心肾不交；病变证型是阳虚不固证，症状以腹泻腹胀为主，参附龙牡汤治疗作用特点是温阳固脱，补益中气，或交通心肾。

【组成】人参_{二钱}(6 g)　附子_{二钱}(6 g)　龙骨_{三钱}(9 g)　牡蛎_{三钱}(9 g)

【用法】水煎服，每日分6次服。

【功效】温阳止泻，益气固涩。

【适用病症】

主要症状：腹泻，腹胀。

辨证要点：手足不温，倦怠乏力，舌质淡、苔薄白，脉沉弱。

可能伴随的症状：泻下如水，或不思饮食，或表情淡漠，或面色苍白，或冷汗淋漓，或头晕目眩，或大便溏泻。

【解读方药】方中人参大补元气；附子温壮阳气；龙骨、牡蛎固涩，龙骨偏于安神，牡蛎偏于敛阴。方药功用是温阳止泻，益气固涩。

【配伍用药】若腹泻甚者，加干姜、白术，以健脾止泻；若腹胀者，加砂

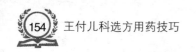

仁、木香，以行气除胀；若手足不温者，加大附子用量，再加干姜，以温壮阳气；若气虚者，加白术、山药，以补益中气；若冷汗淋漓者，加五味子、黄芪，以敛阴益气止汗；若大便溏泻者，加诃子、乌梅，以固涩止泻等。

六、寒热夹虚证

脾阴失制而生寒，胃阳失制而生热；又，阴虚生热，阳虚生寒，脾胃阴阳失和，以此可演变为脾胃寒热夹杂之不思饮食，恶心，呕吐，辨治脾胃寒热夹杂的选方用药基本要求与应用准则如下：

半夏泻心汤方药组成特点是寒热平调，益气消痞，辨治病证是以寒热夹杂气虚为主。

黄连汤方药组成特点是清热和阴，温中益气，辨治病证是以寒热夹杂气虚为主。又，黄连汤治疗寒热夹杂较半夏泻心汤以寒为主，热居次，重在温阳散寒。

半夏泻心汤(《伤寒杂病论》)

【导读】半夏泻心汤辨治肠炎、肠胃炎、功能性消化不良等；针对病变证机是脾胃虚弱，湿热蕴结，寒气内生，浊气不降，清气下陷；病变证型是寒热夹杂气虚证，症状以不食吐泻为主，半夏泻心汤治疗作用特点是补益中气，温阳散寒，清热和中，调理气机。

【组成】半夏洗,半升（12 g）　黄芩三两（9 g）　人参三两（9 g）　干姜三两（9 g）　甘草三两（9 g）　黄连一两（3 g）　大枣擘,十二枚（12枚）

【用法】用水 700 mL，煮取药液 210 mL；每日分 6 次温服。

【功效】寒热平调，益气消痞。

【适用病症】

主要症状：不思饮食，腹泻，恶心呕吐。

辨证要点：口淡不渴，倦怠乏力，舌质红、苔黄略腻，脉沉弱。

可能伴随的症状：胃脘胀满，或腹中肠鸣，或面色萎黄，或手足不温，或手足心热，或肛门灼热，或小便不利等。

【解读方药】方中黄连、黄芩清热燥湿；人参、大枣、甘草，补益中气，调荣养卫，兼以生津；半夏、干姜辛开苦降，半夏偏于降逆燥湿，干姜偏于温中散寒。方药功用是寒热平调，益气消痞。

【配伍用药】若腹泻甚者，加茯苓、山药、白术，以健脾益气止泻；若呕吐甚者，加大半夏用量，再加生姜，以降逆止呕；若不思饮食者，加山楂、麦芽，以消食和胃；若腹胀者，加厚朴、枳实，以行气除胀；若肛门灼热者，加大黄连用量，再加白头翁，以清泻郁热；若手足不温者，加大干姜用量，再加附子，以温阳散寒等。

【临证验案】马某，女，4岁。其母代诉，呕吐、腹泻3个月，经口服及静脉用西药治疗未能有效控制病情，服用中药也未达到治疗目的，近由亲戚介绍前来诊治。刻诊：大便溏泻，因凉加剧，时时欲吐，不思饮食，身热（37.4 ℃左右），面色萎黄，手足不温，口干，舌质红、苔黄腻，脉沉弱。辨为脾胃寒热夹虚证，治当寒热平调，益气散结，给予半夏泻心汤与枳术汤合方加味：生半夏12 g，黄芩10 g，红参10 g，干姜10 g，枳实10 g，黄连3 g，大枣12枚，白术10 g，陈皮15 g，竹茹15 g，炙甘草10 g。6剂，第1次煎35 min，第2次煎30 min，合并药液，每次服50 mL，每日服6次。二诊：大便基本成形，身热消退，以前方6剂继服。三诊：诸症基本悉除，以前方6剂继服。随访1年，一切尚好。

用方体会：根据大便溏泻、因凉加剧辨为寒，再根据舌质红、苔黄腻辨为热，因面色萎黄、脉沉弱辨为气虚，以此辨为寒热夹虚证。方以半夏泻心汤寒热平调，益气消痞；以枳术汤健脾益气行气，加陈皮行气和胃消食，竹茹降逆和胃。方药相互为用，以奏其效。

黄连汤（《伤寒杂病论》）

【导读】黄连汤辨治肠炎、肠胃炎、功能性消化不良等；针对病变证机是脾胃虚弱，寒湿内盛，湿热浸淫，或阳气不通；病变证型是寒热夹杂气虚证，症状以腹痛呕吐为主，黄连汤治疗作用特点是补益中气，散寒为主，清热为

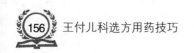

次，调理气机。

【组成】黄连_{三两}（9 g）　甘草_{炙，三两}（9 g）　干姜_{三两}（9 g）　桂枝_{去皮，三两}（9 g）　人参_{二两}（6 g）　半夏_{洗，半升}（12 g）　大枣_{擘，十二枚}（12 枚）

【用法】用水 700 mL，煮取药液 420 mL，每日分 5 次温服，白天 3 次服，夜间 2 次服。

【功效】清热和阴，温中益气。

【适用病症】

主要症状：不思饮食，腹痛，呕吐。

辨证要点：口渴不欲多饮，倦怠乏力，舌质淡红、苔黄略腻，脉沉弱。

可能伴随的症状：脘腹不舒，或胃脘畏寒，或胃脘灼热，或胸中烦热，或腹中肠鸣，或面色萎黄，或大便溏泻等。

【解读方药】方中黄连清热燥湿；半夏、干姜、桂枝辛开苦降，半夏偏于降逆燥湿，干姜偏于温中散寒，桂枝偏于通达；人参、大枣、甘草，补益中气，调荣养卫，兼以生津。方药功用是清热和阴，温中益气。

【配伍用药】若热甚者，加黄芩、栀子，以清热燥湿；若寒甚者，加大干姜用量，再加附子，以温阳散寒；若呕吐者，加陈皮、丁香，以降逆止呕；若腹痛者，加白芍、延胡索，以缓急止痛；若大便溏泻者，加白术、茯苓，以健脾止泻；若不思饮食者，加山楂、麦芽，以消食和胃等。

【临证验案】杨某，女，10 岁。其母代诉，半年来每天下午恶心欲呕，经西医诊断为胃炎，至今反复不愈，近由病友介绍前来诊治。刻诊：下午恶心欲呕，脘腹烧灼隐隐作痛，大便干结，胸中怕冷，手足不温，倦怠乏力，舌质红、苔黄腻，脉弱。辨为胃热胸寒夹虚证，治当清解胃热，温胸散寒，给予黄连汤与泻心汤合方加味：黄连 10 g，干姜 10 g，桂枝 10 g，红参 6 g，生半夏 12 g，大枣 12 枚，大黄 6 g，黄芩 3 g，陈皮 24 g，炙甘草 10 g。6 剂，以水浸泡 30 min，大火烧开，小火煎 40 min，每日 1 剂，每次服 80 mL，每日服 4 次。二诊：大便通畅，恶心欲呕减轻，以前方 6 剂继服。三诊：大便正常，恶心欲呕较前又有减轻，仍手足不温，以前方加生附子 3 g，6 剂。四诊：恶心欲呕基本消除，手足温和，以前方 6 剂继服。五诊：诸症基本消除，为了巩固疗效，又以前方 6 剂继服。随访 1 年，一切正常。

用方体会：根据脘腹烧灼、大便干结辨为热，再根据胸中怕冷、手足不温辨为寒，因倦怠乏力、脉弱辨为气虚，以此辨为胃热胸寒夹虚证。方以黄连汤健脾益气，温阳散寒，清热降逆；以泻心汤清泻热结，加陈皮和胃降逆。方药相互为用，以奏其效。

七、脾胃气滞证

脾主升以运，胃主降以纳，脾胃之所以能升能降，是因为脾胃气机职司其能。脾气不升，清气不行，胃气不降，浊气壅滞，清浊之气壅滞可演变为气机郁滞之不思饮食、腹胀、嗳气，辨治脾胃气滞的选方用药基本要求与应用准则如下：

栀子厚朴汤方药组成特点是清热除烦，行气消满，辨治病证是脾胃气机郁热为主。

柴胡疏肝散方药组成特点是疏肝解郁，行气止痛，辨治病证是肝胃气机郁滞为主。又，栀子厚朴汤偏于清降，柴胡疏肝散偏于温通。

解肝煎方药组成特点是醒脾化湿，行气降逆，辨治病证是肝胃郁滞为主。又，柴胡疏肝散治疗肝胃郁滞偏于肝郁不疏，解肝煎治疗肝胃郁滞偏于胃不降。

栀子厚朴汤（《伤寒杂病论》）

【导读】栀子厚朴汤辨治胃炎、肠胃炎、功能性消化不良等；针对病变证机是郁热内结，浊气壅滞，气机不利；病变证型是脾胃郁热气滞证，症状以脘腹胀满为主，栀子厚朴汤治疗作用特点是清热燥湿，行气降逆，宽中消满。

【组成】栀子擘,十四个（14 g）　厚朴炙,去皮,四两（12 g）　枳实水浸,炙令黄,四枚（4 g）

【用法】水煎服，每日分6次服。

【功效】清热除烦，行气消满。

【适用病症】

主要症状：心烦，脘腹胀满。

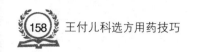

辨证要点：口苦，舌质红、苔薄黄，脉数。

可能伴随的症状：口渴，或烦躁不安，或呕吐，或腹痛，或大便干结，或小便短赤等。

【解读方药】方中枳实、厚朴行气导滞，枳实偏于清热，厚朴偏于温通；栀子清泻郁热，降泄结气。方药功用是清热除烦，行气消满。

【配伍用药】若心烦甚者，加大栀子用量，再加黄连，以清泻胃热；若脘腹胀满者，加木香、砂仁，以行气除胀；若呕吐者，加竹茹、半夏，以降逆和胃；若大便干结者，加大黄、芒硝，以泻热通便；若不思饮食者，加山楂、麦芽，以消食和胃等。

柴胡疏肝散(《证治准绳》)

【导读】柴胡疏肝散辨治胃炎、肠胃炎、功能性消化不良等；针对病变证机是肝气郁滞，胃气壅滞，血行不畅，或正气受损；病变证型是肝胃郁滞证，症状以脘腹胀痛为主，柴胡疏肝散治疗作用特点是疏肝理气，行气和胃，调理气机，理血止痛。

【组成】柴胡　陈皮醋炒,各二钱（各6 g）　川芎　枳壳麸炒　芍药　香附各一钱半（各4.5 g）　甘草炙,五分（1.5 g）

【用法】将药研为细散状，用水煎服，饭前服用。用汤剂可在原方用量基础上加大1倍。

【功效】疏肝解郁，行气止痛。

【适用病症】

主要症状：脘腹胸胁胀满，嗳气。

辨证要点：目光呆滞，舌质淡红、苔薄，脉弦。

可能伴随的症状：胁肋胀痛，或烦躁不安，或呕吐，或腹痛，或往来寒热，或大便干结等。

【解读方药】方中柴胡、枳壳、陈皮、香附理气，柴胡偏于辛散疏肝，枳壳偏于苦辛降气，陈皮辛温偏于行散，香附偏于辛苦解郁；芍药敛肝益血缓急；川芎理血行气；甘草益气和中。方药功用是疏肝解郁，行气止痛。

【配伍用药】若脘腹胸胁胀满甚者，加薤白、厚朴、砂仁，以行气导滞除满；若嗳气者，加丁香、柿蒂，以降逆止呃；若烦躁者，加远志、石菖蒲，以开窍安神；若腹痛者，加大芍药用量，再加延胡索，以缓急止痛；若不思饮食者，加山楂、麦芽，以消食和胃等。

解肝煎(《医宗金鉴》)

【导读】解肝煎辨治胃炎、肠胃炎、功能性消化不良等；针对病变证机是痰湿内生，气机不利，浊气壅滞；病变证型是肝胃郁滞证，症状以食则痞满为主，解肝煎治疗作用特点是调理脾胃，燥湿化痰，理气和中。

【组成】陈皮（45 g）　半夏（45 g）　厚朴（45 g）　茯苓（45 g）　苏叶（3 g）　芍药（3 g）　砂仁（2 g）　生姜（3 片）

【用法】水煎服，每日分6次服。

【功效】醒脾化湿，行气降逆。

【适用病症】

主要症状：不思饮食，腹胀，呕吐。

辨证要点：食则痞满，舌质淡、苔薄白，脉沉。

可能伴随的症状：恶心，或呕吐酸水，或嗳气频作，或胸胁胀痛，或腹痛隐隐，或烦躁易哭。

【解读方药】方中陈皮、厚朴、苏叶、砂仁理气，陈皮偏于助脾气之升，厚朴偏于助胃气之降，苏叶偏于行散，砂仁偏于醒脾和胃；半夏、生姜温暖脾胃，半夏偏于苦降，生姜偏于辛散；芍药补血敛阴缓急；茯苓健脾渗湿止泻。方药功用是行气降逆，醒脾化湿。

【配伍用药】若不思饮食者，加木香、青皮，以行气消食和胃；若腹胀者，加大陈皮、厚朴用量，再加砂仁，以行气除胀；若食则痞满者，加生山楂、神曲，以消食和胃；若呕吐酸水者，加干姜、吴茱萸，以温阳燥湿；若腹痛者，加大芍药用量，再加炙甘草，以缓急止痛等。

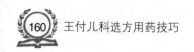

八、脾胃瘀血证

胃为多血之府，脾主统摄血脉。血只可周流不息，四布全身，不可瘀滞。血行不利而瘀滞，以此可演变为脾胃瘀血之不思饮食，脘腹疼痛如针刺，辨治脾胃瘀血的选用药基本要求与应用准则如下：

失笑散方药组成特点是活血祛瘀，散结止痛，辨治病证以寒瘀阻滞为主。

生化汤方药组成特点是养血祛瘀，温通止痛，辨治病证以寒瘀夹虚为主。

少腹逐瘀汤方药组成特点是活血祛瘀，温经止痛，辨治病证以寒瘀阻滞为主。又，失笑散治疗寒瘀阻滞证较少腹逐瘀汤作用缓和，因病变轻重缓急而选择失笑散或少腹逐瘀汤。

桃红四物汤方药组成特点是养血活血，凉血止痢，辨治病证以瘀热夹虚为主。

失笑散（《太平惠民和剂局方》）

【导读】失笑散辨治肠炎、肠胃炎、肠胃痉挛；针对病变证机是瘀血内生，经脉不利，血行不畅；病变证型是寒瘀阻滞证，症状以疼痛拒按为主，失笑散治疗作用特点是活血化瘀，通利血脉，散结止痛。

【组成】五灵脂_{酒研，淘去沙土}　蒲黄_{炒香，各等份}（各 10 g）

【用法】将药研为细散状，用醋 10 mL，煎熬成膏，加入水中煎煮，饭前热服。

【功效】活血祛瘀，散结止痛。

【适用病症】

主要症状：腹痛，或腹胀。

辨证要点：痛如针刺，舌质暗或紫、苔薄，脉沉或涩。

可能伴随的症状：心胸刺痛，或痛处不移，或按之痛剧，或面色晦暗，或不思饮食，或夜间痛甚。

【解读方药】方中五灵脂、蒲黄活血止痛，五灵脂偏于行气通阳，蒲黄偏于通利散结。方药功用是活血祛瘀，散结止痛。

【配伍用药】若瘀甚者，加桃仁、红花，以活血化瘀；若夹气滞者，加木香、砂仁、柴胡，以行气化滞；若不思饮食者，加生山楂、麦芽、莱菔子，以消食和胃；若寒甚者，加干姜、吴茱萸，以温阳散寒等。

【临证验案】杨某，男，2岁4个月。其母代诉，腹胀、腹痛已2个月，经检查未发现明显器质性病变，诊断为肠胃痉挛，近因病症加重前来诊治。刻诊：腹胀，腹痛，手足不温，舌质暗淡边略夹瘀紫，苔薄白，指纹暗紫。辨为脾胃寒瘀证，治当活血化瘀，益气温中，给予失笑散与理中丸合方加味：五灵脂10 g，蒲黄10 g，红参10 g，白术10 g，干姜10 g，砂仁12 g，炙甘草10 g。6剂，第1次煎35 min，第2次煎25 min，合并药液，每日1剂，每次服20 mL，每日服10次。二诊：用药第2日腹胀、腹痛即止，以前方6剂继服。三诊：诸症基本消除，以前方6剂继服。随访1年，一切正常。

用方体会：根据手足不温、苔薄白辨为寒，再根据舌质暗淡边夹瘀紫、指纹暗紫辨为瘀，以此辨为脾胃寒瘀证。方以失笑散活血化瘀止痛；以理中丸温中祛寒，益气健脾，加砂仁行气和胃除胀。方药相互为用，以奏其效。

生化汤（《傅青主女科》）

【导读】生化汤辨治肠炎、肠胃炎、肠胃痉挛等；针对病变证机是寒气内生，瘀血阻滞，或夹气血不足；病变证型是寒瘀夹虚证，症状以脘腹冷痛拒按为主，生化汤治疗作用特点是温阳散寒，活血化瘀，或益气补血。

【组成】全当归_{八钱}（24 g）　川芎_{三钱}（9 g）　桃仁_{去皮尖,研,十四枚}（3 g）干姜_{炮黑,五分}（2 g）　甘草_{炙,五分}（2 g）

【用法】以黄酒、童便各半煎服方药；亦可水煎服，每日分6次服。

【功效】养血祛瘀，温通止痛。

【适用病症】

主要症状：脘腹冷痛。

辨证要点：痛如针刺，因寒加重，面色不荣，舌质暗淡夹瘀紫、苔薄白，指纹淡滞，脉沉弱涩。

可能伴随的症状：痛处不移，或按之痛剧，或面色晦暗，或不思饮食，或夜间痛甚。

【解读方药】 方中干姜温阳散寒；桃仁、川芎活血，桃仁偏于破血，川芎偏于行气；当归补血活血，调经止痛；甘草益气和中，缓急止痛。方药功用是养血祛瘀，温通止痛。

【配伍用药】 若寒甚者，加大干姜用量，再加附子，以温阳散寒；若瘀血甚者，加大桃仁、川芎用量，以活血化瘀；若血虚者，加大当归用量，再加白芍，以补血养血；若夹气虚者，加大甘草用量，再加人参、白术，以益气健脾；若不思饮食者，加山楂、麦芽，以消食和胃等。

【临证验案】 朱某，男，6岁。其母代诉，经常腹痛，经省、市级多家医院检查，均未发现明显异常变化，疑为肠胃痉挛，但用解痉类西药仅能缓解疼痛，又服用中药仍反复发作，近因病症加重前来诊治。刻诊：脘腹疼痛如针刺，因凉诱发或加重，夜间痛甚，面色不荣，不思饮食，手足不温，舌质暗淡、苔薄白，脉沉弱涩。辨为寒瘀夹虚证，治当养血祛瘀，温通止痛，给予生化汤与大乌头煎合方加味：当归24 g，川芎10 g，桃仁3 g，干姜2 g，山楂15 g，生川乌10 g，炙甘草3 g。6剂，第1次煎35 min，第2次煎30 min，合并药液，再加入蜂蜜50 mL，煎煮10 min，每日1剂，每次服30 mL，每日分10次服。二诊：腹痛止，手足较前温和，以前方6剂继服。三诊：饮食好转，以前方6剂继服。四诊：诸症基本消除，以前方6剂继服巩固疗效。随访1年，腹痛未作。

用方体会：根据腹痛因凉加重、手足不温辨为寒，再根据痛如针刺、舌质暗淡辨为寒瘀，因面色不荣、脉沉弱辨为虚，以此辨为寒瘀夹虚证。方以生化汤养血祛瘀，温通止痛；以大乌头煎温阳逐寒，加山楂消食和胃。方药相互为用，以奏其效。

少腹逐瘀汤(《医林改错》)

【导读】 少腹逐瘀汤辨治肠炎、肠胃炎、肠胃痉挛等；针对病变证机是寒气内生，瘀血阻滞，浊气壅滞，血脉不利；病变证型是寒瘀阻滞证，症状以疼痛拒按为主，少腹逐瘀汤治疗作用特点是温阳散寒，通利血脉，活血化瘀，行气止痛。

【组成】小茴香_{炒,七粒}（2 g）　干姜_{二分}（0.6 g）　延胡索_{一钱}（3 g）　没药_{一钱}（3 g）　当归_{三钱}（9 g）　川芎_{一钱}（3 g）　官桂_{一钱}（3 g）　赤芍_{二钱}（6 g）　蒲黄_{三钱}（9 g）　五灵脂_{炒,二钱}（6 g）

【用法】水煎服，每日分6次服。

【功效】活血祛瘀，温经止痛。

【适用病症】

主要症状：腹痛，或腹胀。

辨证要点：痛如针刺，舌质暗淡夹紫、苔薄白，脉沉涩。

可能伴随的症状：痛处不移，或按之痛剧，或面色晦暗，或不思饮食，或夜间痛甚。

【解读方药】方中五灵脂、蒲黄、延胡索、川芎、赤芍、没药活血，五灵脂偏于消积，蒲黄偏于利水，延胡索偏于止痛，川芎偏于行气，赤芍偏于凉血，没药偏于止痛；官桂、干姜温通，官桂偏于通达，干姜偏于行散；小茴香行气止痛；当归补血活血。方药功用是活血祛瘀，温经止痛。

【配伍用药】若气滞甚者，加大小茴香用量，再加川楝子，以行气化滞；若瘀血甚者，加桃仁、红花，以活血化瘀；若不思饮食者，加生山楂、麦芽，以消食和胃；若夹气虚者，加人参、白术，以益气健脾等。

桃红四物汤（《医宗金鉴》）

【导读】桃红四物汤辨治细菌性痢疾、阿米巴痢疾等；针对病变证机是郁热内生，瘀血阻滞，或夹血虚；病变证型是瘀热夹虚证，症状以腹痛下利为主，桃红四物汤治疗作用特点是清泻郁热，活血化瘀，或补血养血。

【组成】熟地黄_{二钱或用干地黄}（6 g）　川芎_{一钱}（3 g）　白芍_{炒,二钱}（6 g）　当归_{二钱}（6 g）　桃仁（6 g）　红花（6 g）

【用法】水煎服，每日分6次服。用汤剂可在原方用量基础上加大1倍。

【功效】养血活血，凉血止痢。

【适用病症】

主要症状：身热，痢疾，便脓血。

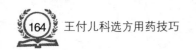

辨证要点：口渴，面色不荣，舌质暗红夹瘀紫、苔薄黄，脉沉涩。

可能伴随的症状：痛如针刺，或按之痛剧，或恶心，或呕吐，或谵语，或里急后重，或神昏，或肛门灼热，或小便黄赤等。

【解读方药】方中熟地黄、当归、白芍补血，熟地黄偏于滋阴，属于静补，当归偏于活血，属于动补，白芍偏于敛补缓急；川芎、桃仁、红花活血，川芎偏于行气，桃仁偏于滋润，红花偏于调经。方药功用是养血活血，凉血止痢。

【配伍用药】若身热者，加生地黄、栀子，以清热泻火；若痢疾者，加白头翁、黄连，以清热止痢；若便脓血者，加当归、白芍，以调理血脉；若痛甚者，加大桃仁、红花用量，以活血化瘀；若恶心者，加半夏、生姜、竹茹，以降逆和胃；若里急后重者，加薤白、木香、香附，以行气除胀等。

九、脾胃痰热证

胃为阳热之府，主腐化水谷；脾主运化水津，又为生痰之源。胃阳失制而为邪热，邪热肆虐气机，脾不能运化水津又变生为痰，痰热相结阻滞脾胃，壅滞气机，以此可演变为不思饮食，烦躁，苔黄腻，辨治脾胃痰热的选方用药基本要求与应用准则如下：

小陷胸汤方药组成特点是清热涤痰开结，辨治病证以胃脘痰热为主。

加味温胆汤方药组成特点是清热降逆化痰，兼以益阴，辨治病证以胆胃痰热夹阴伤为主。

小陷胸汤(《医宗金鉴》)

【导读】小陷胸汤辨治胃炎、肠胃炎、功能性消化不良等；针对病变证机是湿浊内生，湿郁为痰，痰郁化热，痰热胶结；病变证型是胃脘痰热证，症状以胃脘痞满为主，小陷胸汤治疗作用特点是燥湿化痰，行气宽胸，清热燥湿。

【组成】黄连一两（3 g）　半夏洗,半升（12 g）　瓜蒌实大者一枚（30 g）

【用法】用水 420 mL，先煮瓜蒌 15 min，加入其余诸药，取 210 mL，每日分 6 次温服。

【功效】清热涤痰开结。

【适用病症】

主要症状：心下痞满，按之则痛。

辨证要点：口苦口腻，舌质红、苔黄腻，脉浮滑。

可能伴随的症状：胸中烦热，或咳痰黄稠，或呕吐，或烦躁，或身热，或胃脘隐痛，或大便不爽，或小便短赤等。

【解读方药】方中黄连、瓜蒌实清热，黄连偏于燥湿；瓜蒌实偏于化痰；半夏温降燥湿化痰。方药功用是清热涤痰开结。

【配伍用药】若呕吐甚者，加陈皮、竹茹，以降逆和胃；若心下痞满者，加大半夏用量，再加陈皮、枳实，以降逆行气和胃；若胸中烦热者，加大黄连用量，再加栀子，以清热除烦；若不思饮食者，加山楂、麦芽，以消食和胃等。

【临证验案】

1. 小儿消化不良

姚某，女，4 岁。其母代诉，食少、形体消瘦、面色萎黄已 2 年余，近由亲戚介绍前来诊治。刻诊：胃脘痞满，厌食，嗳腐，烦躁，形体消瘦，面色萎黄，大便黏滞不爽，舌质红、苔黄腻，脉沉弱。辨为痰热食积夹虚证，治当清热涤痰开结，给予小陷胸汤与枳术汤合方加味：黄连 3 g，生半夏 12 g，全瓜蒌 30 g，枳实 10 g，白术 10 g，生山楂 24 g，生麦芽 24 g，鸡内金 15 g。6 剂，第 1 次煎 35 min，第 2 次煎 25 min，合并药液，每日 1 剂，每次服 10 mL，每日分 10 次服。二诊：饮食较前好转，烦躁基本消除，以前方 6 剂继服。三诊：胃脘痞满基本消除，苔黄腻消失，以前方 6 剂继服。四诊：诸症较前又有好转，以前方 6 剂继服。随访 1 年，饮食正常。

用方体会：根据胃脘痞满、厌食、嗳腐辨为食积，再根据舌质红、苔黄腻辨为痰热，因脉弱辨为气虚，以此辨为痰热食积夹虚证。方以小陷胸汤清热涤痰散结；以枳术汤健脾行气消食；加山楂、麦芽、鸡内金消食和胃。方药相互为用，以奏其效。

2. 小儿支气管炎

杨某，女，10 岁。其母代诉，3 年前出现咳嗽，反复不愈，经检查被诊断为支气管炎，近由病友介绍前来诊治。刻诊：咳嗽，轻微气喘，痰多色黄，胸闷，胸中烦热，手足冰凉，倦怠乏力，舌质淡红、苔黄腻，脉沉弱。辨为痰热蕴肺，气虚夹寒证，治当清热化痰，宣肺降逆，益气散寒，给予小陷胸汤、麻杏石甘汤与理中丸合方：黄连3 g，全瓜蒌30 g，生半夏12 g，麻黄12 g，杏仁10 g，石膏24 g，红参10 g，白术10 g，干姜10 g，炙甘草10 g。6剂，以水浸泡30 min，大火烧开，小火煎40 min，每日1剂，每次服80 mL，每日服4次。二诊：咳嗽、胸闷减轻，以前方6剂继服。三诊：咳嗽基本消除，胸闷较前又有减轻，倦怠乏力好转，仍苔黄腻，以前方变黄连为6 g，6剂。四诊：咳嗽、气喘未再发作，痰多明显减少，倦怠乏力消除，以前方6剂继服。五诊：胸闷基本消除，为了巩固疗效，又以前方治疗20余剂。随访1年，一切正常。

用方体会：根据咳嗽、痰多色黄辨为痰热，再根据胸中烦热辨为郁热，因倦怠乏力、脉弱辨为气虚，又因手足冰凉辨为阳虚，以此辨为痰热蕴肺，气虚夹寒证。方以小陷胸汤清热宽胸，燥湿化痰，以麻杏石甘汤宣肺降逆，清解郁热；以理中丸温中散寒，健脾益气。方药相互为用，以奏其效。

加味温胆汤(《医宗金鉴》)

【导读】加味温胆汤辨治胃炎、肠胃炎、功能性消化不良等；针对病变证机是痰湿内生，郁积化热，热伤阴津，气机不利；病变证型是胆胃痰热夹阴伤证，症状以呕吐烦躁易惊为主，加味温胆汤治疗作用特点是醒脾燥湿，理气化痰，清热燥湿，养阴生津。

【组成】陈皮　半夏_制　茯苓_{各一钱}（各3 g）　甘草_{炙,五分}（1.5 g）　枳实　竹茹　黄芩_{各一钱}（各3 g）　黄连_{八分}（2.4 g）　麦冬_{二钱}（6 g）　芦根_{一钱}（3 g）

【用法】加生姜、大枣，水煎服，每日分6次服。

【功效】降逆化痰，清热益阴。

【适用病症】

主要症状：呕吐，身热烦躁，或易惊。

辨证要点：口苦口腻，嗳腐酸臭，舌质红、苔黄腻，脉沉细滑。

可能伴随的症状：食入即吐，或身热，面赤唇干，或大便干结，或大便不爽，或小便短赤等。

【解读方药】方中陈皮、枳实行气，陈皮偏于理脾化痰，枳实偏于和胃化痰；黄连、黄芩清热，黄连偏于清胃，黄芩偏于清胆；半夏、竹茹化痰，半夏偏于温化痰湿，竹茹偏于清化痰湿；麦冬、芦根生津，麦冬偏于滋阴，芦根偏于清热；茯苓、甘草益气，茯苓偏于渗利，甘草偏于生津。方药功用是清热降逆化痰，兼以益阴。

【配伍用药】若呕吐甚者，加代赭石、旋覆花，以降逆和胃；若烦躁甚者，加大黄连用量，再加竹叶，以清热除烦；若口苦口腻者，加大黄连用量，再加车前子，以清热燥湿利湿；若大便干结者，加大黄、芒硝，以清泻热结等。

十、胆胃惊怯证

《素问·灵兰秘典论》曰："胆者，中正之官，决断出焉。"胆气和调于内，处事不偏不倚，刚正果断，调和于外，临危不惧，果断坚强。若胆气不足，不能主司决断，因事畏惧惊恐。胆气不和，肆虐于胃，以此可演变为胆胃惊怯之不思饮食，烦惊胆怯，辨治胆胃惊怯的选方用药基本要求与应用准则如下：

柴胡加龙骨牡蛎汤方药组成特点是清胆调胃，潜阳安神，辨治病证以胆胃郁热为主。

定吐丸方药组成特点是芳香行气，降逆止惊，辨治病证以胆胃寒郁为主。

柴胡加龙骨牡蛎汤(《伤寒杂病论》)

【导读】柴胡加龙骨牡蛎汤辨治胃炎、肠胃炎、功能性消化不良，或癫痫、脑动脉硬化、脑血管病变、心脏病变等；针对病变证机是少阳郁热，气机不利，热扰心神，清窍郁滞，浊气上逆，柴胡加龙骨牡蛎汤治疗作用特点是清泻少阳，调理气机，潜阳安神，益气和中。

【组成】柴胡_{四两}（12 g）　　龙骨_{一两半}（4.5 g）　　黄芩_{一两半}（4.5 g）　　生姜_{切，一两半}（4.5 g）　　铅丹_{一两半}（4.5 g）　　人参_{一两半}（4.5 g）　　桂枝_{去皮，一两半}（4.5 g）　　茯苓_{一两半}（4.5 g）　　半夏_{洗，二合}（6 g）　　大黄_{二两}（6 g）　　牡

蛎_{煎,一两半}（4.5 g）　大枣_{擘,六枚}（6枚）

【用法】用水560 mL，煮取280 mL，加入大黄，取药液，每日分6次服。

【功效】清胆调胃，潜阳安神。

1. 辨治胃炎、肠胃炎、功能性消化不良属于胆胃郁热证，以脘腹痞满烦惊为基本特征

【适用病症】

主要症状：脘腹痞满，烦惊。

辨证要点：口苦，舌质红、苔薄黄，脉弦细或数。

可能伴随的症状：遇事易惊，或身体沉重，或呕吐，或烦躁，或胸胁胀痛，或胸满，或大便干结等。

2. 辨治癫痫、脑动脉硬化、脑血管病变、心脏病变属于胆胃郁热证，以抽搐烦惊为基本特征

【适用病症】

主要症状：手足抽搐，口眼斜视，昏闷。

辨证要点：口苦口渴，倦怠乏力，舌质红、苔黄腻，脉沉弱。

可能伴随的症状：肌肉颤动，或烦躁易怒，或胸胁胀痛，或胸满，或大便干结，或头晕目眩等。

【解读方药】方中柴胡、黄芩、大黄清热，柴胡偏于辛散透达，黄芩偏于苦寒燥湿，大黄偏于苦寒降泄；龙骨、牡蛎、铅丹、茯苓安神定惊，龙骨偏于重镇降逆，牡蛎偏于潜阳固涩，铅丹偏于镇惊降泄，茯苓偏于益气安神；桂枝温通阳气；半夏、生姜醒脾和胃，半夏偏于苦降，生姜偏于辛散；人参、大枣益气，人参偏于大补，大枣偏于平补。方药功用是清胆调胃，潜阳安神。

【配伍用药】若热甚者，加大柴胡、黄芩用量，以清透郁热；若烦惊者，加大龙骨、牡蛎、茯苓用量，以宁心定惊；若口苦者，加大黄芩用量，再加黄连，以清热燥湿；若呕吐者，加大半夏、生姜用量，以醒脾降逆和胃；若胸胁胀痛者，加柴胡、枳实、川楝子，以行气除胀止痛；若大便干结者，加大大黄用量，再加芒硝，以泻热通便等。

【临证验案】

1. 小儿消化不良

赵某，男，6岁。其母代诉，自2岁至今小儿消化不良，虽服用中西药，但饮食仍然不佳，近因病症加重前来诊治。刻诊：形体消瘦，不思饮食，脘腹胀满，烦躁易惊，身热（以手触摸似有发热且体温正常），口苦，舌质红、苔薄黄，脉弦略数。辨为胆胃郁热证，治当清胆调胃，潜阳安神，给予柴胡加龙骨牡蛎汤与枳术汤合方：柴胡 12 g，龙骨 5 g，黄芩 5 g，生姜 5 g，雄黄 1 g（冲服），红参 5 g，桂枝 5 g，茯苓 5 g，半生夏 6 g，大黄 6 g，牡蛎 5 g，大枣 6 枚，枳实 10 g，白术 3 g。6 剂，第 1 次煎 35 min，第 2 次煎 30 min，合并药液，每日 1 剂，每次服 25 mL，每日分 10 次服。二诊：烦躁止，身热减轻，以前方 6 剂继服。三诊：饮食好转，以前方 6 剂继服。四诊：诸症基本消除，以前方 12 剂巩固疗效。随访 1 年，饮食正常，一切尚好。

用方体会：根据不思饮食、舌质红辨为胃热，再根据烦躁易惊、口苦辨为胆热，因胃脘胀满辨为气郁不畅，以此辨为胆胃郁热证。方以柴胡加龙骨牡蛎汤清胆和胃，通阳降逆；以枳术汤健脾和胃，行气除满。方药相互为用，以奏其效。

2. 小儿多动症

宁某，男，8 岁。其母代诉，3 岁时出现摇头抽鼻等症状，当时未引起重视，4 岁开始服用中西药，但未能有效控制症状，近由病友介绍前来诊治。刻诊：摇头，抽鼻，挤眼，摸耳朵，急躁易怒，胆小易惊，因情绪异常加重，大便干结，睡眠不熟，自汗，舌质红、苔黄腻，脉沉略弱。辨为心胆郁热，风痰扰心证，治当清泻心胆，潜阳安神，给予柴胡加龙骨牡蛎汤与藜芦甘草汤合方：柴胡 24 g，龙骨 10 g，黄芩 10 g，生姜 10 g，红参 10 g，桂枝 10 g，茯苓 10 g，生半夏 12 g，大黄 12 g，牡蛎 10 g，大枣 12 枚，藜芦 1.5 g，炙甘草 10 g。6 剂，以水浸泡 30 min，大火烧开，小火煎 40 min，每日 1 剂，每次服 60 mL，每日服 5 次。二诊：大便通畅，仍急躁易怒，以前方变龙骨、牡蛎各为 24 g，6 剂。三诊：大便略溏，急躁易怒略有减轻，以前方 6 剂继服。四诊：大便溏泻，抽动症状略有好转，以前方变大黄为 10 g，6 剂。五诊：大便基本正常，急躁易怒较前又有好转，以前方 6 剂继服。六诊：诸症较前均有好转，又以前方治疗 60 余剂，诸症较前又有好转，又以前方治疗 100 余剂，诸症基本解除。为了巩固疗效，又以前方变汤剂为散剂，每次 5 g，每日分早、中、晚服。随访 1 年，一切正常。

用方体会：根据急躁、胆小、舌质红辨为胆热，再根据睡眠不熟、舌质红辨为心热，因多动辨为风，又因苔黄腻辨为痰，以此辨为心胆郁热，风痰扰心

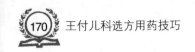
证。方以柴胡加龙骨牡蛎汤清解郁热，潜阳安神；以藜芦甘草汤化痰息风制动。方药相互为用，以奏其效。

定吐丸(《幼幼新书》)

【导读】定吐丸辨治胃炎、肠胃炎、功能性消化不良等；针对病变证机是痰湿壅窍，浊气郁闭，心胆失和；病变证型是胆胃寒郁证，症状以胆小烦惊为主，定吐丸治疗作用特点是芳香开窍，燥湿化痰，通调心胆。

【组成】丁香$_{21枚}$（10 g）　蝎梢（蝎尾）$_{49条}$（5 g）　半夏$_{3个(洗,焙干)}$　10 g

【用法】水煎服，每日分6次服。

【功效】芳香行气，降逆止惊。

【适用病症】

主要症状：不思饮食，呕吐，胆小怕事。

辨证要点：口淡不渴，舌质淡、苔薄白，脉沉。

可能伴随的症状：遇事易惊，或腹胀，或呕吐清涎，或嗳气频作，或胸胁胀痛，或心神不安，或烦躁易哭。

【解读方药】方中丁香醒脾和胃降逆；半夏醒脾燥湿和胃；蝎梢解痉缓急止惊。方药功用是芳香行气，降逆止惊。

【配伍用药】若不思饮食者，加陈皮、山楂、枳实，以行气消食和胃；若胆小怕事者，加远志、石菖蒲，以开窍益胆；若呕吐者，加大丁香用量，再加生姜，以降逆和胃；若呕吐涎水者，加苍术、白术，以醒脾健脾燥湿；若胸胁胀痛者，加柴胡、枳实、川楝子，以行气止痛；若头晕目眩者，加桑叶、菊花、天麻，以疏利头目；若烦躁易哭者，加磁石、朱砂，以重镇安神等。

十一、气血虚弱证

《素问·灵兰秘典论》曰："脾胃者，仓廪之官，五味出焉。"饮食入胃，由胃气受纳，脾气运化，化生为气血，滋荣于全身。脾胃气虚，不能受纳与运化，气血生成不足，以此可演变为不思饮食，面色萎白，精神萎靡，辨治气血虚弱的选方用药基本要求与应用准则如下：

八珍汤方药组成特点是益气补血，辨治病证以气血虚弱为主。

十全大补汤方药组成特点是温补气血，辨治病证以气血两虚夹寒为主。

八珍汤(《正体类要》)

【导读】八珍汤辨治胃炎、肠胃炎、功能性消化不良，或辨治脑发育迟缓/不全、智力低下、脑性瘫痪、佝偻病（五迟五软）等；针对病变证机是气虚不荣，血虚不养，脾虚不运，心神失主，八珍汤治疗作用特点是健脾益气，补血养血，滋荣心神。

【组成】人参　白术　白茯苓　当归　川芎　白芍药　熟地黄_{各一钱}（各3 g）甘草_{炙,五分}（2 g）

【用法】水煎服，用水煎时加入生姜3片，大枣5枚。用汤剂可在原方用量基础上加大3倍，每日分6次服。

【功效】益气补血。

1. 辨治功能性消化不良、肠炎、肠胃炎属于气血虚弱证，以腹凹如舟为基本特征

【适用病症】

主要症状：不思饮食，腹凹如舟。

辨证要点：精神萎靡，面色萎白，舌质淡、苔薄白，脉沉。

可能伴随的症状：形体消瘦，或毛发干枯，或烦躁不安，或呕吐，或唇口干燥，或大便溏泻，或大便干结。

2. 辨治脑发育迟缓/不全、智力低下、脑性瘫痪、佝偻病（五迟五软）属于气血两虚证，以肢体软弱倾斜为基本特征

【适用病症】

主要症状：肢体软弱或倾斜，智力迟钝。

辨证要点：面色苍白，舌质淡、苔薄白，脉虚弱。

可能伴随的症状：头晕目眩，或心悸，或气短懒言，或饮食不佳，或肌肉松弛，或站立不稳，或汗出等。

【解读方药】方中熟地黄、当归、白芍补血，熟地黄偏于滋阴，属于静补，当归偏于活血，属于动补，白芍偏于敛补缓急；人参、白术、甘草补气，人参偏于大补元气，甘草偏于平补中气，白术偏于健脾燥湿；川芎理血行气；茯苓渗利益气。方药功用是益气补血。

【配伍用药】若不思饮食者，加山楂、神曲，以消食和胃；若呕吐者，加陈皮、半夏，以降逆和胃；若大便溏泻者，加薏苡仁、山药，以健脾渗湿止泻；若气虚甚者，加大人参、白术用量，以健脾益气；若血虚甚者，加大当归、白芍用量，以滋补阴血；若手足不温者，加干姜、附子，以温补阳气；若烦躁不安者，加龙骨、牡蛎，以潜阳安神等；若夹阳虚者，加巴戟天、菟丝子，以温补阳气；若夹阴虚者，加枸杞子、女贞子，以滋补阴津；若心悸者，加大茯苓用量，再加酸枣仁，以养心安神；若自汗多者，加五味子、龙骨，以温敛止汗；若盗汗者，加生地黄、玄参、牡蛎、山茱萸，以清退止汗等。

十全大补汤(《太平惠民和剂局方》)

【导读】十全大补汤辨治功能性消化不良、肠炎、肠胃炎等，病变证机是气血虚弱，寒从内生，脾胃不和；病变证型是气血两虚夹寒证，症状以形体消瘦为主，十全大补汤治疗作用特点是健脾益气，温补气血，调养心脾。

【组成】人参　肉桂去粗皮　川芎　地黄洗,酒蒸,焙　茯苓　白术焙　甘草炙　黄芪去芦　川当归洗,去芦　白芍药各等份（各12 g）

【用法】将药研为细散状，每次服9 g，用水煎时加入生姜3片，枣子2枚同煎，不拘时候温服。

【功效】温补气血。

【适用病症】

主要症状：不思饮食，形体消瘦。

辨证要点：手足不温，面色苍白，舌质淡、苔薄白，脉虚弱。

可能伴随的症状：精神萎靡，或毛发干枯，或烦躁不安，或呕吐，或唇口干燥，或大便溏泻，或大便干结，或肉脱露骨。

【解读方药】方中熟地黄、当归、白芍补血，熟地黄偏于滋阴，属于静补，当归偏于活血，属于动补，白芍偏于敛补缓急；人参、黄芪、白术、甘草补气，人参偏于大补元气，甘草偏于平补中气，黄芪偏于固表，白术偏于健脾燥湿；川芎理血行气；茯苓渗利益气肉桂辛热温阳。方药功用是温补气血。

【配伍用药】若气虚甚者，加大人参、黄芪用量，以大补元气；若血虚甚者，加大当归、熟地黄用量，以大补阴血；若寒甚者，加大肉桂用量，再加干姜，以温壮阳气；若不思饮食者，加山楂、麦芽，以消食和胃等。

十二、脾胃阴虚证

胃为津之府，脾为津之化，饮由脾胃化生而为阴津。若过食芳香辛热，或素体阳盛，皆可暗伤阴津而演变为脾胃阴虚之不思饮食、腹泻、腹痛，辨治脾胃阴虚的选方用药基本要求与应用准则如下：

连梅汤方药组成特点是酸寒敛津，甘寒益阴，辨治病证以郁热伤阴为主。

益胃汤方药组成特点是补益脾胃，养阴生津，辨治病证以脾胃阴虚为主。

养胃增液汤方药组成特点是滋补脾胃，甘酸养阴，辨治病证以脾胃阴虚为主。又，益胃汤治疗脾胃阴虚证偏于滋补，养胃增液汤治疗脾胃阴虚证偏于酸敛。

连梅汤(《幼幼新书》)

【导读】连梅汤辨治功能性消化不良、肠炎、肠胃炎，或感染性疾病、非感染性疾病如颅内病变、遗传代谢性疾病（小儿惊风）等，针对病变证机是湿热内生，阴血亏虚，滑脱不固，连梅汤治疗作用特点是清热燥湿，滋补阴血，酸敛固涩。

【组成】黄连_{二钱}（6 g）　　乌梅　麦冬　生地黄_{各三钱}（9 g）　　阿胶_{烊化,二钱}（6 g）

【用法】水煎服，每日分6次服。

【功效】酸寒敛津，甘寒益阴。

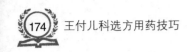

1. **辨治肠炎、肠胃炎属于脾胃郁热伤阴证，以腹泻肤燥为基本特征**

【适用病症】

主要症状：腹泻，饥不欲食。

辨证要点：皮肤干燥，口渴欲饮，舌红少苔，脉沉细。

可能伴随的症状：泻下如水，或腹胀，或目眶/前囟凹陷，或精神萎靡不振，或烦躁不安，或齿干唇红，或小便短少。

2. **辨治感染性疾病、非感染性疾病如颅内病变、遗传代谢性疾病（小儿惊风）属于郁热伤阴化风证，以烦热抽搐为基本特征**

【适用病症】

主要症状：手足瘈疭，或手足挛急。

辨证要点：口干咽燥，舌红少苔，脉虚弱。

可能伴随的症状：盗汗，或潮热，或囟门凹陷，或五心烦热，或心神恍惚，或大便干结，或腹胀，或肌肉颤动等。

【解读方药】方中黄连清热燥湿止泻；乌梅收敛固涩止泻；麦冬、生地黄滋阴，麦冬偏于安神，生地黄偏于凉血；阿胶补血化阴。方药功用是酸寒敛津，甘寒益阴。

【配伍用药】若腹泻甚者，加大乌梅用量，再加诃子，以收涩止泻；若饥不思食者，加山楂、神曲，以消食和胃；若皮肤干燥者，加玉竹、石斛，以滋阴润燥；若腹胀者，加砂仁、莱菔子，以行气和胃；若烦躁不安者，加大黄连用量，再加黄芩，以清热除烦；若手足挛急者，加白芍、甘草，以益气补血缓急；若盗汗者，加五味子、牡蛎，以固涩止汗；若大便干结者，加麻仁、肉苁蓉，以滋润通便；若肌肉颤动者，加牡蛎、龙骨，以潜阳止动等。

【临证验案】董某，女，9岁。其母代诉，3年来饥不思食、大便溏泻，近因病症加重前来诊治。刻诊：大便溏泻如水，腹胀，饥不欲食，烦躁不安，身热，皮肤干燥，口渴欲饮，舌红少苔，脉沉细。辨为脾胃郁热伤阴证，治当酸寒敛津，甘寒益阴，给予连梅汤与麦门冬汤合方：黄连6 g，乌梅10 g，生地黄10 g，阿胶珠10 g，麦冬168 g，生半夏24 g，红参10 g，生甘草6 g，粳米10 g，大枣12枚。6剂，第1次煎35 min，第2次煎30 min，合并药液，每日1剂，每次服46 mL，每日分6次服。二诊：腹泻止，口渴减轻，减麦冬为100 g，以前方6剂继服。三诊：饥而思食，以前方6剂继服。四诊：腹泻未再发作，以前方 10 剂巩固疗效。随访 1 年，饮食正常，一切尚好。

用方体会：根据烦躁、身热辨为郁热，再根据饥不思食、腹胀辨为脾胃阴伤，因舌红少苔、脉沉细辨为阴伤，以此辨为脾胃郁热伤阴证。方以连梅汤酸寒敛津，甘寒益阴；以麦门冬汤益阴清热降逆。方药相互为用，以奏其效。

益胃汤(《温病条辨》)

【导读】益胃汤辨治功能性消化不良、肠胃炎、慢性胆囊炎等，病变证机是阴津亏虚，虚热内生，热及血脉；病变证型是脾胃阴虚证，症状以饥不思食为主，益胃汤治疗作用特点是滋补阴津，清热凉血，调理脾胃。

【组成】沙参_{三钱}（9 g）　麦冬_{五钱}（15 g）　冰糖_{一钱}（3 g）　细生地黄_{五钱}（15 g）　玉竹_{炒香,一钱五分}（5 g）

【用法】水煎服，每日分 6 次服。

【功效】补益脾胃，养阴生津。

【适用病症】

主要症状：饥不思食，腹胀，或腹痛。

辨证要点：口干咽燥，舌红少苔，脉沉细。

可能伴随的症状：盗汗，或五心烦热，或大便干结，或肌肤干燥，或小便短少。

【解读方药】方中沙参、麦冬、冰糖、玉竹益阴，沙参偏于生津，麦冬偏于清热，冰糖偏于益气，玉竹偏于养阴；生地黄清热凉血。方药功用是补益脾胃，养阴生津。

【配伍用药】若饥不思食者，加山楂、神曲，以消食和胃；若腹痛者，加白芍、甘草，以缓急止痛；若盗汗者，加五味子、牡蛎，以酸涩止汗；若腹胀者，加砂仁、莱菔子，以行气和胃；若五心烦热者，加地骨皮、牡丹皮，以清热凉血；若大便干结者，加麻仁、杏仁，以滋阴润燥等。

养胃增液汤(《中医儿科学》)

【导读】养胃增液汤辨治功能性消化不良、肠胃炎、慢性胆囊炎等；针对病

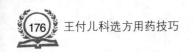

变证机是阴津亏虚，血虚及气，气血不荣；病变证型是脾胃阴虚证，症状以厌食不饥为主，养胃增液汤治疗作用特点是酸敛生津，滋补阴血，补益中气。

【组成】石斛　乌梅　北沙参　玉竹　甘草　白芍 各三钱（各9 g）

【用法】水煎服，每日分6次服。

【功效】滋补脾胃，甘酸养阴。

【适用病症】

主要症状：厌食不饥，腹胀，或腹痛。

辨证要点：口渴多饮，舌红光剥少苔，脉沉细。

可能伴随的症状：口舌干燥，或面色萎黄，或大便干结，或肌肤干燥，或小便短少。

【解读方药】方中北沙参、石斛、玉竹清热益阴，北沙参偏于益气，石斛偏于益胃，玉竹偏于益肺；乌梅敛阴养阴生津；白芍补血敛阴；甘草益气和中。方药功用是补益脾胃，甘酸养阴。

【配伍用药】若厌食者，加山楂、神曲，以消食和胃；若腹胀者，加木香、砂仁，以醒脾行气消胀；若腹痛者，加大白芍用量，再加五灵脂、蒲黄，以化瘀止痛；若口干舌燥者，加生地黄、麦冬，以滋补阴津；若大便干结者，加麻仁、肉苁蓉，以滋阴润肠；若两目干涩者，加青葙子、木贼、枸杞子，以清滋眼目等。

第四章　神经疾病用方

辨识小儿神经疾病：①按病因分为感染、中毒、遗传缺陷、营养障碍、免疫损伤、代谢紊乱、内分泌紊乱、先天畸形、血液循环障碍、异常增生等；②按病变部位分为中枢神经疾病、周围神经疾病、自主神经疾病以及肌病等；③按病变分为变性病、脱髓鞘疾病、炎症性疾病、畸形、出血等；④按病程分有急性疾病和慢性疾病等。

临床中尽管神经疾病种类有诸多，但从中医分型辨治主要有郁热惊风证、阳虚内寒证、肝郁脾虚证、阴血虚证、痰气郁结证、痰热阻窍证、寒痰阻窍证、瘀血闭阻证、血虚证等。

一、郁热惊风证

肝主筋应风，风主动。肝热从内而生，或从外侵袭于肝，肝热生风，风扰于筋，以此可演变为郁热惊风之抽搐、麻木等，辨治郁热惊风的选方用药基本要求与应用准则如下：

风引汤方药组成特点是清肝益阴，潜阳息风，辨治病证以肝热动风阳郁为主。

清瘟败毒饮方药组成特点是清热解毒，凉血止痉，辨治病证以气血热毒为主。

白虎汤方药组成特点是清泻盛热，兼以生津，辨治病证以阳明热盛为主。

紫雪丹方药组成特点是清热开窍，镇惊止痉，辨治病证以心包痰热痉厥为主。

白虎汤与紫雪丹合方组成特点是清泻盛热，镇惊止痉，辨治病证以热毒痰郁痉厥为主。

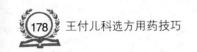

黄连解毒汤方药组成特点是泻热燥湿解毒，辨治病证以湿热疫毒为主。

玉枢丹方药组成特点是化痰开窍，辟秽解毒，消肿止痛，辨治病证以痰热惊风为主。

玉枢丹与保和丸合方组成特点是化痰开窍，辟秽解毒，消食和胃，辨治病证以痰食惊风为主。

风引汤(《伤寒杂病论》)

【导读】风引汤辨治发热性疾病、小儿肺炎、中毒性痢疾、流行性乙型脑炎等；针对病变证机是郁热内生，阳失潜藏，热极化风，阳郁不温；病变证型是肝热动风阳郁证，症状以面赤抽搐为主，风引汤治疗作用特点是清泻郁热，温通阳气，息风止痉，潜阳安神。

【组成】大黄_{四两}（12 g）　干姜_{四两}（12 g）　龙骨_{四两}（12 g）　桂枝_{三两}（9 g）　甘草_{二两}（6 g）　牡蛎_{二两}（6 g）　寒水石_{六两}（18 g）　滑石_{六两}（18 g）　赤石脂_{六两}（18 g）　白石脂_{六两}（18 g）　紫石英_{六两}（18 g）　石膏_{六两}（18 g）

【用法】将药研为细散状，用水 210 mL，每次温服 70 mL，视病情决定服药次数。

【功效】清肝益阴，潜阳息风。

【适用病症】

主要症状：身热，抽搐，或神昏。

辨证要点：口渴，舌质红、苔黄，脉洪数。

可能伴随的症状：头晕，或头痛，或烦热急躁，或两目上视，或四肢抽搐，或手足麻木，或口吐涎沫，或烦躁不安，或谵语，或肌肉筋脉震颤，或视物模糊。

【解读方药】方中大黄、石膏、寒水石清热，大黄偏于通下燥湿，石膏、寒水石偏于生津；干姜、桂枝温阳，干姜偏于行散，桂枝偏于通经；紫石英、龙骨、赤石脂、白石脂、牡蛎息风，紫石英偏于潜阳，龙骨偏于安神，赤石脂、白石脂偏于益阴，牡蛎偏于敛阴；滑石渗利湿浊；甘草益气和中。方药功用是清肝益阴，潜阳息风。

【配伍用药】若热甚者，加大石膏、寒水石用量，以清热泻火；若烦热急躁者，加大石膏、龙骨、牡蛎用量，以清热潜阳；若抽搐者，加大紫石英、赤石脂用量，以潜阳息风；若筋脉挛急者，加大甘草用量，再加白芍，以柔筋缓急等。

【临证验案】曹某，男，5岁。其母代诉，2年来每月高烧1次（体温在39~40℃），近因发热前来诊治。刻诊：高热（体温40℃），手足抽搐，烦躁不安，舌质红、苔薄黄，脉数。辨为肝热动风证，治当清肝益阴，潜阳息风，给予风引汤与芍药甘草汤合方：大黄12 g，干姜12 g，龙骨12 g，桂枝10 g，牡蛎6 g，寒水石18 g，滑石18 g，赤石脂36 g，紫石英18 g，石膏18 g，白芍30 g，生甘草30 g。6剂，第1次煎35 min，第2次煎25 min，合并药液，每日1剂，每次服15 mL，每日分10次服。二诊：用药第2日高热已退，为了巩固疗效，以前方用量减半6剂，每2日1剂。三诊：高热未发作，又以前方用量减半3剂，每3日服1剂。随访半年，一切正常。

用方体会：根据高热、舌质红辨为热，再根据手足抽搐、烦躁不安、脉数辨为肝热生风，以此辨为肝热动风证。方以风引汤清肝益阴，潜阳息风；以芍药甘草汤加量柔筋缓急。方药相互为用，以奏其效。

清瘟败毒饮（《疫疹一得》）

【导读】清瘟败毒散辨治发热性疾病、小儿肺炎、中毒性痢疾、流行性出血热，或辨治流行性乙型脑炎、流行性脑脊髓膜炎、中暑、感染性疾病、发热性疾病，或辨治丹毒（赤游风）、猩红热等；针对病变证机是郁热内盛，郁而生湿，湿热蕴毒，浸淫气血，血脉瘀滞，清瘟败毒散治疗作用特点是清热泻火，燥湿解毒，凉血清心，通利血脉。

【组成】生石膏[大剂六两至八两(180~240 g)；中剂二两至四两(60~120 g)；小剂八钱至一两二钱(30~36 g)]
小生地[大剂六钱至一两(18~30 g)；中剂三钱至五钱(9~15 g)；小剂二钱至四钱(6~12 g)]
乌犀角[(水牛角代)大剂六钱至八钱(18~24 g)；中剂三钱至五钱(9~15 g)；小剂二钱至四钱(6~12 g)]
真川连[大剂四钱至六钱(12~18 g)；中剂二钱至四钱(6~12 g)；小剂一钱至钱半(3~5 g)]　　栀子　桔梗　黄芩
知母　赤芍　玄参　连翘　甘草　牡丹皮　鲜竹叶各四钱（各12 g）

【用法】先煎石膏10 min，后下其余诸药；水牛角可磨汁冲服。

【功效】清热解毒，凉血止痉。

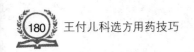

1. **辨治发热性疾病、小儿肺炎、中毒性痢疾、流行性出血热属于气血热毒证，以项强头痛如劈为基本特征**

【适用病症】

主要症状：头痛，高热。

辨证要点：口渴，舌质红、苔黄，脉洪数。

可能伴随的症状：恶心，或呕吐，或大便干结，或烦躁不安，或谵语，或视物模糊，或发斑疹，或吐衄，或厥逆。

2. **辨治流行性乙型脑炎、流行性脑脊髓膜炎、中暑、感染性疾病、发热性疾病属于暑温热毒筋脉证，以抽搐昏迷为基本特征**

【适用病症】

主要症状：高热，神昏，或抽搐。

辨证要点：口渴，舌质红、苔黄，脉洪数。

可能伴随的症状：喉间痰鸣，或呼吸不利，或大便干结，或烦躁不安，或谵语，或视物模糊。

3. **辨治丹毒（赤游风）、猩红热等属于营血热毒证，以烦躁红肿焮痛为基本特征**

【适用病症】

主要症状：烦躁，红斑，红肿焮痛。

辨证要点：口渴欲饮，舌质绛红、苔薄黄，指纹红紫，或脉浮数。

可能伴随的症状：口咽糜烂，或目赤，或烦躁，或哭啼不休，或昏厥，或谵语，或斑疹色紫，或大便干结，或小便短赤等。

【解读方药】方中石膏、黄连、栀子、黄芩、知母、连翘、竹叶清热，石膏、知母偏于生津益阴，黄连、黄芩、栀子偏于燥湿，连翘偏于解毒，竹叶偏于利水；生地黄、水牛角、玄参、牡丹皮、赤芍凉血，水牛角偏于清热，玄参偏于生津，生地黄偏于补血，牡丹皮、赤芍偏于散瘀；桔梗宣利气机；甘草益气和中。方药功用是清热解毒，凉血止痉。

【配伍用药】若抽搐者，加全蝎、僵蚕，以息风止抽；若发热恶寒者，加柴胡、荆芥，以辛散透达；若神昏者，加麝香、冰片，以芳香开窍；若大便干结者，加大黄、芒硝，以泻热通便等。

白虎汤(《伤寒杂病论》)

【导读】白虎汤辨治小儿肺炎、中毒性痢疾、中暑、感染性疾病、发热性疾病，或辨治流行性乙型脑炎、流行性脑脊髓膜炎等；针对病变证机是郁热内盛，热扰心神，浸淫筋脉，白虎汤治疗作用特点是清泻盛热，益气生津，和调心神，通调筋脉。

【组成】知母_{六两}（18 g）　　石膏_{碎，一斤}（48 g）　　甘草_{炙，二两}（6 g）　　粳米_{六合}（18 g）

【用法】用水 700 mL，煮取药液 210 mL；每日分 6 次温服。

【功效】清泻盛热，兼以生津。

1. 辨治小儿肺炎、中毒性痢疾、中暑、感染性疾病、发热性疾病属于阳明热盛证，以高热烦躁为基本特征

【适用病症】

主要症状：高热，烦躁，神昏。

辨证要点：口渴，舌质红、苔黄，脉浮数。

可能伴随的症状：面赤，或汗出，或恶热，或手足厥逆，或惊厥，或谵语。

2. 辨治流行性乙型脑炎、流行性脑脊髓膜炎属于阳明热毒证，以头痛项强为基本特征

【适用病症】

主要症状：身体灼热，头痛项强。

辨证要点：口渴，舌质红、苔薄黄，脉数。

可能伴随的症状：烦躁不安，或嗜睡，或恶心呕吐，或但热不寒，或无汗，或少汗，或头沉，或头昏等。

【解读方药】方中知母、石膏清热生津养阴；粳米、甘草益气和中。方药功用是清泻盛热，益气生津。

【配伍用药】若高热者，加金银花、连翘、竹叶，以清热泻火；若烦躁者，加黄连、黄芩，以清热除烦；若神昏者，加麝香、冰片，以芳香开窍；若汗多者，加牡蛎、五味子，以敛阴止汗；若头沉者，加苍术、桂枝，以化湿通阳；若惊厥者，加全蝎、僵蚕，以息风止痉等。

【临证验案】 谢某，男，7岁。其母代诉，2年前至今反复出现高热抽搐，近由病友介绍前来诊治。刻诊：高热（体温39.8℃），抽搐，烦躁，大便干结，倦怠乏力，手足不温，舌质红、苔黄腻，脉浮。辨为阳明热盛，郁结夹风证，治当清泻阳明，温阳息风，给予白虎汤、附子泻心汤与藜芦甘草汤合方加味：石膏45 g，知母20 g，粳米15 g，附子5 g，大黄6 g，黄连3 g，黄芩3 g，红参6 g，藜芦1.5 g，炙甘草6 g。6剂，以水浸泡30 min，大火烧开，小火煎35 min，每日1剂，每次服50 mL，每日服6次。二诊：大便通畅，高热抽搐消退，以前方6剂继服。三诊：大便正常，仍烦躁，以前方变黄连、黄芩各为6 g，6剂。四诊：为了巩固疗效，以前方用量减少二分之一，6剂。五诊：未再出现高热，以四诊方6剂继服。六诊：未再出现高热，又以四诊方治疗6剂。随访1年，未再出现高热，一切正常。

用方体会：根据高热、烦躁辨为阳明热盛，再根据大便干结、舌质红辨为热结，因手足不温辨为夹寒，又因抽搐辨为风，以此辨为阳明热盛，郁结夹风证。方以白虎汤清泻盛热，以附子泻心汤泻热温阳；以藜芦甘草汤化痰息风制动，加红参益气化阳。方药相互为用，以奏其效。

紫雪丹(《外台秘要》)

【导读】 紫雪丹辨治流行性乙型脑炎、流行性脑脊髓膜炎、中暑、感染性疾病、发热性疾病；针对病变证机是郁热内生，热极生风，郁热迫血，郁热扰神，郁热伤筋，痰浊内生，壅滞经气；病变证型是心包痰热痉厥证，症状以高热痉厥为主，紫雪丹治疗作用特点是清泻郁热，息风止痉，凉血和脉，开窍安神，和调筋脉，调理气血。

【组成】 石膏　寒水石　滑石　磁石各三斤（各1 500 g）　犀角屑(水牛角代)浓缩粉　羚羊角屑各五两（各150 g）　青木香　沉香各五两（各150 g）　玄参　升麻各一斤（各500 g）　甘草炙，八两（240 g）　丁香一两（30 g）　朴硝精者，十斤（5 000 g）　硝石精制，四升（100 g）　麝香研，五分（1.5 g）　朱砂飞研，三两（90 g）　黄金一百两（3 000 g）

【用法】 将药研为细散状，视病情决定剂型与用量。

【功效】 清热开窍，镇惊止痉。

【适用病症】

主要症状：高热，惊厥，或神昏。

辨证要点：口渴唇焦，舌质红、苔黄，脉浮数。

可能伴随的症状：面赤，或烦躁，或谵语，或惊厥，或小便短赤，或大便干结。

【解读方药】方中石膏、寒水石、羚羊角、朴硝、硝石清热，石膏、寒水石偏于泻火，羚羊角偏于清肝，朴硝偏于软坚，硝石偏于化瘀；朱砂、黄金、磁石安神，朱砂偏于清心，黄金偏于镇心，磁石偏于滋水；麝香温化开窍；玄参、水牛角凉血，玄参偏于滋阴，水牛角偏于清心；丁香、青木香、沉香理气，丁香偏于辛散，青木香偏于调中，沉香偏于纳气；滑石清热利湿；升麻辛散透达；甘草益气和中。方药功用是清热开窍，镇惊止痉。

【配伍用药】若高热甚者，加大石膏、寒水石用量，以清泻内热；若惊厥者，加大羚羊角、黄金用量，以重镇止痉；若谵语者，加大水牛角、朱砂用量，以凉血开窍；若大便干结者，加大黄、芒硝，以泻热通便等。

白虎汤(《伤寒杂病论》)与紫雪丹(《外台秘要》)合方

【导读】白虎汤与紫雪丹合方辨治发热性疾病、小儿肺炎、中毒性痢疾、流行性乙型脑炎等；针对病变证机是郁热内盛，热极生风，郁热迫血，郁热扰神，郁热伤筋，痰浊内生，壅滞经气；病变证型是热毒痰郁痉厥证，症状以痉厥烦躁为主，白虎汤与紫雪丹合方治疗作用特点是清泻盛热，息风止痉，凉血和脉，开窍安神，和调筋脉，调理气血。

【组成】白虎汤 [知母六两（18 g）　石膏碎,一斤（48 g）　甘草炙,二两（6 g）粳米六合（18 g）]　清瘟败毒饮 [石膏　寒水石　滑石　磁石各三斤（各1 500 g）犀角屑(水牛角代)浓缩粉　羚羊角屑各五两（各150 g）　青木香　沉香各五两（各150 g）玄参　升麻各一斤（各500 g）　甘草炙,八两（240 g）　丁香一两（30 g）　朴硝精者,十斤（5 000 g）　硝石精制,四升（100 g）　麝香研,五分（1.5 g）　朱砂飞研,三两（90 g）　黄金一百两（3 000 g）]

两方相重复的药，只选其中用量较大的一个。

【用法】用水700 mL，煮取药液210 mL；每日分6次温服。

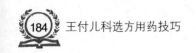

【功效】清泻盛热，镇惊止痉。

【适用病症】

主要症状：高热，痉厥，烦躁。

辨证要点：口渴唇焦，舌质红、苔黄，脉洪数。

可能伴随的症状：面赤，或谵语，或汗出，或恶热，或手足厥逆，或小便短赤，或大便干结。

【解读方药】方中石膏、知母、寒水石、羚羊角、朴硝、硝石清热，石膏、寒水石偏于泻火，知母偏于益阴，羚羊角偏于清肝，朴硝偏于软坚，硝石偏于化瘀；朱砂、黄金、磁石安神，朱砂偏于清心，黄金偏于镇心，磁石偏于滋水；麝香温化开窍；玄参、水牛角凉血，玄参偏于滋阴，水牛角偏于清心；丁香、青木香、沉香理气，丁香偏于辛散，青木香偏于调中，沉香偏于纳气；滑石清热利湿；升麻辛散透达；粳米、甘草益气和中。方药功用是清泻盛热，镇惊止痉。

【配伍用药】若高热甚者，加大石膏、知母、寒水石用量，以清泻内热；若惊厥者，加大羚羊角、磁石、黄金用量，以重镇止痉；若谵语者，加大水牛角、麝香、朱砂用量，以凉血开窍；若大便干结者，加大黄、芒硝，以泻热通便等。

黄连解毒汤（崔氏方，录自《外台秘要》）

【导读】黄连解毒汤辨治高热性疾病、小儿肺炎、流行性乙型脑炎，或辨治细菌性痢疾、阿米巴痢疾，或辨治白喉、急慢性扁桃体炎、急慢性腮腺炎等；针对病变证机是郁热内生，热毒生湿，湿热肆虐，浸淫血脉，黄连解毒汤治疗作用特点是清热解毒，燥湿消肿。

【组成】黄连_{三两}（9 g）　黄芩　黄柏_{各二两}（各6 g）　栀子_{十四枚}（14 g）

【用法】用水420 mL，煮取药液140 mL，每日分5次服。

【功效】泻热燥湿解毒。

1. 辨治高热性疾病、小儿肺炎、流行性乙型脑炎属于湿热疫毒证，以高热抽搐苔腻为基本特征

【适用病症】

主要症状：高热，或抽搐，或失眠。

辨证要点：口渴，舌质红、苔黄腻，脉滑数。

可能伴随的症状：面赤，或烦躁，或谵语，或惊厥，或神昏，或呕吐，或小便黄赤，或腹痛。

2. 辨治细菌性痢疾、阿米巴痢疾属于湿热浸注证，以腹痛下利为基本特征

【适用病症】

主要症状：高热，痢疾，便脓血。

辨证要点：口渴，舌质红、苔黄腻，脉滑数。

可能伴随的症状：恶心，或呕吐，或谵语，或里急后重，或神昏，或肛门灼热，或小便黄赤等。

3. 辨治白喉、急慢性扁桃体炎、急慢性腮腺炎属于疫毒灼喉证，以咽喉肿痛为基本特征

【适用病症】

主要症状：咽喉肿痛夹有假膜，声音嘶哑。

辨证要点：身热，肢体困重，舌质红、苔黄腻，脉滑数。

可能伴随的症状：烦躁不安，或咳呈犬吠样，或呼吸有声，或似喘非喘，或喉间痰多如锯声，或胸高胁陷，或面唇青紫等。

【解读方药】方中黄连、黄芩、黄柏、栀子清热，黄连、黄芩偏于清上中二焦之热，黄柏偏于清上下二焦之热，栀子偏于清上中下三焦之热。方药功用是清热泻火解毒。

【配伍用药】若高热甚者，加石膏、知母、寒水石，以清泻郁热；若里急后重者，加木香、槟榔，以行气导滞；若恶心者，加陈皮、竹茹，以降逆止呕；若抽搐者，加全蝎、僵蚕，以息风止痉；若便脓血者，加白头翁、茜草、以清热凉血；若声音嘶哑者，加桔梗、生甘草，以清热利咽；若烦躁不安者，加朱砂、磁石，以清热安神等。

玉枢丹（又名紫金锭，录自《片玉心书》）

【导读】玉枢丹辨治高热性疾病、小儿肺炎、流行性乙型脑炎等；针对病变证机是毒热内生，痰浊蕴结，阻滞神明，壅塞清窍；病变证型是痰热惊风

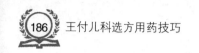

证，症状以喉中痰鸣痉厥为主，玉枢丹治疗作用特点是清热解毒，温化痰浊，芳香开窍，清心安神。

【组成】山慈菇三两（90 g）　红大戟一两半（45 g）　千金子霜一两（30 g）五倍子三两（90 g）　麝香三钱（9 g）　雄黄一两（30 g）　朱砂一两（30 g）

【用法】将药研为细散状，以糯米糊作锭子，每次服 1 g，每日分 3 次服；外用以醋磨，调敷患处。用汤剂可用原方量的 1/10。

【功效】化痰开窍，辟秽解毒，消肿止痛。

【适用病症】

主要症状：喉中痰鸣，手足抽搐。

辨证要点：口腻，舌质红、苔黄腻，脉沉滑。

可能伴随的症状：呕吐，或腹痛，或腹胀，或大便干结，或发热，或神志恍惚，或呼吸气粗。

【解读方药】方中麝香温化开窍；朱砂解毒安神；雄黄温化浊痰；山慈菇、红大戟、千金子、雄黄逐痰，山慈菇偏于散结，红大戟偏于消肿，千金子偏于破血，雄黄偏于温化解毒；五倍子收敛固涩。方药功用是化痰开窍，辟秽解毒，消肿止痛。

【配伍用药】若喉中痰鸣者，加射干、皂荚，以化痰利咽；若不思饮食者，加砂仁、莱菔子，以行气消食；若口腻者，加苍术、茯苓，以燥湿利湿；若苔黄腻者，加黄连、车前子，以燥湿利湿；若腹胀者，加木香、枳实、厚朴，以行气除胀；若发热者，加石膏、知母，以清泻郁热；若大便干结者，加大黄、芒硝，以泻热通便等。

玉枢丹（玉枢丹又名紫金锭，《片玉心书》）与保和丸（《丹溪心法》）合方

【导读】玉枢丹与保和丸合方辨治高热性疾病、肺炎、中毒性痢疾、脑炎等；针对病变证机是痰浊内生，食积化热，痰热闭窍，痰食阻滞；病变证型是痰食惊厥证，症状以痰多厌食为主，玉枢丹与保和丸合方治疗作用特点是清热解毒，豁痰开窍，消食化滞，避秽化浊。

【组成】玉枢丹〔山慈菇_{三两}（90 g）　红大戟_{一两半}（45 g）　千金子霜_{一两}（30 g）　五倍子_{三两}（90 g）　麝香_{三钱}（9 g）　雄黄_{一两}（30 g）　朱砂_{一两}（30 g）〕　保和丸〔山楂_{六两}（180 g）　神曲_{二两}（60 g）　半夏　茯苓_{各三两}（各90 g）　陈皮　连翘　莱菔子_{各一两}（各30 g）〕

【用法】水煎服，每日分6次服。

【功效】化痰开窍，辟秽解毒，消食和胃。

【适用病症】

主要症状：喉中痰鸣，不思饮食。

辨证要点：厌食嗳腐，舌质红、苔薄黄腻，脉沉滑。

可能伴随的症状：腹痛，或口臭，或呕吐，或大便不爽，或大便臭秽，或大便干结，或发热，或神志恍惚，或呼吸气粗。

【解读方药】方中麝香温化开窍；朱砂解毒安神；雄黄温化浊痰；山慈菇、红大戟、千金子、雄黄逐痰，山慈菇偏于散结，红大戟偏于消肿，千金子偏于破血，雄黄偏于温化解毒；五倍子收敛固涩；山楂、神曲、莱菔子消食，山楂偏于消肉食，神曲偏于消陈腐油腻，莱菔子偏于消菜食；半夏、陈皮、茯苓理脾和胃，半夏偏于降逆，陈皮偏于理气，茯苓偏于渗利；连翘清泻内热。方药功用是化痰开窍，辟秽解毒，消食和胃。

【配伍用药】若喉中痰鸣者，加大红大戟、千金子用量，以通利泻痰；若不思饮食者，加山楂、麦芽，以消食和胃；若呕吐者，加陈皮、半夏，以降逆止呕；若口臭者，加黄连、黄芩，以清热燥湿；若大便干结者，加大黄、芒硝，以泻热通便等。

二、阳虚内寒证

阳虚生寒，或寒盛伤阳，阳虚不能温煦筋脉，寒盛肆虐筋脉，以此可演变阳虚内寒之抽搐、麻木等，辨治阳虚内寒的选方用药基本要求与应用准则如下：

四逆汤方药组成特点是回阳救逆，辨治病证以阳虚抽厥为主。

抱龙丸方药组成特点是温化痰浊，清热醒神，辨治病证以痰厥惊风为主。

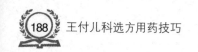

安神丸方药组成特点是益气安神，理气化痰，辨治病证以气血两虚、阴伤痰郁为主。

固真汤方药组成特点是健脾益气，温阳散寒，辨治病证以阳虚生风为主。

逐寒涤惊汤方药组成特点是温阳散寒降逆，辨治病证以阴寒阳伤生风为主。

四逆汤(《伤寒杂病论》)

【导读】四逆汤辨治流行性乙型脑炎、流行性脑脊髓膜炎、中暑、感染性疾病、发热性疾病等；针对病变证机是阳气虚弱，神明失固，阴寒内盛，肆虐心神；病变证型是阳虚抽厥证，症状以面色苍白为主，四逆汤治疗作用特点是温壮阳气，驱散阴寒，通达心窍。

【组成】附子_{生用，去皮，破八片，一枚}（5 g）　甘草_{炙，二两}（6 g）　干姜_{一两半}（4.5 g）

【用法】用水210 mL，煮取药液80 mL，每日分5次服，强人可用大附子8 g，干姜9 g。

【功效】回阳救逆。

【适用病症】

主要症状：神志昏厥，痉厥。

辨证要点：面色苍白，手足厥逆，舌质淡、苔薄白，脉微欲绝。

可能伴随的症状：大汗淋漓，或呼吸微弱，或蜷卧，或腹痛，或腹胀，或呕吐，或便血，或抽搐等。

【解读方药】方中生附子、干姜辛热，生附子偏于回阳救急，干姜偏于温暖中阳；甘草益气和中。方药功用是回阳救逆。

【配伍用药】若神志昏厥者，加大生附子、干姜用量，以回阳救急；若痉厥者，加全蝎、白僵蚕，以息风止痉；若面色苍白者，加人参、当归，以补益气血；若呼吸微弱者，加人参、蛤蚧，以补肾纳气；若腹痛者，加大干姜、甘草用量，以温阳止痛；若呕吐者，加半夏、生姜，以温胃降逆等。

【临证验案】

1. **小儿抽搐**

樊某，女，6岁。其母代诉，时有短暂失去知觉、手足发凉，遇凉抽搐已

7个月，数次检查未发现明显器质性病变，近由朋友介绍前来诊治。刻诊：时有短暂失去知觉，手足冰凉，遇凉抽搐，面色无泽，嗜睡，出汗较多，舌质淡、苔薄白，脉沉弱。辨为阳虚抽厥，心神不藏证，治当回阳救逆，潜阳安神，给予四逆汤与桂枝加龙骨牡蛎汤合方加味：生川乌5 g，干姜5 g，桂枝10 g，白芍10 g，大枣12枚，生姜10 g，龙骨12 g，牡蛎12 g，远志10 g，炙甘草6 g。6剂，第1次煎35 min，第2次煎25 min，合并药液，每日1剂，每次服25 mL，每日服8次。二诊：手足未抽搐，以前方6剂继服。三诊：手足冰凉好转，出汗减少，以前方6剂继服。三诊：时有短暂失去知觉未发作，以前方6剂继服。之后，以前方治疗30余剂，随访半年，一切正常。

用方体会：根据时有短暂失去知觉，嗜睡辨为心神不固，再根据手足冰凉、遇凉抽搐辨为阳虚不温，因抽搐辨为寒伤筋脉，以此辨为阳虚抽厥，心神不固证。方以四逆汤回阳救逆，益气固摄；以桂枝加龙骨牡蛎汤温阳敛阴，潜阳安神，加远志开窍安神。方药相互为用，以奏其效。

2. 小儿发热

郑某，男，6岁。其母代诉，半年前至今反复出现发热，近由病友介绍前来诊治。刻诊：发热（体温37.8 ℃左右），怕冷，倦怠乏力，大便干结，手足不温，舌质淡、苔薄白，脉弱。辨为阳虚郁结发热证，治当温阳益气，通泻郁结，给予四逆汤与大黄附子汤合方加味：干姜5 g，制附子15 g，大黄10 g，细辛6 g，炙甘草6 g。6剂，以水浸泡30 min，大火烧开，小火煎45 min，每日1剂，每次服30 mL，每日服8次。二诊：大便通畅，发热好转，以前方6剂继服。三诊：大便正常，发热消退，以前方6剂继服。四诊：未再出现发热（体温正常）。随访半年，未再发热，一切正常。

用方体会：根据发热、手足不温辨为阳虚，再根据大便干结、舌质淡辨为寒结，因倦怠乏力、脉弱辨为气虚，以此辨为阳虚郁结发热证。方以四逆汤温壮阳气，阳气内守；大黄附子汤温阳通泻散结。方药相互为用，以奏其效。

抱龙丸(《小儿药证直诀》)

【导读】抱龙丸辨治高热性疾病、肺炎、中毒性痢疾、脑炎等；针对病变证机是阴寒内生，寒郁化热，痰浊蕴结，壅滞气机，痰闭清窍；病变证型是痰厥惊风证，症状以面色青赤为主，抱龙丸治疗作用特点是温化寒痰，清化痰浊，芳香开窍，宁心安神。

【组成】天竺黄_{一两}（30 g）　雄黄_{(水飞)一钱}（3 g）　辰砂_{半两}（15 g）　麝香_{半两}（15 g）　天南星_{四两}（120 g）

【用法】将药研为细散状，煎煮甘草水为丸，如皂子大。用汤剂可用原方量的1/5，每日分6次服。

【功效】温化痰浊，清热醒神。

【适用病症】

主要症状：昏睡痉厥，惊风抽搐。

辨证要点：面色青赤，口腻，痰涎壅盛，舌质淡红、苔白腻或夹黄，脉沉滑。

可能伴随的症状：气粗，或呕吐，或腹痛，或腹胀，或女子白带，或小儿四时感冒，或疮疹抽搐，或蛊毒，或身热，或中暑等。

【解读方药】方中天竺黄、雄黄化痰，天竺黄偏于清化定惊，雄黄偏于温化定惊；辰砂清热镇惊安神；麝香芳香开窍醒神。方药功用是温化痰浊，清热醒神。

【配伍用药】若昏睡者，加冰片、远志，以开窍醒神；若痰多者，加雄黄、天南星，以燥湿涤痰；若抽搐者，加全蝎、僵蚕，以息风止痉；若腹痛者，加白芍、甘草，以缓急止痛；若腹胀者，加枳实、厚朴，以行气除胀；若身热者，加金银花、连翘，以清热解毒等。

安神丸(《保婴全镜》引《秘旨》)

【导读】安神丸辨治高热性疾病、肺炎、中毒性痢疾、脑炎；针对病变证机是心气虚弱，心神失守，痰浊内生，气机不利；病变证型是气血两虚、阴伤痰郁证，症状以惊悸为主，安神丸治疗作用特点是补益心气，养心安神，理气化痰，调理气机。

【组成】人参_{一钱}（3 g）　半夏_{(汤泡)一钱}（3 g）　酸枣仁_{(炒)一钱}（3 g）　茯神_{一钱}（3 g）　当归_{(酒洗)七分}（2 g）　橘红_{七分}（2 g）　赤芍_{(炒)七分}（2 g）　五味子_{(杵)5粒}（2 g）　甘草_{(炙)3分}（1 g）

【用法】将药研为细散状，姜汁糊为丸，如芡实大。亦可水煎服，每日分6次服。

【功效】益气安神，理气化痰。

【适用病症】

主要症状：昏睡痉厥，或惊风抽搐。

辨证要点：面色不荣，舌质淡、苔薄白，脉沉弱。

可能伴随的症状：气短，或自汗，或心神恍惚，或呕吐，或腹胀，或肌肉颤动等。

【解读方药】方中人参、甘草益气，人参偏于大补，甘草偏于平补；酸枣仁、茯神、五味子安神，酸枣仁偏于养血，茯神偏于益气，五味子偏于敛阴；半夏、陈皮化痰，半夏偏于降逆，陈皮偏于理气；当归、赤芍活血，当归偏于补血，赤芍偏于凉血。方药功用是益气安神，理气化痰。

【配伍用药】若惊厥者，加天麻、钩藤，以息风止痉；若黄色不荣者，加大人参用量，再加白术，以健脾益气；若自汗者，加黄芪、牡蛎，以益气止汗；若呕吐者，加陈皮、半夏，以降逆止呕；若腹胀者，加枳实、厚朴、砂仁，以醒脾行气除胀；若肌肉颤动者，加大酸枣仁、五味子、赤芍、甘草用量，以益气收敛缓急等。

固真汤(《证治准绳》)

【导读】固真汤辨治感染性疾病、非感染性疾病如颅内病变、遗传代谢性疾病（小儿惊风）等；针对病变证机是心气虚弱，阳虚不温；病变证型是阳虚生风证，症状以泻痢昏迷为主，固真汤治疗作用特点是补益心气，温壮阳气，养心安神。

【组成】人参_{去芦，二钱五分}（7.5 g）　附子_{汤浸泡裂、去皮脐，二钱五分}（7.5 g）　白茯苓_{去皮，二钱五分}（7.5 g）　白术_{二钱五分}（7.5 g）　山药_{去黑皮，二钱}（6 g）　黄芪_{蜜水涂炙，二钱}（6 g）　肉桂_{去粗皮，二钱}（6 g）　甘草_{湿纸裹、煨透，二钱}（6 g）　生姜_{三片}（3 片）　大枣_{一枚}（1 枚）

【用法】水煎空心温服，每日分6次服。

【功效】健脾益气，温阳散寒。

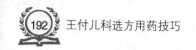

【适用病症】

主要症状：昏睡沉迷，惊风抽搐。

辨证要点：口鼻气冷，面色苍白，舌质淡、苔薄白，脉沉弱。

可能伴随的症状：四肢困沉，或手足不温，或上吐下泻，或囟门凹陷，或自汗，或心神恍惚，或神疲气短，或腹胀，或肌肉颤动等。

【解读方药】 方中人参、黄芪、白术、山药、茯苓、大枣、甘草益气，人参偏于大补元气，黄芪偏于固表，白术偏于健脾燥湿，山药偏于固涩化阴，大枣、甘草偏于平补中气；附子、肉桂、生姜温阳，附子偏于壮阳，肉桂偏于化阳，生姜偏于温暖脾胃。方药功用是健脾益气，温阳散寒。

【配伍用药】 若昏睡者，加大人参、黄芪用量，以大补元气；若抽搐者，加天麻、钩藤、全蝎，以息风止痉；若口鼻气冷者，加大附子、肉桂用量，以温阳散寒；若四肢困重者，加大白术、茯苓用量，以燥湿渗湿；若心神恍惚者，加远志、石菖蒲，以开窍醒神；若腹胀者，加陈皮、青皮，以行气除胀等。

逐寒荡惊汤(《福幼编》)

【导读】 逐寒荡惊汤辨治感染性疾病、非感染性疾病如颅内病变、遗传代谢性疾病（小儿惊风）等；针对病变证机是阴寒内盛，浊气逆行，心神失荣；病变证型是阴寒阳伤生风证，症状以昏睡露睛为主，逐寒荡惊汤治疗作用特点是温逐寒气，调理气机。

【组成】 胡椒打碎一钱（3 g）　炮姜一钱（3 g）　肉桂一钱（3 g）　丁香一钱（3 g）

【用法】 先用灶心黄土100 g煮水，去土澄清，再煎药取200 mL，频频服用。

【功效】 温阳散寒降逆。

【适用病症】

主要症状：昏睡露睛，惊风抽搐。

辨证要点：口鼻气冷，面色灰滞，舌质暗淡、苔薄白，脉沉。

可能伴随的症状：四肢困重，或手足不温，或囟门凹陷，或冷汗，或心神恍惚，或大便溏泻，或腹痛，或腹胀，或肌肉颤动等。

【解读方药】方中胡椒、炮姜、肉桂散寒息风，胡椒偏于消食化痰，炮姜偏于温暖脾胃，肉桂偏于温暖脾肾；丁香行气降逆温中。方药功用是温阳散寒降逆。

【配伍用药】若昏睡露睛者，加大炮姜、肉桂用量，以温阳散寒；若口鼻气冷者，加大胡椒、丁香用量，以散寒开窍；若面色灰暗者，加附子、吴茱萸，以温通阳气；若囟门凹陷者，加人参、鹿茸，以温补阳气；若大便溏泻者，加白术、茯苓，以健脾止泻；若腹痛者，加大丁香、胡椒用量，再加花椒，以芳香温阳止痛等。

三、肝郁脾虚证

肝主疏泄条达，脾主生化气血。肝气郁滞，脾气失和，生化气血不足，以此可演变为肝郁脾虚证；或脾气虚弱，生化气血不足，肝气因之失疏，亦可演变为脾虚肝郁。辨治肝郁脾虚的选方用药基本要求与应用准则如下：

逍遥散方药组成特点是疏肝解郁，健脾养血，辨治病证以肝郁脾弱血虚为主。

缓肝理脾汤方药组成特点是健脾益气，疏肝通阳，辨治病证以肝郁脾弱阳郁为主。

逍遥散(《太平惠民和剂局方》)

【导读】逍遥散辨治感染性疾病、非感染性疾病如颅内病变、遗传代谢性疾病（小儿惊风）等；针对病变证机是肝气郁滞，脾胃虚弱，阴血亏虚；病变证型是肝郁脾虚血虚证，症状以昏睡抽搐为主，逍遥散治疗作用特点是疏肝理气，健脾益气，滋养阴血。

【组成】柴胡_{去苗}　茯苓_{去白}　白术　当归_{去苗，锉，微炒}　芍药_{各一两}（30 g）　甘草_{微炙赤，半两}（15 g）

【用法】将药研为细散状，每次服 6 g，用水加入烧生姜、薄荷同煎，温热服之，不拘时服。用汤剂可用原方量的 1/2。

【功效】疏肝解郁，健脾养血。

【适用病症】

主要症状：昏睡烦躁，惊风抽搐。

辨证要点：面色苍白，或青白相兼，舌质淡、苔薄白，脉沉弱。

可能伴随的症状：四肢软弱，或昏睡眼合，或囟门凹陷，或头痛，或头晕目眩，或不思饮食，或腹胀，或肌肉颤动等。

【解读方药】方中柴胡疏肝解郁，调理气机；白术、茯苓、甘草益气，白术偏于健脾，茯苓偏于渗利，甘草偏于缓急；当归、芍药补血，当归偏于活血，芍药偏于敛阴；又，芍药与柴胡配伍以柔肝缓急，与当归配伍以补血养血。方药功用是疏肝解郁，健脾养血。

【配伍用药】若气郁甚者，加大柴胡用量，再加陈皮、木香，以行气解郁；烦躁者，加大柴胡用量，再加栀子，以透散清降除烦；若抽搐者，加大芍药用量，再加全蝎、蜈蚣，以息风止痉；若四肢软弱者，加牛膝、杜仲，以强健筋骨；若血虚甚者，加熟地黄、川芎，以补血行血；若气虚甚者，加人参、山药，以健脾益气等。

缓肝理脾汤(《医宗金鉴》)

【导读】缓肝理脾汤辨治感染性疾病、非感染性疾病如颅内病变、遗传代谢性疾病（小儿惊风）；针对病变证机是中气虚弱，阴寒内生，浊气壅滞，筋脉失养；病变证型是肝郁脾虚阳郁证，症状以昏睡抽搐为主，缓肝理脾汤治疗作用特点是健脾益气，温中通阳，调理气机。

【组成】广桂枝　人参　白茯苓　白芍炒　白术土炒　陈皮　山药炒　扁豆炒,研　甘草炙

【用法】上药加煨姜、大枣为引，水煎服，每日分 6 次服。

【功效】健脾益气，疏肝通阳。

【适用病症】

主要症状：昏睡露睛，惊风抽搐。

辨证要点：面色萎黄，急躁易怒，舌质淡、苔薄白，脉沉弱。

可能伴随的症状：四肢困重，或昏睡眼合，或囟门凹陷，或身体温和，或心神恍惚，或大便青色，或腹胀，或肌肉颤动等。

【解读方药】方中人参、白术、扁豆、茯苓、山药、甘草益气，人参偏于大补元气，白术偏于健脾燥湿，扁豆、茯苓偏于健脾渗湿，山药偏于平补化阴，甘草平补中气；陈皮理气和胃调中；桂枝通阳散寒；白芍柔肝敛阴缓急。方药功用是健脾益气，疏肝通阳。

【配伍用药】若昏睡者，加大人参、白术用量，以健脾益气；若抽搐者，加全蝎、蜈蚣，以息风止痉；若四肢困重者，加苍术、薏苡仁，以燥湿利湿；若手足不温者，加桂枝、附子，以温阳散寒；若大便呈青色者，加附子、干姜，以温阳逐寒等。

四、阴血虚证

血能化阴，阴能化血，阴血互化。血虚不能化阴，阴虚不能化血，以此可演变为阴血虚弱之手足瘛疭，手足挛急。辨治阴血虚的选方用药基本要求与应用准则如下：

大定风珠方药组成特点是滋阴息风，辨治病证以阴虚生风为主。

三甲复脉汤方药组成特点是滋阴养血，潜阳息风，辨治病证以阴虚生风为主。

黄连阿胶汤方药组成特点是清热育阴，交通心肾，辨治病证以心肾虚热为主。

地黄饮子方药组成特点是滋心肾阴，补心肾阳，开窍化痰，辨治病证以心肾阴阳俱虚为主。

养心汤方药组成特点是益气补血，温阳敛阴，安神化痰，辨治病证以气血两虚夹痰为主。

大补元煎方药组成特点是益气补血，补肾固精，辨治病证以精血阳气亏虚为主。

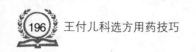

紫河车丸方药组成特点是补益气血，清热安神，化痰息风，辨治病证以气血两虚痰热为主。

大定风珠(《温病条辨》)

【导读】大定风珠辨治感染性疾病、非感染性疾病如颅内病变、遗传代谢性疾病（小儿惊风），或辨治流行性乙型脑炎、流行性脑脊髓膜炎、中暑、感染性疾病、发热性疾病等；针对病变证机是阴津亏虚，阳失潜藏，虚风内生，营血虚弱，筋脉失养，大定风珠治疗作用特点是滋养阴津，潜阳息风，补血养血，滋荣筋脉，或益气化阴。

【组成】生白芍六钱（18 g）　阿胶三钱（9 g）　生龟板四钱（12 g）　干地黄六钱（18 g）　麻仁二钱（6 g）　五味子二钱（6 g）　生牡蛎四钱（12 g）　麦冬连心,六钱（18 g）　炙甘草四钱（12 g）　鸡子黄生,二枚（2 枚，约 90 g）　鳖甲生,四钱（12 g）

【用法】水煎服，阿胶溶化，稍冷再入鸡子黄搅匀，每日分 6 次服。

【功效】滋阴息风。

1. **辨治感染性疾病、非感染性疾病如颅内病变、遗传代谢性疾病（小儿惊风）属于阴虚生风证，以烦热抽搐为基本特征**

【适用病症】

主要症状：手足瘛疭，手足挛急。

辨证要点：面色不荣，舌红少苔，脉虚弱。

可能伴随的症状：四肢软弱，或昏睡眼合，或囟门凹陷，或身体温和，或心神恍惚，或大便青色，或腹胀，或肌肉颤动等。

2. **辨治流行性乙型脑炎、流行性脑脊髓膜炎、中暑、感染性疾病、发热性疾病属于阴虚生风证，以筋急抽搐为基本特征**

【适用病症】

主要症状：筋脉挛急，抽搐。

辨证要点：口渴，五心烦热，舌质红、少苔，脉沉细。

可能伴随的症状：肌肉震颤，或面肌痉挛，或肢体僵硬，或牙关紧闭，或吞咽困难等。

【解读方药】方中龟板、鳖甲、牡蛎、麻仁、五味子、麦冬益阴，龟板偏于潜阳，鳖甲偏于软坚，牡蛎偏于固涩，麻仁偏于滋润，五味子偏于敛阴，麦冬偏于清热；白芍、阿胶、干地黄、鸡子黄补血，白芍偏于敛阴，阿胶偏于化阴，干地黄偏于凉血，鸡子黄偏于清补；甘草益气和中。方药功用是滋阴息风。

【配伍用药】若手足瘈疭者，加大龟板、牡蛎用量，以潜阳息风；若手足挛急者，加大白芍、甘草用量，以益气补血缓急；若四肢软弱者，加人参、当归，以补益气血；若囟门凹陷者，加大龟板、鳖甲、牡蛎用量，以强健筋骨；若腹胀者，加砂仁、木香，以行气除胀等。

三甲复脉汤（《温病条辨》）

【导读】三甲复脉汤辨治感染性疾病、非感染性疾病如颅内病变、遗传代谢性疾病（小儿惊风)，或辨治脑积水、佝偻病、呆小病及生长过缓（囟门迟闭或不合，亦即解颅）等；针对病变证机是阴津亏虚，虚风内生，阳失潜藏，营血虚弱，筋脉失养，三甲复脉汤治疗作用特点是滋养阴津，潜阳息风，补血养血，滋荣筋脉。

【组成】炙甘草　干地黄　生白芍_{各六钱}（各18 g）　麦冬　生牡蛎_{各五钱}（各15 g）　阿胶_{烊化,三钱}（9 g）　生鳖甲_{八钱}（24 g）　生龟板_{一两}（30 g）

【用法】水煎服，每日分6次服。

【功效】滋阴养血，潜阳息风。

1. 辨治感染性疾病、非感染性疾病如颅内病变、遗传代谢性疾病（小儿惊风）属于阴虚生风证，以烦热抽搐为基本特征

【适用病症】

主要症状：手足抽搐，或肌肉颤动，多梦。

辨证要点：口干咽燥，舌红少苔，脉细数。

可能伴随的症状：手足烦热，或心中憺憺大动，或昏睡，或心痛，或耳鸣，或健忘，或头晕目眩等。

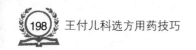

2. 辨治脑积水、佝偻病、呆小及生长过缓（囟门迟闭或不合，亦即解颅）属于阴虚生风证，以颅缝裂开筋惕肉为基本特征

【适用病症】

主要症状：筋惕肉瞤，颅缝裂开（囟门迟闭）。

辨证要点：五心烦热，口舌干燥，舌红少苔，脉细数。

可能伴随的症状：瘈疭，或盗汗，或眼睛显露，或眼珠下垂，或颧红面赤，或小便短赤。

【解读方药】方中龟板、鳖甲、牡蛎、麦冬益阴，龟板偏于潜阳，鳖甲偏于软坚，牡蛎偏于固涩，麦冬偏于清热；白芍、阿胶、干地黄补血，白芍偏于敛阴，阿胶偏于化阴，干地黄偏于凉血；甘草益气和中。方药功用是滋阴养血，潜阳息风。

【配伍用药】若阴虚甚者，加大干地黄、麦冬、鳖甲用量，以滋补阴津；若内热甚者，加胡黄连、银柴胡、玄参、水牛角，以清退虚热；若多梦者，加酸枣仁、柏子仁，以滋补阴血安神；若头晕目眩者，加枸杞子、菊花，以清滋头目；若手足抽搐者，加大白芍、牡蛎用量，再加全蝎，以潜阳息风止抽；若筋惕肉者，加大牡蛎、白芍用量，再加龙骨，以潜阳息风；若囟门迟闭者，加大鳖甲、龟板用量，再加鹿茸、人参，以益气壮阳强骨；若盗汗者，加大牡蛎、五味子用量，以敛阴止汗等。

黄连阿胶汤（《伤寒杂病论》）

【导读】黄连阿胶汤辨治感染性疾病、非感染性疾病如颅内病变、遗传代谢性疾病（小儿惊风），或辨治流行性乙型脑炎、流行性脑脊髓膜炎、中暑、感染性疾病、发热性疾病等；针对病变证机是心热内生，肾阴内伤，阴不制阳，阳化为热，黄连阿胶汤治疗作用特点是清心泻火，育肾滋阴，养血化阴。

【组成】黄连四两（12 g）　黄芩二两（6 g）　芍药二两（6 g）　鸡子黄二枚（2 枚）　阿胶三两（9 g）

【用法】用水 420 mL，先煎黄连、黄芩、芍药 10 min，再溶化阿胶，煮取药液稍凉，加入鸡子黄，并搅令均匀；每日分 6 次温服。

【功效】清热育阴，交通心肾。

1. **辨治感染性疾病、非感染性疾病如颅内病变、遗传代谢性疾病（小儿惊风）属于心肾虚热证，以烦热抽搐为基本特征**

【适用病症】

主要症状：手足抽搐，或手足挛急，多梦。

辨证要点：口干咽燥，舌红少苔，脉细数。

可能伴随的症状：烦躁，或昏睡，或汗出，或头晕，或耳鸣，或健忘，或腰酸，或肌肉颤动等。

2. **辨治流行性乙型脑炎、流行性脑脊髓膜炎、中暑、感染性疾病、发热性疾病属于心肾虚热证，以昏迷抽搐为基本特征**

【适用病症】

主要症状：昏迷，耳鸣，抽搐。

辨证要点：口渴欲饮，舌红少苔，脉沉细。

可能伴随的症状：烦躁，或牙关紧闭，或不省人事，或神志昏沉，或头晕目眩，或面色潮红，或吞咽困难，或大便干结，或小便短少等。

【解读方药】方中阿胶、芍药、鸡子黄补血，阿胶偏于化阴，芍药偏于敛阴，鸡子黄偏于养阴；黄连、黄芩清心除烦。方药功用是清热育阴，交通心肾。

【配伍用药】若手足抽搐者，加大白芍用量，再加甘草，以缓急止抽；若多梦者，加酸枣仁、柏子仁，以滋补阴血舍魂；若烦躁者，加大黄连、黄芩用量，以清热除烦；若耳鸣者，加磁石、朱砂，以交通心肾；若大便干结者，加大黄、芒硝，以泻热通便等。

【临证验案】

1. **小儿抽搐**

李某，男，5岁。其母代诉，2年前手足抽搐，至今反复不愈，经多次检查也未发现明显器质性病变，近因抽搐频繁前来诊治。刻诊：手足抽搐，烦躁，睡眠易醒，手足心热，头发不荣，舌红少苔，脉沉细。辨为心肾虚热证，治当清热益阴，交通心肾，给予黄连阿胶汤与酸枣仁汤合方：黄连12 g，黄芩6 g，白芍6 g，鸡子黄（冲服）3枚，阿胶10 g，酸枣仁45 g，茯苓6 g，知母6 g，川芎6 g，炙甘草6 g。6剂，第1次煎35 min，第2次煎25 min，合并药液，每日1剂，每次服45 mL，每日分服8次。二诊：手指抽搐减轻，手足心热止，以前方 6 剂继服。三诊：烦躁止，睡眠改善，以前方 6 剂继服。四诊：诸症基本消除，以前方 12 剂巩固治疗效果。随访 1 年，一切正常。

用方体会：根据手指抽搐、烦躁辨为郁热生风，再根据手足心热、头发不荣辨为血虚不荣，因舌红少苔、脉沉细辨为阴虚，以此辨为心肾虚热证。方以黄连阿胶汤清热益阴，交通心肾；以酸枣仁汤养心安神，清热除烦。方药相互为用，以奏其效。

2. 小儿夜间哭闹

许某，男，7 个月。其母代诉，出生 3 个月至今每天夜间哭闹，近由亲戚介绍前来诊治。刻诊：夜间哭闹，面色潮红，盗汗，身体发热（体温正常），大便干结，舌尖红，苔黄腻，指纹略紫。辨为阴虚热结证，治当滋阴清热，通泻热结，给予黄连阿胶汤与大黄甘草汤合方：黄连 12 g，黄芩 6 g，白芍 6 g，鸡子黄（温冲服）2 枚，大黄 6 g，阿胶珠 10 g，炙甘草 6 g。6 剂，以水浸泡 30 min，大火烧开，小火煎 40 min，每日 1 剂，每次喂婴儿 3 mL，每日服 15 次；婴儿母亲每天分早中晚服，每次 150 mL。二诊：夜间哭闹减少，以前方 6 剂继服。三诊：夜间哭闹较前又有减少，盗汗基本消除，大便通畅，以前方 6 剂继服。四诊：夜间哭闹止，又以前方 6 剂继服，以巩固治疗效果。随访 3 个月，夜间未再哭闹，一切正常。

用方体会：根据夜间哭闹、盗汗辨为阴虚，再根据大便干结、身体发热辨为热结，因苔黄腻辨为湿热，以此辨为阴虚热结证。方以黄连阿胶汤清热燥湿，育阴补血；以大黄甘草汤清泻热结。方药相互为用，以奏其效。

地黄饮子(《黄帝素问宣明论方》)

【导读】地黄饮子辨治感染性疾病、非感染性疾病如颅内病变、遗传代谢性疾病（小儿惊风）等；针对病变证机是心肾阴虚不得滋荣，心肾阳虚不得温煦，痰浊内生，壅滞清窍；病变证型是心肾阴阳俱虚证，症状以足冷面赤抽搐为主，地黄饮子治疗作用特点是滋补心肾之阴，温补心肾之阳，芳香开窍，温化痰浊。

【组成】干地黄　巴戟去心　山茱萸　石斛　肉苁蓉酒浸,焙　附子炮　五味子　肉桂　白茯苓　麦门冬去心　菖蒲　远志去心,各等份　（各 10 g）

【用法】将药研为细散状，每次服 9 g，用水煎时加入生姜 5 片，枣 1 枚，薄荷 5 g 同煎，不拘时候服。

【功效】滋心肾阴，补心肾阳，开窍化痰。

【适用病症】

主要症状：手足抽搐，或肌肉颤动。

辨证要点：口干不欲饮，手足不温，或五心烦热，舌淡苔白，或舌红少苔，脉沉细弱。

可能伴随的症状：舌强不能言，或足废不能用，或昏睡，或心烦，或腰酸，或健忘，或头晕目眩等。

【解读方药】方中干地黄、麦冬、石斛、五味子滋阴，干地黄偏于凉血，麦冬偏于清热，石斛偏于和中，五味子偏于敛阴益气；肉桂、附子辛热，附子偏于壮阳，肉桂偏于温阳；巴戟天、肉苁蓉、山茱萸补阳，巴戟天偏于壮阳，肉苁蓉偏于益精，山茱萸偏于固精；远志、石菖蒲安神，远志偏于化痰，石菖蒲偏于化痰；茯苓健脾益气渗利。方药功用是滋心肾阴，补心肾阳，开窍化痰。

【配伍用药】若阳虚明显者，加大巴戟天、肉苁蓉用量，以温补阳气；若阴虚明显者，加大石斛、麦冬、干地黄用量，以滋补阴津；若痰多者，加大茯苓、远志、石菖蒲，以渗湿开窍化痰；若腰酸者，加杜仲、续断，以强健筋骨；若健忘者，加酸枣仁、龙骨，以养心安神等。

养心汤(《证治准绳》)

【导读】养心汤辨治感染性疾病、非感染性疾病如颅内病变、遗传代谢性疾病（小儿惊风）等；针对病变证机是正气不足，阴血亏损，痰湿内生，心神失守；病变证型是气血两虚夹痰证，症状以惊悸抽搐为主，养心汤治疗作用特点是补益中气，化生阴血，燥湿化痰，养心安神。

【组成】炙黄芪　茯神　茯苓　半夏曲　当归　川芎各一钱半（各 1.5 g）炒远志　炒酸枣仁　肉桂　柏子仁　五味子　人参各一钱（各 3 g）　炙甘草五分（1.5 g）

【用法】水煎服，每日分 6 次服。

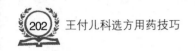

【功效】益气补血，温阳敛阴，安神化痰。

【适用病症】

主要症状：手足抽搐，怔忡惊悸，或肌肉颤动。

辨证要点：面色不荣，舌质淡、苔薄白，脉沉弱。

可能伴随的症状：心神恍惚，或自汗，或注意力不集中，或恐惧不安，或不眠，或头晕目眩等。

【解读方药】方中人参、黄芪、茯苓、甘草益气，人参偏于大补元气，黄芪偏于固护卫气，茯苓偏于健脾，甘草偏于平补中气；远志、酸枣仁、柏子仁、茯神、五味子安神，远志偏于化痰，酸枣仁偏于养血；茯神偏于益气，柏子仁偏于滋阴，五味子偏于敛固；当归、川芎活血，当归偏于补血，川芎偏于行气；半夏醒脾燥湿化痰；肉桂温阳通阳。方药功用是益气补血，温阳敛阴，安神化痰。

【配伍用药】若手足抽搐者，加全蝎、蜈蚣，以息风止痉；若惊悸者，加大酸枣仁、柏子仁用量，以养心安神；若气虚甚者，加大人参、黄芪、甘草用量，以补益中气；若血虚甚者，加大当归用量，再加熟地黄、阿胶，以滋补阴血；若汗多者，加大五味子用量，再加牡蛎，以收敛止汗等。

大补元煎(《景岳全书》)

【导读】大补元煎辨治感染性疾病、非感染性疾病如颅内病变、遗传代谢性疾病（小儿惊风），或辨治癫痫等；针对病变证机是正气不足，阴血亏损，肾精不固，大补元煎治疗作用特点是补益中气，化生阴血，补肾固精，养心安神。

【组成】人参 少则用一～二钱(3～6g)，多则用1～2两(30～60g) 　　山药 炒，二钱 （6g）　　熟地黄 少则用二～三钱(6～9g)，多则用二～三两(60～90g) 　　杜仲 二钱 （6g）　　当归 二～三钱 （6～9g）　　山茱萸 一钱 （3g）　　枸杞子 二～三钱 （6～9g）　　炙甘草 一～二钱 （3～6g）

【用法】水煎服，每日分6次服。

【功效】益气补血，补肾固精。

1. **辨治感染性疾病、非感染性疾病如颅内病变、遗传代谢性疾病（小儿惊风）属于精血阳气亏虚证，以惊悸抽搐为基本特征**

【适用病症】

主要症状：手足抽搐，惊悸易恐，或肌肉颤动。

辨证要点：面色不荣，舌质淡、苔薄白，脉沉弱。

可能伴随的症状：腰酸膝软，或心神恍惚，或牙齿不固，或头发稀疏，或不眠，或头晕目眩等。

2. **辨治癫痫属于精血阳气亏虚证，以神疲头昏为基本特征**

【适用病症】

主要症状：手足抽搐，耳鸣，或瞪目失神。

辨证要点：倦怠乏力，舌质淡、苔薄白，脉沉弱。

可能伴随的症状：不思饮食，或头晕目眩，或心悸，或腰酸膝软，或神志模糊，或大便溏泻等。

【解读方药】方中人参、山药、甘草益气，人参偏于大补元气，山药偏于固敛化阴，甘草偏于平补中气；熟地黄、当归补血，当归偏于活血，熟地黄偏于滋阴；杜仲、山茱萸、枸杞子益肾，杜仲偏于强筋骨，山茱萸偏于固精，枸杞子偏于生血。方药功用是益气补血，补肾固精。

【配伍用药】若手足抽搐者，加鳖甲、龟板，以潜阳息风；若惊悸者，加酸枣仁、柏子仁，以养心安神；若倦怠乏力者，加大人参、山药用量，以补益中气；若阳虚者，加大杜仲、山茱萸用量，以温补阳气；若血虚者，加大当归、熟地黄用量，以滋补阴血等。

紫河车丸（《幼幼近编》）

【导读】紫河车丸辨治感染性疾病、非感染性疾病如颅内病变、遗传代谢性疾病（小儿惊风）等；针对病变证机是心气虚弱，郁热内生，热扰心神，痰湿内阻；病变证型是气血两虚痰热证，症状以喘促抽搐为主，紫河车丸治疗作用特点是补益心气，清解郁热，养心安神，湿利痰浊。

【组成】人参一两（30 g）　　天麻一两（30 g）　　炙草一两（30 g）　　犀角(水牛角代)一两（30 g）　　远志甘草汁浸,一两（30 g）　　滑石一两（30 g）　　白芍炒,一两

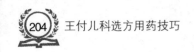

（30 g）　　茯神一两半（45 g）　　酸枣仁一两（30 g）　　天竺黄五钱（15 g）　　朱砂研,五钱（15 g）　　紫河车烘,研,一具（100 g）　　脐带（新瓦上炙焦,另研）三条（150 g）

【用法】水煎服，每日分 6 次服。

【功效】补益气血，清热安神，化痰息风。

【适用病症】

主要症状：手足抽搐，喘促，或肌肉颤动。

辨证要点：面色不荣，舌质红、苔薄黄，脉沉弱。

可能伴随的症状：心烦，或口渴，或痰壅喉咽，或心神恍惚，或不眠，或烦躁不宁，或头晕目眩等。

【解读方药】方中人参、紫河车、脐带、甘草益气，人参偏于大补元气，紫河车偏于生血化精，脐带偏于补血纳气，甘草偏于平补中气；茯神、远志、酸枣仁、朱砂安神，茯神偏于益气，远志偏于化痰，酸枣仁偏于养血，朱砂偏于重镇清热；水牛角、滑石清热，水牛角偏于凉心血，滑石偏于清利湿热；天竺黄、天麻息风止痉，天竺黄偏于清化，天麻偏于潜阳。方药功用是补益气血，清热安神，化痰息风。

【配伍用药】若气虚者，加大人参、紫河车用量，以补益中气；若血虚者，加大白芍用量、再加当归，以补益阴血；若不眠者，加大酸枣仁、远志用量，以养心安神；若夹血热者，加大水牛角用量，再加生地黄，以清热凉血；若夹痰者，加大天竺黄用量，再加胆南星，以荡涤浊痰等。

五、气虚痰壅证

痰从内生，气不化生，痰气相搏而演变为气虚痰壅，病变多以痰为主；气能化津，气虚不运，津聚为痰，气痰相结而演变为气虚痰壅，病变多以气为主。辨治气虚痰壅的选方用药基本要求与应用准则如下：

镇惊丸方药组成特点是以益气化痰，安神解痉为主，辨治病证以气虚痰壅为主。

镇惊丸(《活幼心书》)

【导读】镇惊丸辨治癫痫；针对病变证机是心气虚弱，心神不安，痰阻心窍，经气不利；病变证型是气虚痰壅证，症状以昏闷抽搐为主，镇惊丸治疗作用特点是补益心气，开窍安神，燥湿化痰，通利经气。

【组成】人参_{去芦,三钱}（9 g）　粉草_{半生半炙,五钱}（15 g）　茯神_{去皮木根,五钱}（15 g）　僵蚕_{去丝,五钱}（15 g）　枳壳_{去瓤,麸炒,五钱}（15 g）　白附子_{二钱半}（8 g）　南星_{锉碎,腊月黄牛胆汁酿经一夏,二钱半}（8 g）　白茯苓_{去皮,二钱半}（8 g）　硼砂_{二钱半}（8 g）　牙消_{二钱半}（8 g）　朱砂_{水飞,二钱半}（8 g）　全蝎_{去毒,十尾}　麝香_{一字}

【用法】共为散状，制用为丸，急惊者用清茶送服；慢惊者用生姜、附子煎汤；亦可水煎服，每日分6次服。

【功效】益气化痰，安神解痉。

【适用病症】

主要症状：手足抽搐，或口眼斜视，昏闷。

辨证要点：喉中痰壅，倦怠乏力，舌质淡、苔厚腻，脉沉滑或弱。

可能伴随的症状：肌肉颤动，或烦躁易怒，或昏睡，或头晕目眩等。

【解读方药】方中人参、茯苓、甘草益气，人参偏于大补元气，茯苓偏于健脾渗利，甘草偏于平补中气；茯神、朱砂安神，茯神偏于益气，朱砂偏于重镇清热；全蝎、僵蚕、白附子、天南星祛风止痉，全蝎偏于搜风通络，僵蚕偏于散结，白附子偏于通络，天南星偏于化痰；硼砂、牙消清热，硼砂偏于解毒消肿，牙消偏于泻热软坚定惊；麝香芳香开窍；枳壳行气导滞。方药功用是益气化痰，行气解痉。

【配伍用药】若气虚明显者，加大人参、甘草用量，以补益正气；若抽搐甚者，加大僵蚕、全蝎用量，以息风止痉；若喉中痰盛者，加大白附子、天南星用量，以燥湿化痰；若烦躁者，加龙骨、远志，以潜阳化痰安神等。

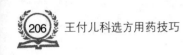

六、痰热阻窍证

痰阻清窍，郁结不解，郁久化热，痰热互结而演变为痰热阻窍，病变常常以痰为主；热从内生，煎熬阴津，变生为痰，痰热相结而演变为痰热阻窍，病变常常以热为主。辨治痰热阻窍的选方用药基本要求与应用准则如下：

定痫丸方药组成特点是以清热涤痰，息风止痉为主，辨治病证以痰热阻窍为主。

竹沥达痰丸方药组成特点是以健脾益气，泻热涤痰为主，辨治病证以脾虚痰热为主。

定痫丸（《医学心悟》）

【导读】定痫丸辨治癫痫；针对病变证机是痰浊内生，痰郁化热，痰热阻滞，闭阻心窍，气滞血瘀，心神失守；病变证型是痰热阻窍证，症状以斜视抽搐为主，定痫丸治疗作用特点是燥湿化痰，清热涤痰，清心开窍，行气化瘀，重镇安神。

【组成】明天麻　川贝母　半夏_{姜汁炒}　茯苓_蒸　茯神_{去木,蒸,各一两}（各30 g）胆南星_{九蒸者}　石菖蒲_{杵碎,取粉}　全蝎_{去尾,甘草水洗}　僵蚕_{甘草水洗,去咀,炒}　真琥珀_{腐煮,灯心草研,各五钱}（各15 g）　陈皮_{洗,去白}　远志_{去心}　甘草_{水泡,各七钱}（各21 g）丹参_{酒蒸}　麦冬_{去心,各二两}（各60 g）　辰砂_{细研,水飞,三钱}（9 g）

【用法】将药研为细散状，以竹沥一小碗，姜汁一杯，再用甘草120 g煎煮为膏，和药为丸，辰砂为衣，每次服4 g，每日分6次服。

【功效】清热涤痰，息风止痉。

【适用病症】

主要症状：手足抽搐，斜视，或颈项强直。

辨证要点：喉间痰鸣，舌质淡红、苔厚腻，脉弦或滑。

可能伴随的症状：眩仆倒地，或不省人事，或口角痰涎，或神志模糊，或似羊叫声等。

【解读方药】方中半夏、胆南星、贝母化痰，半夏偏于醒脾燥湿，胆南星偏于消痰止痉，贝母偏于清润降逆；朱砂、琥珀、石菖蒲、远志、茯苓、茯神安神，朱砂偏于清热，琥珀偏于活血，石菖蒲偏于开窍，远志偏于化痰，茯苓偏于益气，茯神偏于宁心；全蝎、僵蚕、天麻息风止痉，全蝎偏于定惊，僵蚕偏于化痰，天麻偏于潜阳通络；陈皮理气调中；丹参、麦冬、灯心清热，丹参偏于活血，麦冬偏于滋阴，灯心草偏于通利；甘草益气和中；又，琥珀与丹参配伍以活血，与朱砂配伍以安神。方药功用是燥湿化痰，平肝息风。

【配伍用药】若抽搐者，加羚羊角、菊花，以清透息风；若痰盛者，加大贝母、半夏、胆南星用量，以燥湿化痰；若抽搐甚者，加大琥珀、僵蚕、全蝎、朱砂用量，以重镇安神止痉；若夹瘀者，加大丹参、琥珀用量，以活血化瘀；若气郁者，加大陈皮用量，再加木香、柴胡，以行气解郁等。

竹沥达痰丸(《摄生众妙方》)

【导读】竹沥达痰丸辨治癫痫、代谢障碍等；针对病变证机是心气虚弱，痰浊内生，郁热内扰，浊气壅滞；病变证型是脾虚痰热证，症状以抽搐烦闷为主，竹沥达痰丸治疗作用特点是燥湿化痰，清化郁热，行气解郁，涤痰安神。

【组成】半夏_{汤泡洗7次，再用生姜汁浸透，晒干切片，瓦上微火炒熟用之，二两}（60 g） 人参_{去芦，一两}（30 g） 白茯苓_{去皮，二两}（60 g） 陈皮_{去白，二两}（60 g） 甘草_{炙，二两}（60 g） 白术_{微火炒过，二两}（60 g） 大黄_{酒浸透熟，晒干后用，三两}（90 g） 黄芩_{酒炒，三两}（90 g） 沉香_{用最高者，五钱}（15 g） 礞石_{一两}（30 g）

【用法】上为细末，用竹沥1大碗半，又生姜自然汁2盅和匀，入锅内火熬15 min左右使药热，却将前药末和捣如稀酱，以瓷器盛之，晒干，仍以竹沥、姜汁加前法捣匀，再晒干，如此三次，仍将竹沥为丸，如小豆大。

【功效】健脾益气，泻热涤痰。

【适用病症】

主要症状：手足抽搐，烦闷，咳喘。

辨证要点：口腻，舌质红、苔黄厚腻，脉沉滑。

可能伴随的症状：咯痰不出，或腹中结块，或癫狂，或头晕目眩，或咽至

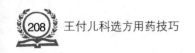

胃脘痞塞闷痛，或大便干结等。

【解读方药】方中人参、白术、茯苓、甘草益气，人参偏于大补，白术偏于健脾，茯苓偏于渗利，甘草偏于平补；半夏、礞石化痰，半夏偏于醒脾燥湿，礞石偏于止惊定抽；大黄、黄芩清泻，大黄偏于通泻，黄芩偏于燥湿；陈皮、沉香理气，陈皮偏于理气和胃，沉香偏于纳气。方药功用是健脾益气，泻热涤痰。

【配伍用药】若痰甚者，加大半夏、礞石、陈皮用量，以理气燥湿涤痰；若气滞明显者，加大陈皮、沉香用量，以行气化滞；若热盛者，加大大黄、黄芩用量，以清泻积热；若气虚明显者，加大人参、白术用量，以健脾益气；若烦闷者，加黄连、薤白，以行气通阳宽胸等。

七、寒痰阻窍证

痰从内生，痰遏阳气，阳伤而生寒，寒痰相结而演变为寒痰阻窍，病变多以痰为主；寒从内生，寒伤气机，气不化津，津聚为痰，寒痰相结而演变为寒痰阻窍，病变多以寒为主。辨治寒痰阻窍的选方用药基本要求与应用准则如下：

半夏厚朴汤方药组成特点是以行气散结，降逆化痰为主，辨治病证以痰阻气郁为主。

涤痰汤方药组成特点是以涤痰开窍，行气益气为主，辨治病证以痰迷心窍夹虚郁为主。

半夏厚朴汤（《伤寒杂病论》）

【导读】半夏厚朴汤辨治癫痫、代谢障碍等；针对病变证机是痰浊内阻，气机不利，痰气胶结；病变证型是痰阻气郁证，症状以抽搐、咽似物阻为主，半夏厚朴汤治疗作用特点是燥湿化痰，行气解郁，升清降逆。

【组成】半夏一升（24 g）　厚朴三两（9 g）　茯苓四两（12 g）　生姜五两

（15 g） 干苏叶﹍二两（6 g）

【用法】用水 490 mL，煮取药液 280 mL，每日分 4 次温服，白天分 3 次服，夜间 1 次服。

【功效】行气散结，降逆化痰。

【适用病症】

主要症状：手足抽搐，咽中如有物阻，或瞪目失神。

辨证要点：因情绪异常诱发，舌质淡、苔厚腻，脉沉弦。

可能伴随的症状：舌强不能语，或胸闷，或胁痛，或咳嗽，或呕吐，或头晕目眩，或颈项强直，或大便不畅等。

【解读方药】方中厚朴、苏叶理气，厚朴偏于下气化湿，苏叶偏于行散化浊；半夏、生姜化痰，半夏偏于醒脾降逆，生姜偏于和胃宣散；茯苓健脾益气渗利。方药功用是行气散结，降逆化痰。

【配伍用药】若痰甚者，加天南星、天竺黄，以燥湿化痰；若气郁甚者，加青皮、陈皮，以行气降泄；若舌强不能语者，加远志、石菖蒲，以开窍化痰；若胸闷者，加薤白、枳实，以行气通阳；若抽搐者，加全蝎、白僵蚕、白附子，以化痰息风止痉等。

【临证验案】党某，男，9 岁。其母代诉，3 年前脚趾拘急抽搐，经西医补钙等方法治疗无效，服用中药也未能控制拘急抽搐，近半年因病症加重前来诊治。刻诊：脚趾拘急抽搐，头昏沉，胸闷，咽中有痰且咯之不出，急躁易怒，手足不温，舌质淡，苔白腻，脉沉。辨为痰阻气郁证，治当行气疏肝，降逆化痰，给予半夏厚朴汤与四逆散合方加味：生半夏 24 g，厚朴 10 g，茯苓 12 g，生姜 15 g，苏叶 6 g，白芍 12 g，柴胡 12 g，枳实 12 g，炙甘草 12 g，全蝎 3 g，白僵蚕 10 g。6 剂，第 1 次煎 35 min，第 2 次煎 25 min，合并药液，每日 1 剂，每次服 50 mL，每日分 6 次服。二诊：脚趾拘急略有减轻，且仍抽搐，加白芍为 30 g，炙甘草为 20 g，以前方 6 剂继服。三诊：脚趾拘急抽搐基本缓解，以前方 6 剂继服。四诊：脚趾未再拘急抽搐，以前方 6 剂继服。之后，以前方治疗 12 剂，随访 1 年，一切正常。

用方体会：根据头昏沉、苔白腻辨为寒痰，再根据拘急抽搐辨为痰阻经脉，因急躁易怒辨为气郁，以此辨为痰阻气郁证。方以半夏厚朴汤行气散结，降逆化痰；以四逆散疏肝解郁，调理气机，加全蝎、白僵蚕化痰解痉止抽，又

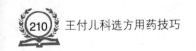

加大白芍、炙甘草用量，以柔筋缓急。方药相互为用，以奏其效。

2．小儿扁桃体肿大

蒋某，男，13 岁。其母代诉，有 4 年扁桃体肿大病史，服用中西药，但未能消除扁桃体肿大，近由病友介绍前来诊治。刻诊：扁桃体肿大，颜色暗淡，咽喉不利如有物堵，口渴不欲饮水，大便干结，腹部怕冷，舌质淡红，苔白腻，脉沉。辨为寒痰郁结夹热证，治当温化寒痰，通利咽喉，兼清郁热，给予半夏厚朴汤、桔梗汤与大黄附子汤合方：生半夏 24 g，厚朴 10 g，茯苓 12 g，紫苏叶 6 g，生姜 15 g，大黄 12 g，制附子 15 g，细辛 6 g，桔梗 10 g，生甘草 20 g。6 剂，以水浸泡 30 min，大火烧开，小火煎 40 min，每日 1 剂，每次服 80 mL，每日服 4 次。二诊：咽喉不利好转，以前方 6 剂继服。三诊：咽喉不利较前又有好转，大便正常，以前方 6 剂继服。四诊：咽喉不利较前又有好转，腹部怕冷消除，以前方变附子为 10 g，6 剂。五诊：经检查扁桃体肿大较前缩小，又以前方治疗 50 余剂，扁桃体肿大基本消除，诸症消除。随访 1 年，一切正常。

用方体会：根据扁桃体肿大、舌质淡辨为寒，再根据大便干结、腹部怕冷辨为寒结，因苔白腻辨为寒痰，又因咽喉不利如有物堵辨为痰气，更因口渴欲饮热水、舌质淡红辨为寒夹热，以此辨为寒痰郁结夹热证。方以半夏厚朴汤燥湿化痰，行气散结，降泄消肿；以桔梗汤清热利咽消肿，以大黄附子汤温通泻实，兼以泻热。方药相互为用，以奏其效。

涤痰汤（《证治准绳》）

【导读】涤痰汤辨治癫痫、代谢障碍；针对病变证机是心气不足，痰湿内生，气机不利；病变证型是痰迷心窍夹虚郁证，症状以瞪目失神痰鸣为主，涤痰汤治疗作用特点是补益心气，燥湿化痰，行气降逆，开窍安神。

【组成】南星_{姜制}　半夏_{汤洗七次，各二钱半}（各 7.5 g）　枳实_{麸炒}　茯苓_{去皮，各二钱}（6 g）　橘红_{一钱半}（4.5 g）　石菖蒲　人参_{各一钱}（3 g）　竹茹_{七分}（2 g）　甘草_{半钱}（1.5 g）

【用法】将药研为细散状，用水煎时加入生姜 5 片同煎，饭后服用，每日分 6 次服。

【功效】涤痰开窍，行气益气。

【适用病症】

主要症状：手足抽搐，瞪目失神，或牙关紧闭。

辨证要点：喉间痰鸣，舌质淡、苔厚腻，脉沉滑或沉弱。

可能伴随的症状：舌强不能语，或头晕目眩，或心悸，或怔忡，或神志模糊，或颈项强直，或大便溏泻等。

【解读方药】方中半夏、制南星燥湿化痰，半夏偏于醒脾，天南星偏于通络；陈皮、枳实理气化痰，陈皮偏于行散，枳实偏于降浊；石菖蒲、竹茹解郁化痰，石菖蒲偏于开窍，竹茹偏于降逆；茯苓健脾益气渗湿；人参、甘草益气，人参偏于大补，甘草偏于平补。方药功用是涤痰开窍，行气益气。

【配伍用药】若抽搐者，加全蝎、僵蚕，以息风止抽；若喉间痰鸣者，加天南星、射干、桔梗，以化痰利喉；若舌强不能语者，加远志、石菖蒲，以开窍化痰；若心悸者，加龙骨、牡蛎、人参，以益气潜阳安神；若大便溏泻者，加白术、茯苓，以健脾渗湿止泻等。

八、瘀血闭阻证

血行脉中，只可运行，不可瘀滞；若瘀滞不解，留于经脉，既可化热阻滞清窍，又可化寒阻滞清窍，更有寒热夹杂阻滞清窍之手足抽搐，肢体疼痛。辨治瘀血闭阻的选方用药基本要求与应用准则如下：

桂枝茯苓丸方药组成特点是以活血化瘀，消癥散结为主，辨治病证以瘀阻清窍为主。

大黄䗪虫丸方药组成特点是以清热凉血，活血化瘀为主，辨治病证以瘀热阻窍为主。

通窍活血汤方药组成特点是以温阳通窍，活血化瘀为主，辨治病证以寒瘀阻窍为主。

桂枝茯苓丸(《伤寒杂病论》)

【导读】桂枝茯苓丸辨治癫痫、脂肪瘤、皮下囊肿、血管瘤、脑血管病变等；针对病变证机是瘀血阻滞，寒热夹杂；病变证型是瘀阻清窍证，症状以抽搐全身疼痛为主，桂枝茯苓丸治疗作用特点是活血化瘀，寒温热清，消癥散结。

【组成】桂枝　茯苓　牡丹皮_{去心}　芍药　桃仁_{去皮尖,熬,各等份}（各12 g）

【用法】将药研为细散状，以蜜为丸，每日饭前服1丸（10 g）；亦可水煎服，每日分6次服。

【功效】活血化瘀，消癥散结。

【适用病症】

主要症状：手足抽搐，肢体疼痛，或神志昏迷。

辨证要点：痛如针刺，舌质瘀紫、苔薄，脉沉涩。

可能伴随的症状：面色晦暗，或舌强不能语，或头晕目眩，或头发脱落，或面色青紫，或大便如羊粪，或肌肤甲错等。

【解读方药】方中桂枝、桃仁、牡丹皮化瘀，桂枝偏于通经，桃仁偏于破血，牡丹皮偏于凉血；茯苓渗利瘀浊；芍药补血敛阴。方药功用是活血化瘀，消癥散结。

【配伍用药】若夹寒者，加大桂枝用量、再加干姜，以温阳通经；若夹热者，加大牡丹皮用量、再加丹参，以清热活血；若瘀甚者，加大桃仁用量，再加红花，以活血化瘀；若抽搐者，加全蝎、蜈蚣，以息风止抽；若大便干结夹热者，加大黄、芒硝，以泻热通便；若大便干结夹寒者，加大黄、附子，以温阳通便等。

【临证验案】孙某，男，13岁。其母代诉，3年前发现下肢多处出现脂肪瘤，服用中西药治不仅未能消除脂肪瘤还渐渐增大，近由病友介绍前来诊治。刻诊：下肢多处出现脂肪瘤，大的如小枣，小的如黄豆，皮色不变，不痛不痒，饮食尚可，大便正常，舌质暗淡，苔白厚腻夹黄，脉沉略涩。辨为痰瘀阻滞证，治当温化痰浊，活血化瘀，给予桂枝茯苓丸与赤丸合方加味：桂枝12 g，茯苓12 g，桃仁12 g，牡丹皮12 g，白芍12 g，生半夏12 g，制川乌6 g，细辛 3 g，海藻 24 g，炙甘草 10 g。6 剂，以水浸泡 30 min，大火烧开，小火煎 40 min，每日 1 剂，每次服 80 mL，每日服 4 次。二诊：诸症未有明显变化，服药未出现任何不适，以前方 12 剂继服。三诊：诸症未有明显变化，服药未出现任何不适，以前方 12 剂。四诊：诸症未有明显变化，服药未出现任何不适，又以前方治疗 60 余剂。五诊：脂肪瘤小的消失，大的缩小，又以前方治疗 40 余剂，脂肪瘤基本消除。随访 1 年，一切正常。

用方体会：根据脂肪瘤、舌质暗淡、脉涩辨为瘀，再根据苔白厚腻略黄辨为寒热夹痰，以此辨为痰瘀阻滞证。方以桂枝茯苓丸活血化瘀，缓消肿块；以赤丸温阳化痰消肿，加海藻软坚散结消肿，加甘草益气缓急。方药相互为用，以奏其效。

大黄䗪虫丸(《伤寒杂病论》)

【导读】大黄䗪虫丸辨治癫痫、脑血管病变等；针对病变证机是血行不利，瘀热内生，阻遏脉络，损伤阴血；病变证型是瘀热阻窍证，症状以抽搐肢体疼痛为主，大黄䗪虫丸治疗作用特点是活血化瘀，消散瘀结，泻热祛瘀，补血益气。

【组成】大黄_{蒸,十分}（7.5 g）　黄芩_{二两}（6 g）　甘草_{三两}（9 g）　桃仁_{一升}（24 g）　杏仁_{一升}（24 g）　芍药_{四两}（12 g）　干地黄_{十两}（30 g）　干漆_{一两}（3 g）　虻虫_{一升}（24 g）　水蛭_{百枚}（24 g）　蛴螬_{一升}（24 g）　䗪虫_{半升}（12 g）

【用法】将药研为细散状，以蜜为丸，以酒送服 3 g，每日分 6 次服。

【功效】清热凉血，活血化瘀。

【适用病症】

主要症状：手足抽搐，肢体疼痛，或神志昏迷。

辨证要点：痛如针刺，舌质红绛瘀紫、苔薄黄，脉沉涩。

可能伴随的症状：两目黯黑，或心烦，或喜忘，或起卧不安，或腹痛，或不能饮食，或舌强不能语，或大便如羊粪，或肌肤甲错等。

【解读方药】方中虻虫、水蛭、䗪虫、干漆、蛴螬、桃仁活血，虻虫偏于消坚，水蛭偏于消症，䗪虫偏于通利，干漆偏于破坚，蛴螬偏于攻散；干地黄、芍药补血，干地黄偏于滋阴，芍药偏于敛阴；黄芩、大黄泻热，黄芩偏于

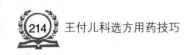

燥湿，大黄偏于祛瘀；甘草益气和中；杏仁降泄浊气。方药功用是清热凉血，活血化瘀。

【配伍用药】 若拘急者，加白芍、甘草，以缓急柔筋；若抽搐者，加白附子、蜈蚣，以通络止痉；若瘀热甚者，加赤芍、牡丹皮，以清热活血化瘀；若心烦者，加黄连、栀子，以清热除烦；若舌强不能语者，加远志、石菖蒲，以开窍醒神；若夹血虚者，加大白芍用量、当归，以养血补血等。

通窍活血汤(《医林改错》)

【导读】 通窍活血汤辨治癫痫；针对病变证机是瘀血内生，脉络不通，阻滞清窍；病变证型是寒瘀阻窍证，症状以眩仆抽搐为主，通窍活血汤治疗作用特点是活血化瘀，通窍散结。

【组成】 赤芍一钱(3 g)　川芎一钱(3 g)　桃仁研泥,二钱(6 g)　红花三钱(9 g)　老葱切研,三根(3 根, 45 g)　生姜切片,三钱(9 g)　大枣去核,七个(7 个)　麝香绢包,五厘(0.15 g)　黄酒半斤(250 g)

【用法】 水煎服，以麝香入酒内煎 2 ~ 3 秒，睡前服用。用汤剂可在原方用量基础上加大 1 倍。

【功效】 温阳通窍，活血化瘀。

【适用病症】

主要症状：手足抽搐，头痛，或神志昏迷。

辨证要点：痛如针刺，舌质暗淡夹瘀紫、苔薄，脉沉涩。

可能伴随的症状：耳鸣耳聋，或舌强不能语，或头晕目眩，或头发脱落，或面色青紫，或大便如羊粪，或肌肤甲错等。

【解读方药】 方中桃仁、红花、黄酒、赤芍、川芎活血，桃仁偏于破血，红花偏于通经，黄酒偏于行散，赤芍偏于凉血，川芎偏于行气；生姜、老葱辛散，生姜偏于醒神，老葱偏于开窍；麝香芳香开窍醒神；大枣益气和中。方药功用是活血化瘀通窍。

【配伍用药】 若抽搐者，加琥珀、全蝎、僵蚕，以活血息风止抽；若喉间痰鸣者，加天竺黄、天南星、射干、桔梗，以化痰利喉；若舌强不能语者，加冰片、远志、石菖蒲，以开窍化痰；若心悸者，加丹参、龙骨、牡蛎、人参，以活血益气，潜阳安神；若大便干结者，加大当归用量，再加麻仁，以活血通便等。

九、血虚证

血主滋养筋脉；血虚不能滋养筋脉，则筋脉挛急或抽搐。辨治血虚的选方用药基本要求与应用准则如下：

胶艾汤方药组成特点是以补血活血，化阴凉血为主，辨治病证以血虚夹热为主。

补肝汤方药组成特点是以补血安神，缓急柔筋为主，辨治病证以血虚夹寒为主。

胶艾汤（《伤寒杂病论》）

【导读】胶艾汤辨治末梢神经炎、血小板减少、缺铁性贫血、巨细胞性贫血等；针对病变证机是阴血亏虚，血脉滞涩，郁热伤气；病变证型是血虚夹热证，症状以麻木抽搐为主，胶艾汤治疗作用特点是滋补阴血，通利血脉，清热益气。

【组成】川芎　阿胶　甘草_{各二两}（各6 g）　艾叶　当归_{各三两}（各9 g）芍药_{四两}（12 g）　干地黄_{六两}（18 g）

【用法】用水350 mL，清酒210 mL，合并煎煮取210 mL，加入阿胶溶化冲服，每日分6次温服。

【功效】补血活血，化阴凉血。

【适用病症】

主要症状：麻木，抽搐，头晕目眩。

辨证要点：面色无华，口渴，舌质红、苔薄，脉沉弱。

可能伴随的症状：两目干涩，或心悸，或手足酸痛，或头发稀少，或面色苍白，或肌肤粗糙，或皮肤瘀斑等。

【解读方药】方中当归、芍药、阿胶、干地黄补血，当归偏于活血，芍药偏于收敛，阿胶偏于止血，干地黄偏于益阴；艾叶温阳固摄止血；川芎理血行气；甘草益气固摄。方药功用是补血活血，化阴凉血。

【配伍用药】 若麻木者，加大甘草用量、再加黄芪，以益气固表；若抽搐者，加大芍药、甘草用量，以柔筋缓急；若头晕目眩者，加枸杞子、女贞子、菊花，以滋阴清利头目；若心悸者，加酸枣仁、人参，以益气养心安神；若皮肤瘀斑者，加赤芍、牡丹皮、丹参，以活血消斑等。

【临证验案】

1. 手指抽搐

贾某，男，9岁。其母代诉，4年前原因不明左手指抽搐，经中西药治疗，但症状没有改善，近由亲戚介绍前来诊治。刻诊：左手指抽搐，拘急麻木，面色不荣，口渴，舌质红，苔薄，脉沉弱。辨为血虚夹热证，治当补血化阴，滋荣筋脉，给予胶艾汤与黄芪桂枝五物汤合方加味：生地黄30 g，川芎6 g，阿胶6 g，艾叶10 g，当归10 g，白芍12 g，黄芪10 g，桂枝10 g，生姜18 g，大枣12枚，玄参20 g，生甘草6 g。6剂，第1次煎35 min，第2次煎25 min，合并药液，每日1剂，每次服50 mL，每日服6次。二诊：手指麻木减轻，抽搐略有改善，以前方6剂继服。三诊：手指麻木较前又有减轻，以前方6剂继服。四诊：抽搐未发，以前方6剂继服。之后，以前方治疗30余剂。随访1年，一切正常。

用方体会：根据手指麻木、脉沉弱辨为血虚，再根据拘急抽搐辨为血虚不荣，因口渴、舌质红辨为夹热，以此辨为血虚夹热证。方以胶艾汤（加大生地黄用量）补血化阴，清热凉血；以黄芪桂枝五物汤温通益气生血，加玄参清热凉血。方药相互为用，以奏其效。

2. 小儿紫癜性肾炎

马某，女，9岁。其母代诉，3年前出现原因不明性血小板减少性紫癜，之后又演变为紫癜性肾炎，近由病友介绍前来诊治。刻诊：小便不利（尿蛋白+++，隐血++），面色不荣，动则心悸，指甲不荣，手足不温，全身多处出现瘀斑，大小不等，大便干结，腹部发热，口渴，舌质淡红，苔薄黄，脉沉弱。辨为血虚夹寒热证，治当补血止血，清泻郁热，给予胶艾汤与附子泻心汤合方加味：生地黄20 g，川芎6 g，阿胶珠6 g，艾叶10 g，当归10 g，白芍12 g，附子5 g，大黄6 g，黄连3 g，黄芩3 g，藕节30 g，生甘草6 g。6剂，以水浸泡 30 min，大火烧开，小火煎 40 min，每日 1 剂，每次服 80 mL，每日服 4 次。二诊：仍有手足不温，以前方加干姜 5 g，6 剂。三诊：手足不温较前好转，动则心悸减轻，以前方 6 剂继服。四诊：大便干结基本消除，以前方 6 剂继服。五诊：小便较前通利（尿蛋白+，隐血+），动则心悸消除，以前方 6 剂继服。六诊：诸症基本消除，又以前方治疗 60 余剂，经复查尿蛋白（-），隐血（-）。又以前方变汤剂为散剂，每次 6 g，每日分早中晚服。随访 1 年，一切正常。

用方体会：根据小便不利、面色不荣辨为血虚，再根据手足不温辨为血虚夹寒，因大便干结、腹部发热辨为血虚夹热结，以此辨为血虚夹寒热证。方以胶艾汤补血养血，凉血止血；以附子泻心汤温阳散寒，清热止血，加藕节清热凉血止血。方药相互为用，以奏其效。

补肝汤(《证治准绳》)

【导读】补肝汤辨治末梢神经炎、血小板减少、缺铁性贫血、巨细胞性贫血等，针对病变证机是阴血亏虚，心神失养，筋脉拘急；病变证型是血虚夹寒证，症状以麻木抽搐为主，补肝汤治疗作用特点是滋补阴血，养心安神，舒达筋脉。

【组成】当归 川芎 熟地黄 白芍 酸枣仁 木瓜 炙甘草各五钱(各 15 g)

【用法】水煎服，每日分 6 次服。

【功效】补血安神，缓急柔筋。

【适用病症】

主要症状：麻木，抽搐，头晕目眩。

辨证要点：面色无华，口淡，舌质淡、苔薄白，脉沉弱。

可能伴随的症状：视物模糊，或目干畏光，或两目干涩，或肌肤粗糙，或皮肤瘀斑，或手足不温等。

【解读方药】方中熟地黄、当归、白芍、酸枣仁补血，熟地黄偏于滋阴，属于静补，当归偏于活血，属于动补，白芍偏于敛补缓急，酸枣仁偏于安神；川芎理血行气，木瓜舒筋活络；甘草益气和中。方药功用是补血安神，缓急柔筋。

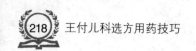

【配伍用药】若麻木者，加黄芪、白术，以益气固表；若抽搐者，加大芍药、木瓜、甘草用量，以柔筋缓急；若手足不温者，加桂枝、干姜，以温经通阳；若心悸者，加大酸枣仁、人参用量，以益气养心；若大便干结者，加麻仁、桃仁，以润肠通便等。

第五章　泌尿疾病用方

辨识小儿泌尿疾病：①按病变部位分为尿道、膀胱、输尿管、肾脏疾病等；②按病变属性分为炎症性疾病、肿瘤性疾病、结石性疾病及钙化性疾病等；③按病变原因分为遗传性疾病、感染性疾病和代谢性疾病等。

临床中尽管泌尿疾病种类有诸多，从中医分型辨治主要有风水证、湿热水气证、阳虚水气证、阴阳俱虚水气证、阴虚水气证等。

一、风水证

风者善行偏于上，水者善行偏于下；风水相搏而上行，水者欲留结，风者欲变动，浸淫眼睑可演变为风水之眼睑水肿。辨治风水的选方用药基本要求与应用准则如下：

麻黄连轺赤小豆汤方药组成特点是以解表散邪，清热利湿为主，辨治病证以风水寒热夹杂为主。

防己黄芪汤方药组成特点是以益气祛风，健脾利水为主，辨治病证以太阳风水表虚为主。

越婢汤方药组成特点是以益气祛风，健脾利水为主，辨治病证以太阳风水夹热为主。

温胆汤方药组成特点是以理气化痰，清胆和胃为主，辨治病证以寒热夹杂痰湿为主。

附子泻心汤方药组成特点是以泄热消肿，温阳化气为主，辨治病证以湿热阳虚为主。

温胆汤与附子泻心汤合方组成特点是以温化寒痰，泻热化湿为主，辨治病证以寒痰郁热水气为主。

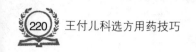

麻黄连轺赤小豆汤(《伤寒杂病论》)

【导读】麻黄连轺赤小豆汤辨治肾病综合征、肾小球肾炎、肾盂肾炎、肾小管狭窄等；针对病变证机是水气内生，肺气不降，脾气不运，肾气不化，寒热夹杂；病变证型是风水寒热夹杂证，症状以眼睑水肿为主，麻黄连轺赤小豆汤治疗作用特点清解郁热，疏散风寒，降泄水湿。

【组成】麻黄_{去节,二两}（6 g）　连翘_{(连轺)二两}（6 g）　杏仁_{去皮尖,四十个}（7 g）　赤小豆_{一升}（24 g）　大枣_{擘,十二枚}（12 枚）　生梓白皮_{切,一升}（24 g）　生姜_{切,二两}（6 g）　甘草_{炙,二两}（6 g）

【用法】用水 700 mL，煮取 210 mL，每日分 6 次服。

【功效】解表散邪，清热利湿。

【适用病症】

主要症状：眼睑水肿，或身体水肿。

辨证要点：口渴不欲多饮，无汗，舌质淡红、苔薄黄，脉浮紧。

可能伴随的症状：发热，或恶风寒，或咳嗽，或气喘，或腰酸，或小便不利，或身痒等。

【解读方药】方中麻黄、生姜辛散，麻黄偏于利水，生姜偏于散水；杏仁、赤小豆降泄，杏仁偏于温化通调水道，赤小豆偏于寒清通利湿浊；连翘、生梓白皮清热，连翘偏于散结，生梓白皮偏于泻湿；大枣、甘草益气，大枣偏于补血，甘草偏于生津。方药功用是解表散邪，清热利湿。

【配伍用药】若夹表寒者，加荆芥、防风，以疏散风寒；若夹表热者，加菊花、桑叶、浮萍，以疏散风热；若眼睑水肿者，加大生姜用量，再加防己，以辛散行水；若咳嗽者，加苏子、葶苈子，以泻肺行水；若里热明显者，加石膏、大黄，以清泻里热；若小便不利者，加车前子、滑石，以渗利湿浊等。

【临证验案】詹某，女，10 岁。其母代诉，3 年来湿疹反复发作，服用中西药，但未能有效控制症状，近由病友介绍前来诊治。刻诊：上肢、项背和下肢多处湿疹，瘙痒难忍，遇凉或遇热加重或诱发，大便干结，口渴，舌质淡红，苔腻黄白夹杂，脉浮。辨为寒热郁结营卫证，治当清热燥湿，温化寒湿，调协营卫，给予麻黄连轺赤小豆汤、麻杏石甘汤与附子泻心汤合方：麻黄

12 g，连翘6 g，杏仁10 g，赤小豆24 g，大枣12 枚，生梓白皮24 g，生姜6 g，石膏24 g，附子5 g，大黄6 g，黄连3 g，黄芩3 g，炙甘草6 g。6 剂，以水浸泡30 min，大火烧开，小火煎40 min，每日1 剂，每次服80 mL，每日服4 次。二诊：瘙痒减轻，大便仍干，以前方变大黄为10 g，6 剂。三诊：瘙痒较前又有减轻，大便基本正常，以前方6 剂继服。四诊：瘙痒较前又有减轻，以前方6 剂继服。五诊：湿疹基本消除，以前方6 剂继服。六诊：湿疹未再发作，以前方6 剂继服。七诊：湿疹未再发作，又以前方治疗6 剂。随访1 年，一切正常。

用方体会：根据湿疹、遇冷遇热加重辨为寒热夹杂，再根据大便干结、口渴辨为郁热，因舌质淡红、苔腻黄白夹杂辨为寒热郁结，以此辨为寒热郁结营卫，方以麻黄连轺赤小豆汤清热燥湿，温化寒湿；以麻杏石甘汤清宣郁热，透达营卫；以附子泻心汤温阳散寒，清热燥湿。方药相互为用，以奏其效。

防己黄芪汤（《伤寒杂病论》）

【导读】防己黄芪汤辨治肾病综合征、肾小球肾炎、肾盂肾炎、肾小管狭窄等；针对病变证机是脾气虚弱，水气内生，营卫不化；病变证型是太阳表虚风水证，症状以眼睑水肿为主，防己黄芪汤治疗作用特点是健脾益气，降泄水湿，疏利营卫。

【组成】防己_{一两}（3 g）　甘草_{炙,半两}（1.5 g）　白术_{七钱半}（12 g）　黄芪_{去芦,一两一分}（3.8 g）

【用法】将药研为细散状，每次服8 g，水煎时加入生姜4 片，大枣1 枚，温服，2 小时再服。

【功效】益气祛风，健脾利水。

【适用病症】

主要症状：眼睑水肿，或身体水肿。

辨证要点：口淡不渴，汗出，舌质淡红、苔薄白，脉浮弱。

可能伴随的症状：发热，或恶风寒，或肌肉关节疼痛，或腰酸，或小便不利，或身重等。

【解读方药】方中防己辛散降泄，祛风消肿；黄芪、白术、甘草益气，黄芪偏于固表利水，白术健于健脾制水，甘草偏于生津；又，黄芪与防己配伍以利水，与白术配伍以制水；用法中更用生姜，生姜与防己配伍以祛风散水，与黄芪配伍以固表，与白术配伍以行水。方药功用是益气祛风，健脾利水。

【配伍用药】若眼睑水肿甚者，加麻黄、桂枝，以温化行水；若身体水肿者，加车前子、茯苓，以渗利水湿；若汗多者，加大黄芪、白术用量，以益气健脾止汗；若腰酸者，加牛膝、杜仲，以强健腰膝；若关节疼痛者，加桂枝、白芍，以通经缓急止痛等。

【临证验案】梁某，女，11岁。其母代诉，4年前急性肾小球肾炎，住院治疗各项指标均恢复正常，可眼睑水肿却未能消除，近因眼睑水肿加重前来诊治。刻诊：眼睑水肿甚于中午，汗出，身重，大便溏泻，不思饮食，口淡不渴，舌质淡红，苔薄白，脉浮弱。辨为风水表虚，脾虚不运证，治当益气祛风，健脾利水，给予防己黄芪汤与五苓散合方加味：防己3g，白术12g，黄芪4g，生姜12g，大枣1枚，猪苓12g，泽泻20g，茯苓12g，桂枝8g，生山楂24g，炙甘草2g。6剂，第1次煎35min，第2次煎25min，合并药液，每日1剂，每次服50mL，每日服6次。二诊：眼睑水肿减轻，以前方6剂继服。三诊：汗出减少，大便正常，以前方6剂继服。四诊：眼睑水肿消除，以前方6剂继服。之后，以前方治疗20余剂，随访1年，一切正常。

用方体会：根据眼睑水肿甚于中午辨为太阳，再根据汗出、脉弱辨为气虚，因大便溏泻、不思饮食辨为脾虚，以此辨为风水表虚，脾虚不运证。方以防己黄芪汤益气祛风，健脾利水；以五苓散渗利水湿，健脾化气，加生山楂消食和胃。方药相互为用，以奏其效。

越婢汤(《伤寒杂病论》)

【导读】越婢汤辨治肾病综合征、肾小球肾炎、肾盂肾炎、肾小管狭窄，肌肉风湿，风湿性关节炎等；针对病变证机是郁热内生，热扰气机，气不化水，水气上逆；病变证型是风水夹热证，症状以眼睑水肿为主，越婢汤治疗作用特点是清泻郁热，疏利水气，兼益正气。

【组成】麻黄六两（18g）　石膏半斤（24g）　生姜三两（9g）　甘草二两（6g）大枣十五枚（15枚）

【用法】用水 420 mL，先煎麻黄 10 min，去麻黄沫，加入其余诸药，煮取药液 210 mL，每日分 6 次温服。怕冷者，加制附子 5 g，眼睑水肿者加白术 12 g。

【功效】发表通阳，清热散水。

【适用病症】

主要症状：眼睑水肿，或身体水肿。

辨证要点：口渴，汗出，舌质红、苔薄黄，脉浮。

可能伴随的症状：骨节疼痛，或身体反重而酸，或发热，或恶风寒，或腰酸，或小便不利，或身重等。

【解读方药】方中石膏清泻郁热；麻黄、生姜宣散，麻黄偏于利水，生姜偏于散水；大枣、甘草补益中气。方药功用是发表通阳，清热散水。

【配伍用药】若眼睑水肿甚者，加车前子、泽泻，以渗利水气；若口渴者，加竹叶、天花粉，以生津止渴；若骨节疼痛者，加桂枝、川芎，以通经活络止痛；若腰酸者，加川牛膝、杜仲，以强健腰膝；若夹瘀者，加滑石、蒲黄，以利水化瘀等。

【临证验案】刘某，女，12 岁。其母代诉，3 年来经常下肢关节疼痛，经检查未发现明显器质性病变，服用中西药，但未能有效控制关节疼痛，近由病友介绍前来诊治。刻诊：下肢关节发热疼痛，肿胀，遇冷疼痛加重，汗出，口渴欲饮热水，舌质红，苔腻黄白夹杂，脉沉弱。辨为热郁气虚夹寒证，治当清热消肿，温化寒浊，给予越婢汤与防己黄芪汤合方加味：麻黄 20 g，石膏 24 g，生姜 15 g，大枣 15 枚，防己 3 g，黄芪 10 g，白术 30 g，薏苡仁 30 g，生甘草 6 g。6 剂，以水浸泡 30 min，大火烧开，小火煎 40 min，每日 1 剂，每次服 80 mL，每日服 4 次。二诊：关节疼痛减轻，以前方 6 剂继服。三诊：疼痛较前又有减轻，发热基本消除，以前方 6 剂继服。四诊：疼痛消除，以前方 6 剂继服。五诊：诸症消除，又以前方治疗 12 剂。随访 1 年，一切正常。

用方体会：根据关节发热疼痛、舌质红辨为热，再根据关节疼痛、遇冷加重辨为热夹寒，因口渴欲饮热水辨为寒热夹杂，又因关节疼痛、汗出辨为卫虚，以此辨为热郁气虚夹寒证，方以越婢汤清解郁热，疏散风寒；以防己黄芪汤益气固卫，渗利湿浊，加薏苡仁清热利湿消肿。方药相互为用，以奏其效。

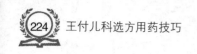

温胆汤(《三因极一病证方论》)

【导读】温胆汤辨治肾病综合征、肾小球肾炎、肾盂肾炎、肾小管狭窄，或辨治癫痫等；针对病变证机是寒痰内生，郁而生热，水湿下注，逆乱于上，温胆汤治疗作用特点是温化寒痰，清泻郁热，兼益正气。

【组成】半夏汤洗七次　竹茹　枳实麸炒去瓤,各二两（各60 g）　橘皮去白,三两（90 g）　甘草炙,一两（30 g）　白茯苓一两半（45 g）

【用法】将药研为细散状，每次服12 g，用水煎时加入生姜5片，枣1个同煎，饭前服用。用汤剂可用原方量的1/5，每日分6次服。

【功效】理气化痰，清胆和胃。

1. 辨治肾病综合征、肾小球肾炎、肾盂肾炎、肾小管狭窄属于寒热夹杂痰湿证，以水肿、恶心为基本特征

【适用病症】

主要症状：肢体水肿，恶心呕吐。

辨证要点：口腻不爽，舌质淡红、苔腻，脉滑。

可能伴随的症状：呕吐呃逆，或虚烦不宁，或夜卧不宁，或昏迷，或小便不利，或腹胀等。

2. 辨治癫痫属于心胆痰热证，以抽搐、惊悸为基本特征

【适用病症】

主要症状：手足抽搐，或昏闷。

辨证要点：胆小易惊，舌质淡红、苔黄腻，脉沉。

可能伴随的症状：肌肉颤动，或烦躁易怒，或昏睡，或多梦，或不眠，或头晕目眩等。

【解读方药】方中半夏醒脾燥湿化痰；陈皮、枳实理气化痰，陈皮偏于行散，枳实偏于降浊；茯苓健脾益气，渗湿消肿；竹茹解郁清降化痰；甘草益气和中。方药功用是理气化痰，清胆和胃。

【配伍用药】若肢体水肿者，加大茯苓用量，再加车前子，以渗利水湿；若恶心呕吐者，加大半夏、竹茹用量，以降逆止呕；若腹胀者，加大陈皮、枳实用量，以行气除胀；若手足抽搐者，加全蝎、白僵蚕，以息风止抽；若痰多者，加大半夏用量，再加天南星，以燥湿化痰等。

附子泻心汤（《伤寒杂病论》）

【导读】附子泻心汤辨治肾小球肾炎、肾盂肾炎、肾病综合征，或辨治牙龈炎、扁桃体炎等；针对病变证机是湿热内生，阳气被伤，或湿热遏阳；病变证型是湿热阳虚或阳郁证，症状以水肿恶心为主，附子泻心汤治疗作用特点是清泻湿热，温壮阳气。

【组成】大黄_二两_（6 g）　黄连_一两_（3 g）　黄芩_一两_（3 g）　附子_炮,去皮,破,别煮取汁,一枚_（5 g）

【用法】用沸水浸大黄、黄连、黄芩，另煮附子取汁，每日分6次服。

【功效】泄热消肿，温阳化气。

【适用病症】

主要症状：肢体水肿，或恶心呕吐。

辨证要点：汗出怕冷，舌质红、苔黄腻，脉沉。

可能伴随的症状：嗳气呃逆，或心下痞满，或夜卧不宁，或昏迷，或小便不利，或大便干结，或腰酸，或腹胀等。

【解读方药】方中大黄、黄连、黄芩清泻，大黄偏于泻热，黄连、黄芩偏于燥湿；附子温阳化气，固护卫气。方药功用是泄热消肿，温阳化气。

【配伍用药】若汗出怕冷甚者，加大附子用量，再加干姜、黄芪，以温阳益气止汗；若郁热甚者，加大黄连、黄芩用量，以清热燥湿；若大便干结者，加大大黄用量，再加芒硝，以泻热通便；若腰酸者，加杜仲、续断，以强健筋骨；若水肿明显者，加茯苓、泽泻、车前子，以渗利水湿等。

【临证验案】许某，女，13岁。其母代诉，1年来经常牙痛，经检查被诊断为牙龈炎，近因病友介绍前来诊治。刻诊：牙龈肿胀疼痛，食冷食热均加重疼痛，口苦，口水多，舌质红，苔薄黄，脉沉。辨为热郁夹寒证，治当清热消肿，温阳散寒，给予附子泻心汤与芍药甘草汤合方：附子5 g，大黄6 g，黄连3 g，黄芩3 g，白芍12 g，炙甘草12 g。6剂，以水浸泡30 min，大火烧开，小火煎40 min，每日1剂，每次服80 mL，每日服4次。二诊：牙痛减轻，仍口苦，以前方变黄连、黄芩各为6 g，6剂。三诊：牙痛基本消除，口苦消除，以前方 6 剂继服。四诊：牙痛消除，以前方 6 剂继服。五诊：牙痛未再发作，又以前方治疗 6 剂。随访 1 年，一切正常。

用方体会：根据牙痛、舌质红辨为热，再根据牙痛、口水多辨为阳虚不固，因食冷食热均加重疼痛辨为寒热夹杂，以此辨为热郁夹寒证，方以附子泻心汤温阳散寒，清热泻火；以芍药甘草汤益气补血，缓急止痛。方药相互为用，以奏其效。

温胆汤(《三因极一病证方论》)与附子泻心汤(《伤寒杂病论》)合方

【导读】温胆汤与附子泻心汤合方辨治肾病综合征、肾小球肾炎、肾盂肾炎、肾小管狭窄等，针对病变机是寒痰夹热，湿热伤阳，水湿内生；病变证型是寒痰郁热水气证，症状以水肿尿少为主，温胆汤与附子泻心汤合方治疗作用特点是燥湿化痰，清泻燥湿，温化水湿。

【组成】温胆汤 [半夏汤洗七次 竹茹 枳实麸炒去瓤,各二两 （各 60 g） 橘皮去白,三两（90 g） 甘草炙,一两（30 g） 白茯苓一两半（45 g）] 附子泻心汤 [大黄二两（6 g） 黄连一两（3 g） 黄芩一两（3 g） 附子炮,去皮,破,别煮取汁,一枚（5 g）]

【用法】水煎服，每日分 6 次服。

【功效】温化寒痰，泻热化湿。

【适用病症】

主要症状：肢体水肿，尿少。

辨证要点：口腻，舌质淡红、苔腻黄白夹杂，脉沉滑。

可能伴随的症状：恶心，或呕吐，或手足不温，或手足烦热，或头痛，或头晕目眩，或昏迷，或小便闭塞，或腹胀等。

【解读方药】方中半夏醒脾燥湿化痰；陈皮、枳实理气化痰，陈皮偏于行散，枳实偏于降浊；茯苓健脾益气，渗湿消肿；竹茹解郁清降化痰；大黄、黄连、黄芩清泻，大黄偏于泻热，黄连、黄芩偏于燥湿；附子温阳化气，固护卫气；甘草益气和中。方药功用是温化寒痰，泻热化湿。

【配伍用药】若肢体水肿甚者，加车前子、泽泻，以利水消肿；若口腻者，加大茯苓用量，再加苍术、以燥湿利湿；若恶心者，加大半夏、陈皮用量，以降逆和胃；若手足不温者，加大附子用量，再加干姜，以温壮阳气；若头痛者，加川芎、桂枝，以温通止痛；若腹胀者，加大陈皮、枳实用量，以行气除胀等。

二、湿热水气证

湿郁日久而化热，湿热相结而阻滞气机，气不化水，水气内停又加剧湿热互结，以此可演变为湿热水气之身体水肿。辨治湿热水气的选方用药基本要求与应用准则如下：

五苓散方药组成特点是以健脾清利，温阳化气为主，辨治病证以脾胃郁热水气为主。

三妙丸方药组成特点是以清热燥湿，活血行水为主，辨治病证以湿热夹瘀为主。

导赤散方药组成特点是以清心利水养阴为主，辨治病证以水气阴伤为主。

三妙丸与导赤散合方组成特点是以清热燥湿，利水养阴为主，辨治病证以湿热水气阴伤为主。

己椒苈黄丸方药组成特点是以清热利水，导饮下泄为主，辨治病证以郁热水气为主。

己椒苈黄丸与参附汤合方组成特点是以清热利水，导饮下泄，益气温阳为主，辨治病证以湿热阳虚水气为主。

龙胆泻肝汤方药组成特点是以清利湿热，渗利水气为主，辨治病证以湿热水气伤阴为主。又，三妙丸辨治湿热水气阴伤证较龙胆泻肝汤作用弱。

五苓散(《伤寒杂病论》)

【导读】五苓散辨治肾病综合征、肾小球肾炎、肾盂肾炎、肾小管狭窄等；针对病变证机是脾虚不运，水气不化，郁热内生；病变证型是脾胃郁热水气

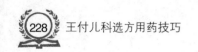

证，症状以肢体水肿为主，五苓散治疗作用特点是健脾益气，温阳化水，清利湿浊。

【组成】猪苓_{去皮,十八铢}（2.3 g）　泽泻_{一两六铢}（3.8 g）　白术_{十八铢}（2.3 g）茯苓_{十八铢}（2.3 g）　桂枝_{去皮,半两}（1.5 g）

【用法】水煎服，每日分6次服。

【功效】健脾清利，温阳化气。

【适用病症】

主要症状：肢体水肿，小便不利，或腰腹不适。

辨证要点：口干咽燥，舌质淡红、苔薄黄，脉沉。

可能伴随的症状：恶心呕吐，或不思饮食，或口渴不欲饮水，或渴饮则吐，或面色萎黄，或大便溏泻，或全身沉重等。

【解读方药】方中茯苓、猪苓、泽泻利湿，茯苓偏于健脾，猪苓、泽泻偏于清热；白术健脾益气燥湿；桂枝辛温通阳，解表化气。方药功用是以健脾清利，温阳化气为主，兼以解表。

【配伍用药】若肢体水肿者，加大茯苓、泽泻、猪苓用量，以渗利水湿；若脾气虚者，加大白术用量，再加人参，以健脾益气；若恶心者，加半夏、生姜，以降逆和胃；若不思饮食者，加山楂、神曲，以消食和胃；若大便溏泻者，加大白术、茯苓用量，以健脾止泻；若口渴不欲饮水者，加大桂枝、茯苓用量，以温阳化气渗利等。

【临证验案】任某，女，10岁。其母代诉，2年前急性肾盂肾炎，经住院2周，但恶心、少腹拘急、小便不畅未能达到有效控制，近因病症加重前来诊治。刻诊：不思饮食，小便不畅，少腹拘急，恶心，口干咽燥不欲饮水，舌质淡红，苔薄黄，脉沉。辨为脾胃郁热水气证，治当健脾清利，温阳化气，给予五苓散与肾气丸合方加味：猪苓12 g，泽泻20 g，茯苓12 g，桂枝8 g，白术12 g，生地黄24 g，山药12 g，山茱萸12 g，牡丹皮10 g，附子3 g，生半夏12 g，生山楂24 g。6剂，第1次煎35 min，第2次煎25 min，合并药液，每日1剂，每次服50 mL，每日服6次。二诊：恶心基本消除，以前方6剂继服。三诊：小便较前通畅，少腹拘急止，饮食转佳，以前方6剂继服。四诊：诸症基本消除，以前方又治疗20剂。随访1年，一切正常。

用方体会：根据不思饮食、恶心辨病在脾胃，再根据口干咽燥、苔薄黄辨为郁热，因小便不畅、口干咽燥不欲饮水辨为水气内郁，以此辨为脾胃郁热水气证。方以五苓散温健脾清利，温阳化气；肾气丸调补阴阳，化气行水，加半夏醒脾和胃降逆，生山楂消食和胃。方药相互为用，以奏其效。

三妙丸(《医学正传》)

【导读】三妙丸辨治肾病综合征、肾小球肾炎、肾盂肾炎、肾小管狭窄等；针对病变证机是脾不化湿，湿热内生，血脉不利，经脉瘀滞；病变证型是湿热夹瘀证，症状以肢体水肿为主，三妙丸治疗作用特点是醒脾燥湿，清热燥湿，活血下瘀。

【组成】黄柏_{切片,酒拌略炒,四两}（120 g）　苍术_{米泔浸一二宿,细切焙干,六两}（180 g）　川牛膝_{去芦,二两}（60 g）

【用法】将药研为细散状，以面糊为丸，每次服 10 g，饭前以姜、盐汤送服，忌食鱼腥、荞麦、热面、煎炒等物。用汤剂可用原方量的 1/10，每日分 6 次服。

【功效】清热燥湿，活血行水。

【适用病症】

主要症状：肢体水肿，或眼睑水肿。

辨证要点：口苦口腻，舌质红、苔黄腻，脉沉。

可能伴随的症状：身体烦热，或肢体沉重，或无汗，或尿血，或小便不利，或两脚麻木等。

【解读方药】方中黄柏、苍术燥湿，黄柏偏于苦寒清热，苍术偏于苦温醒脾；牛膝强健筋骨，活血行水。方药功用是清热燥湿，活血行水。

【配伍用药】若肢体水肿者，加车前子、泽泻，以利水消肿；若口苦口腻者，加黄连、栀子，以清热燥湿；若眼睑水肿者，加浮萍、生姜，以辛散行水；若尿血者，加白茅根、茜草、藕节，以凉血止血等。

导赤散(《小儿药证直诀》)

【导读】导赤散辨治肾病综合征、肾小球肾炎、肾盂肾炎、肾小管狭窄等，

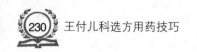

或辨治睡眠障碍（夜啼）等；针对病变证机是水湿内生，阴虚生热，水热伤气，导赤散治疗作用特点是清热凉血，通利水气，益气缓急。

【组成】生地黄　木通　生甘草梢_{各等份}（各10 g）

【用法】将药研为细散状，每次服9 g，用水煎加入竹叶同煎，饭后温服；亦可水煎服，每日分6次服。

【功效】清心利水养阴。

1. 辨治肾病综合征、肾小球肾炎、肾盂肾炎、肾小管狭窄属于水气阴伤证，以肢体水肿为基本特征

【适用病症】

主要症状：肢体水肿，或心胸烦热。

辨证要点：小便热涩刺痛，口渴，舌质红、苔黄，脉数。

可能伴随的症状：身体烦热，或面赤，或口舌生疮，或尿血，或小便不利等。

2. 辨治睡眠障碍（夜啼）属于心经积热证，以夜啼、烦躁为基本特征

【适用病症】

主要症状：夜啼，烦躁。

辨证要点：面红唇赤，舌质红、苔薄黄，指纹红紫。

可能伴随的症状：身热，或见光即哭，或手足心热，或小便短赤，或大便干结等。

【解读方药】方中竹叶、生地黄、木通、生甘草清热，竹叶偏于清心利水，生地黄偏于凉血益阴，木通偏于清利水湿，生甘草偏于清热益气。方药功用是清心利水养阴。

【配伍用药】若夜啼者，加灯心草、栀子，以清热止啼；若烦躁者，加玄参、麦冬、黄连，以滋阴清热除烦；若小便灼热者，加木通、车前子、滑石，以清热利水；若口舌生疮者，加黄连、生地黄，以清泻郁热；若大便干结者，加大黄、芒硝，以清泻积热；若尿血者，加小蓟、大蓟，以凉血止血等。

【临证验案】韩某，男，7个月。其母代诉，3个月来每晚必哭，近因夜哭加剧前来诊治。刻诊：夜哭不止，面红唇干，烦躁不宁，大便干结，手足心热，舌质红，少苔，指纹红紫。辨为心经积热证，治当清心凉血，泻热通便，给予导赤散与大黄甘草汤合方：生地黄10 g，木通10 g，生甘草10 g，竹叶

10 g，大黄 12 g。6 剂，第 1 次煎 35 min，第 2 次煎 25 min，合并药液，每日 1
剂，每次服 5 mL，每日服 15 次。二诊：用药第 4 天夜哭减少，以前方 6 剂继
服。三诊：诸症消除，以前方 6 剂继服。随访 2 个月，一切正常。

用方体会：根据夜哭、烦躁不宁辨为心热，再根据大便干结辨为热结，因
手足心热、少苔辨为血热，以此辨为心经积热证。方以导赤散清心凉血除烦；
以大黄甘草汤清泻热结。方药相互为用，以奏其效。

三妙丸(《医学正传》)与导赤散(《小儿药证直诀》)合方

【导读】三妙丸与导赤散合方辨治肾病综合征、肾小球肾炎、肾盂肾炎、
肾小管狭窄等；针对病变证机是脾不化湿，湿郁化热，热伤阴血，水气内停；
病变证型是湿热水气证，症状以肢体水肿为主，三妙丸与导赤散合方治疗作用
特点是醒脾燥湿，清热燥湿，活血化瘀，通利水气。

【组成】三妙丸［黄柏_{切片,酒拌略炒,四两}（120 g）　苍术_{米泔浸一二宿,细切焙干,六两}
（180 g）　川牛膝_{去芦,二两}（60 g）］　导赤散［生地黄　木通　生甘草梢_{各等份}
（各 10 g）　竹叶（10 g）］

【用法】用汤剂可用原方量的 1/10，每日分 6 次服。

【功效】清热燥湿，利水养阴。

【适用病症】

主要症状：肢体水肿，心胸烦热。

辨证要点：口苦口腻，舌质红、苔黄腻，脉浮。

可能伴随的症状：小便热涩刺痛，或身体烦热，或肢体沉重，或眼睑水
肿，或无汗，或小便不利，或尿血，或两脚麻木等。

【解读方药】方中黄柏、苍术燥湿，黄柏偏于苦寒清热，苍术偏于苦温醒
脾；牛膝强健筋骨；竹叶、生地黄、木通、生甘草清热，竹叶偏于清心利水，
生地黄偏于凉血益阴，木通偏于清利水湿，生甘草偏于清热益气。方药功用是
清热燥湿，利水养阴。

【配伍用药】若肢体水肿者，加车前子、通草、滑石，以清热利水；若心
胸烦热者，加竹叶、黄连、栀子，以清热除烦；若肢体沉重者，加苍术、茯
苓，以渗利水湿；若尿血者，加小蓟、生地黄，以清热凉血止血；若两脚麻木

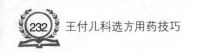

者，加桂枝、白术，以益气通阳；若口苦口腻者，加黄连、黄芩，以清热燥湿等。

己椒苈黄丸(《伤寒杂病论》)

【导读】己椒苈黄丸辨治肾病综合征、肾小球肾炎、肾盂肾炎、肾小管狭窄等；针对病变证机是郁热内结，阻遏阳气，水气内停；病变证型是郁热水结证，症状以肢体水肿为主，己椒苈黄丸治疗作用特点是清泻郁热，通利阳气，降泄水气。

【组成】防己　椒目　葶苈熬　大黄各一两（各3 g）

【用法】将药研为细散状，以蜜为丸，饭前服药，每次服2 g，每日分6次服。

【功效】清热利水，导饮下泄。

【适用病症】

主要症状：肢体水肿，或腹中有水声。

辨证要点：口舌干燥，舌质红、苔黄而燥，脉弦或数。

可能伴随的症状：腹满，或渴欲饮水，或咳嗽，或胸闷，或烦躁，或大便干结，或腹痛，或小便黄赤不利等。

【解读方药】方中防己泻利行水；椒目通利水气；葶苈子降肺利水；大黄泻下通利。方药功用是清热利水，导饮下行。

【配伍用药】若肢体水肿者，加大椒目、葶苈子用量，以通利水气；若腹中有水声者，加泽泻、茯苓，以健脾渗湿；若腹满者，加砂仁、厚朴，以行气除满；若胸闷者，加薤白、全瓜蒌，以宽胸除满；若大便干结者，加大大黄用量，再加芒硝，以清泻热结等。

【临证验案】李某，男，10岁。其母代诉，2年来经常腹胀，经检查诊断为肠胃炎，近由病友介绍前来诊治。刻诊：腹胀，轻微腹痛，腹中水声明显，大便干结，口苦，舌质暗红，苔黄略腻，脉沉略涩。辨为热郁水结夹瘀证，治当清泻郁热，行水化瘀，给予己椒苈黄丸与蒲灰散合方：防己5 g，大黄5 g，椒目5 g，葶苈子5 g，滑石10 g，蒲黄10 g。6剂，以水浸泡30 min，大火烧开，小火煎40 min，每日1剂，每次服80 mL，每日服4次。二诊：腹胀基本消除，以前方 6 剂继服。三诊：腹胀消除，大便通畅，仍腹中有水声，以前方变椒目为 10 g，6 剂。四诊：诸症基本消除，又以前方治疗 10 剂。随访 1 年，一切正常。

用方体会：根据腹胀、腹中有水声辨为水结，再根据大便干结、口苦辨为湿热蕴结，因舌质暗红、脉涩辨为瘀，以此辨为热郁水结夹瘀证，方以己椒苈黄丸泻热行水，通泻除胀；以蒲灰散利水化瘀。方药相互为用，以奏其效。

己椒苈黄丸(《伤寒杂病论》) 与
参附汤(《医方类聚》引《济生续方》)合方

【导读】己椒苈黄丸与参附汤合方辨治肾病综合征、肾小球肾炎、肾盂肾炎、肾小管狭窄等；针对病变证机是郁热内结，阻遏阳气，损伤阳气，水气内停；病变证型是郁热阳虚水气证，症状以肢体水肿为主，己椒苈黄丸与参附汤合方治疗作用特点是清泻郁热，温补阳气，泻利水气。

【组成】己椒苈黄丸 [防己　椒目　葶苈熬　大黄各一两（各 3 g）]　参附汤 [人参半两（15 g）　附子炮,去皮脐,一两（30 g）]

【用法】水煎服，每日分 6 次服。

【功效】清热利水，导饮下泄，益气温阳。

【适用病症】

主要症状：肢体水肿，眼睑水肿，或腹中有水声。

辨证要点：口舌干燥，手足不温，舌质淡红、苔薄黄，脉沉弱。

可能伴随的症状：腹满，或渴欲饮水，或口渴不欲饮水，或畏寒，或心悸，或胸闷，或烦躁，或口唇青紫，或腹痛，或呼吸急促等。

【解读方药】方中防己泻利行水；椒目通利水气；葶苈子降肺利水；大黄泻下通利；附子温壮阳气；人参大补元气，生津止渴。方药功用是清热利水，导饮下泄，益气温阳。

【配伍用药】若肢体水肿者，加大椒目、葶苈子用量，以通利水气；若眼睑水肿者，加防己、生姜、泽泻，以辛散利水；若手足不温者，加大附子用量，再加桂枝，以温通阳气；若口唇青紫者，加当归、川芎，以活血行气；若腹痛者，加白芍、甘草，以缓急止痛；若口舌干燥者，加桂枝、麦冬，以温阳

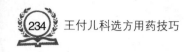

益阴等。

【临证验案】 马某，男，9 岁。其母代诉，几年来经常腹胀，经检查被诊断为肠胃炎，近由病友介绍前来诊治。刻诊：腹胀，轻微腹痛，腹中水声明显，大便干结，倦怠乏力，怕冷，口苦，舌质淡红，苔腻黄白夹杂，脉沉弱。辨为热郁水结夹阳虚证，治当清泻郁热，温阳益气，给予己椒苈黄丸与参附汤合方：防己 5 g，大黄 5 g，椒目 5 g，葶苈子 5 g，红参 5 g，附子 10 g。6 剂，以水浸泡 30 min，大火烧开，小火煎 40 min，每日 1 剂，每次服 50 mL，每日服 6 次。二诊：腹胀基本消除，大便通畅，以前方 6 剂继服。三诊：腹胀消除，怕冷消除，以前方 6 剂继服。四诊：腹胀、腹痛未再发作，腹中水声明显减轻，又以前方治疗 20 余剂。随访 1 年，一切正常。

用方体会：根据腹胀、腹中有水声辨为水结，再根据倦怠乏力、怕冷、脉沉弱辨为阳虚，因舌质淡红，苔腻黄白夹杂辨为寒热夹杂，以此辨为热郁水结夹阳虚证，方以己椒苈黄丸泻热行水，通泻除胀；以参附汤温阳散寒，补益中气。方药相互为用，以奏其效。

龙胆泻肝汤(《医方集解》)

【导读】 龙胆泻肝汤辨治肾病综合征、肾小球肾炎、肾盂肾炎、肾小管狭窄，或辨治腮腺炎、扁桃体炎、咽喉炎，或辨治流行性乙型脑炎、流行性脑脊髓膜炎、中暑、感染性疾病、发热性疾病，或辨治大脑发育不全或迟缓、神经系统损害（遗尿）等；针对病变证机是湿浊内生，郁而化热，肝气不疏，阴血内伤，龙胆泻肝汤治疗作用特点是清热燥湿，渗利水湿，补血凉血，疏利气机，兼益正气。

【组成】 龙胆草_{酒炒}（10 g）　　栀子_{酒炒}（12 g）　　黄芩_炒（9 g）　　泽泻（10 g）　车前子（10 g）　　木通（6 g）　　生地黄_{酒炒}（6 g）　　当归_{酒炒}（10 g）　　柴胡（6 g）　　生甘草（6 g）［原书未注用量］

【用法】 水煎服，每日分 6 次服。

【功效】 清利湿热，渗利水气。

1. **辨治肾病综合征、肾小球肾炎、肾盂肾炎、肾小管狭窄属于湿热浸淫水气证，以烦躁、水肿为基本特征**

【适用病症】

主要症状：肢体水肿，或烦躁。

辨证要点：口苦，舌质红、苔黄腻，脉弦数有力。

可能伴随的症状：小便淋浊，或目赤，或头痛，或视物模糊，或抽搐，或小便黄赤不利等。

2. **辨治腮腺炎、扁桃体炎、咽喉炎属于湿热蕴结证，以腮咽肿痛为基本特征**

【适用病症】

主要症状：腮腺漫肿，咽喉肿痛。

辨证要点：口苦口腻，舌质红、苔黄腻，脉滑数。

可能伴随的症状：烦躁不安，或壮热，或头痛，或呕吐，或吞咽困难，或大便干结，或小便短赤等。

3. **辨治流行性乙型脑炎、流行性脑脊髓膜炎、中暑、感染性疾病、发热性疾病属于湿热扰神证，以昏迷、抽搐为基本特征**

【适用病症】

主要症状：昏迷，烦躁，抽搐。

辨证要点：口苦口渴，舌质红、苔黄腻，脉沉滑。

可能伴随的症状：牙关紧闭，或不省人事，或神志昏沉，或头晕目眩，或面色暗红，或吞咽困难，或听力下降，或语言迟缓等。

4. **辨治大脑发育不全或迟缓、神经系统损害（遗尿）属于肝经湿热证，以遗尿腥臊为基本特征**

【适用病症】

主要症状：遗尿，尿气腥臊。

辨证要点：口苦口腻，舌质红、苔黄腻，脉沉滑。

可能伴随的症状：小便黄赤，或急躁，或夜间梦语，或小腹不适，或面色红赤，或大便不爽等。

5. **辨治腮腺炎（痄腮）属于肝经湿热证，以腮肿、睾丸疼痛为基本特征**

【适用病症】

主要症状：腮腺漫肿，咽喉肿痛，睾丸疼痛。

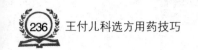

辨证要点：口苦口腻，舌质红、苔黄腻，脉滑数。

可能伴随的症状：烦躁不安，或少腹疼痛，或头痛，或吞咽困难，或阴部肿胀，或大便干结，或小便短赤等。

【解读方药】方中栀子、黄芩、龙胆草清热燥湿，栀子偏于泻三焦之热，黄芩偏于泻上中二焦之热，龙胆草偏于泻肝胆之热；木通、泽泻、车前子利湿，木通偏于通脉，泽泻偏于通淋，车前子偏于明目；当归、生地黄补血，当归偏于活血，生地黄偏于凉血；柴胡疏肝理气；甘草益气和中。方药功用是清肝胆实火，泻下焦湿热。

【配伍用药】若肢体水肿者，加大车前子、泽泻、木通用量，以渗利水气；若热甚者，加黄芩、栀子、龙胆草，以清热燥湿；若腮腺肿痛者，加薄荷、牛蒡子、桔梗，以清热利咽；若睾丸疼痛者，加川楝子、延胡索，以行气活血止痛；若大便干结者，加大黄、芒硝，以泻热通便；若遗尿者，加桑螵蛸、金樱子，以固涩止遗；若抽搐者，加全蝎、白附子，以息风止抽；若目赤者，加青葙子、菊花，清热明目等。

三、阳虚水气证

饮入于胃，经脾之运化、肺之通调、肾之泌浊，肝之疏泄、心之主司，以及阳气的气化，化为阴津，为人所用。若饮入于胃，或运化、或通调、或泌浊、或疏泄、或主司及阳气所化失常，以此可变生为水气，水气既可溢于肌肤，又可留于脏腑，病证表现多错综复杂。辨治阳虚水气的选方用药基本要求与应用准则如下：

真武汤方药组成特点是以温阳行水，健脾敛阴为主，辨治病证以阳虚水气为主。

萆薢分清饮方药组成特点是以温阳利湿，分清化浊为主，辨治病证以阳虚水气为主。又萆薢分清饮辨治阳虚水气较真武汤作用偏于温固，而真武汤偏于温化。

真武汤(《伤寒杂病论》)

【导读】真武汤辨治肾病综合征、肾小球肾炎、肾盂肾炎、肾小管狭窄等；针对病变证机是阳气虚弱，水气内生，脾气不运，阴血受损；病变证型是阳虚水气证，症状以肢体水肿为主，真武汤治疗作用特点是温壮阳气，气化水气，运脾敛阴。

【组成】茯苓_{三两}(9 g)　芍药_{三两}(9 g)　生姜_{切，三两}(9 g)　白术_{二两}(6 g)　附子_{炮，去皮，破八片，一枚}(5 g)

【用法】用水 560 mL，煮取药液 210 mL，每日分 6 次温服。

【功效】温阳行水，健脾敛阴。

【适用病症】

主要症状：肢体水肿，或腰痛。

辨证要点：手足不温，口淡不渴，舌质淡、苔白或腻，脉沉弱。

可能伴随的症状：四肢沉重疼痛，或腹痛，或小便不利，或小便利，或下利，或心悸，或头晕目眩等。

【解读方药】方中附子、生姜温阳，附子偏于壮阳温化，生姜偏于行散温化；白术、茯苓健脾益气，白术偏于燥湿，茯苓偏于利湿；芍药补血敛阴缓急，兼防治水伤阴。方药功用是温阳行水，健脾敛阴。

【配伍用药】若肢体水肿者，加大茯苓、生姜用量，再加车前子，以散利水气；若腰痛者，加桑寄生、杜仲，以强健筋骨；若手足不温者，加大附子、生姜用量，再加桂枝，以温阳化气行水；若苔白腻甚者，加大白术、茯苓用量，再加苍术，以燥湿利湿；若心悸者，加大白芍用量，再加人参，以益气敛阴止悸；若头晕目眩者，加人参、山药、桂枝，以益气通阳等。

【临证验案】申某，男，11 岁。其母代诉，3 年前诊断为肾病综合征，虽经中西药治疗，但尿蛋白（++）未除，近因病症加重前来诊治。刻诊：脚肢水肿且沉重，腰酸，手足不温，多汗，饮食不佳，口淡不渴，舌质淡，苔白腻，脉沉弱。辨为脾肾阳虚水气证，治当温阳行水，健脾敛阴，给予真武汤与防己黄芪汤合方加味：附子 5 g，茯苓 10 g，白术 12 g，白芍 6 g，防己 3 g，黄芪 5 g，生姜 5 片，大枣 1 枚，山药 12 g，山茱萸 12 g。6 剂，第 1 次煎 35 min，第 2 次煎 25 min，合并药液，每日 1 剂，每次服 50 mL，每日服 6 次。二诊：水肿基本消除，略有沉重，以前方 6 剂继服。三诊：腰酸减轻，手足转温，以前方 6 剂继服。四诊：经检查尿蛋白（+），诸症基本消除，以前方 6 剂继服。之后，以前方治疗 60 余剂，经检查尿蛋白恢复正常。随访 1 年，一切正常。

用方体会：根据腰酸、不思饮食辨病在脾肾，又根据水肿、手足不温辨为阳虚，因多汗、脉沉弱辨为气虚，又因苔白腻辨为水湿，以此辨为阳虚水气证。方以真武汤温阳行水，健脾敛阴；以防己黄芪汤健脾行水，益气固表，加山药益气固涩，山茱萸固肾止遗。方药相互为用，以奏其效。

萆薢分清饮(《杨氏家藏方》)

【导读】萆薢分清饮辨治肾病综合征、肾小球肾炎、肾盂肾炎、肾小管狭窄等；针对病变证机是阳气不足，寒湿内生，水气内停；病变证型是寒湿水气证，症状以肢体水肿为主，萆薢分清饮治疗作用特点是温化阳气，气化寒湿，开窍泻水。

【组成】益智仁　川萆薢　石菖蒲　乌药各等份（各 12 g）

【用法】将药研为细散状，每次服 6 g，水煎时加入盐一捻，每日分 6 次服。

【功效】温阳利湿，分清化浊。

【适用病症】

主要症状：肢体水肿，小便白浊。

辨证要点：手足不温，口淡不渴，舌质淡、苔白或腻，脉沉弱。

可能伴随的症状：四肢沉重疼痛，或腰痛，或腹痛，或小便如米泔，或小便凝如膏状，或头晕目眩等。

【解读方药】方中益智仁、乌药温肾，益智仁偏于补肾，乌药偏于理气；萆薢、石菖蒲化湿，萆薢偏于泻窍，石菖蒲偏于开窍。方药功用是温阳利湿，分清化浊。

【配伍用药】若肢体水肿者，加大茯苓、生姜用量，再加车前子，以散利水气；若腰痛者，加桑寄生、杜仲，以强健筋骨；若手足不温者，加大附子、生姜用量，再加桂枝，以温阳化气行水；若苔白腻甚者，加大白术、茯苓用量，再加苍术，以燥湿利湿；若心悸者，加大白芍用量，再加人参，以益气敛阴止悸；若头晕目眩者，加人参、山药、桂枝，以益气通阳等。

四、阴阳俱虚水气证

阳虚不能温化水津，阴虚不能化生阳气，阴阳俱虚，气化不利，水气留结，以此可演变为阴阳俱虚水气之水肿、小便不利。辨治阴阳俱虚水气的选方用药基本要求与应用准则如下：

济生肾气丸方药组成特点是以温阳益阴，利水消肿为主，辨治病证以阴阳俱虚水肿为主。

济生肾气丸(《济生方》)

【导读】济生肾气丸辨治肾病综合征、肾小球肾炎、肾盂肾炎、肾小管狭窄等；针对病变证机是阳气虚弱，阴血不足，水气内停，瘀阻脉络；病变证型是阴阳俱虚水肿证，症状以腰重水肿为主，济生肾气丸治疗作用特点是温壮阳气，滋补阴血，渗利水气，活血化瘀。

【组成】附子炮,去皮,脐　白茯苓去皮　泽泻　山茱萸取肉　山药炒　车前子酒蒸　牡丹皮去木,各一两（各30 g）　官桂不见火　川牛膝去芦,酒浸　熟地黄各两半（各45 g）

【用法】将药研为细散状，以蜜为丸，每次服5 g，饭前以米汤送服。用汤剂可用原方量的1/3，每日分6次服。

【功效】温阳益阴，利水消肿。

【适用病症】

主要症状：肢体水肿，腰重，或腰痛。

辨证要点：手足不温，口淡不渴，舌质淡、苔白腻，脉沉弱。

可能伴随的症状：四肢沉重疼痛，或腹痛，或小便不利，或小便利，或下利，或大便溏泻，或头晕目眩等。

【解读方药】方中熟地黄滋补阴血；附子、官桂辛热，附子偏于壮阳，官桂偏于温暖阳气；山药补益中气；牛膝、山茱萸益肝肾，牛膝偏于强健筋骨，山茱萸偏于温固肾精；牡丹皮清热凉血；茯苓、泽泻、车前子渗利，茯苓偏于益气，泽泻偏于清热，车前子偏于消肿。方药功用是温阳益阴，利水消肿。

【配伍用药】 若肢体水肿者，加大车前子、泽泻、茯苓用量，以通利水气；若腰痛者，加桑寄生、续断、杜仲，以强健腰骨；若手足不温者，加大附子、桂枝用量，再加吴茱萸，以温阳散寒；若腰痛甚者，加大茯苓用量，再加白术、苍术，以燥湿利湿；若大便溏泻者，加大山药用量，再加薏苡仁，以健脾益气止泻；若气虚明显者，加大山药用量，再加白术、人参，以补益中气等。

五、阴虚水气证

阴虚生热，热又扰乱气机，导致气不化水，水气内停，以此可演变为阴虚水气之水肿、小便不利。辨治阴虚水气的选方用药基本要求与应用准则如下：

猪苓汤方药组成特点是以清热利水养阴为主，辨治病证以阴虚水气为主。

猪苓汤(《伤寒杂病论》)

【导读】 猪苓汤辨治肾病综合征、肾小球肾炎、肾盂肾炎、肾小管狭窄等；针对病变证机是水气内停，阴血不足，郁热内生；病变证型是阴虚水气证，症状以肢体水肿为主，猪苓汤治疗作用特点是清利水气，滋补阴血。

【组成】 猪苓去皮　茯苓　泽泻　阿胶　滑石碎,各一两（各 3 g）

【用法】 用水 280 mL，煮取药液 150 mL，阿胶溶化冲服，每次服 25 mL，每日分 6 次温服。用汤剂可在原方用量基础上加大 3 倍。

【功效】 清热利水养阴。

【适用病症】

主要症状：肢体水肿，小便不利。

辨证要点：口干咽燥，舌红少苔，脉细沉。

可能伴随的症状：发热，或渴欲饮水，或心烦，或失眠，或尿血，或下利，或呕吐，或咳嗽等。

【解读方药】方中滑石、茯苓、猪苓、泽泻利湿，滑石偏于通窍，茯苓偏于健脾，猪苓、泽泻偏于渗利；阿胶补血益阴，兼防利水药伤阴。方药功用是清热利水养阴。

【配伍用药】若阴虚者，加麦冬、天冬，以滋补阴津；若水气甚者，加大茯苓、泽泻、猪苓、滑石用量，以渗利水气；若心烦者，加竹叶、瞿麦，以清心除烦；若尿血者，加大阿胶用量，再加白茅根，以凉血止血；若呕吐者，加竹茹、旋覆花，以降逆止呕；若大便干结者，加大黄、麻仁，以泻热润便等。

【临证验案】詹某，女，2岁。其母代诉，8个月前发现前后二阴及肛门湿疹，至今反复不愈，近由病友介绍前来诊治。刻诊：大腿内侧、前阴及肛门周围多处有湿疹，瘙痒明显，疹破流黄水，前阴潮红水肿，大便干结，舌质红，苔黄腻夹白，指纹无变化。辨为湿热水气夹寒证，治当清热燥湿利水，给予猪苓汤、苦参汤与附子泻心汤合方：猪苓10 g，茯苓10 g，泽泻10 g，滑石10 g，阿胶珠10 g，附子5 g，大黄6 g，黄连3 g，黄芩3 g，苦参15 g。6剂，以水浸泡30 min，大火烧开，小火煎40 min，每日1剂，每次服20 mL，每日服8次；再则，每日再用汤剂外洗一次。二诊：瘙痒减轻，湿疹处仍流黄水，以前方变黄连、黄芩各为6 g，6剂。三诊：瘙痒较前又有减轻，流黄水基本消除，以前方6剂继服。四诊：湿疹基本消除，为了巩固疗效，又以前方治疗12剂。随访1年，一切正常。

用方体会：根据湿疹、前阴潮红水肿辨为湿热水气，再根据大便干结辨为湿热郁结，因苔黄腻夹白辨为寒热夹杂，以此辨为湿热水气夹寒证，方以猪苓汤清热利水，兼防利水药伤阴；以附子泻心汤清泻湿热，兼以温阳；以苦参汤清热燥湿止痒。方药相互为用，以奏其效。

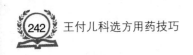

第六章　血液疾病用方

辨识小儿血液疾病主要分为：①红细胞疾病；②白细胞疾病；③出血性疾病；④骨髓增生性疾病等。

临床中血液疾病种类诸多，从中医分型辨治主要有血热阴虚证、气血两虚证、阳虚不固证、瘀血阻滞证等。

一、血热阴虚证

阳性体质而生热，或邪热侵袭而化热，热迫血中并与之相结，以此可演变为血热；血热又可灼伤阴津，以此又可演变为血热阴虚之紫癜、出血。辨治血热阴虚的选方用药基本要求与应用准则如下：

十灰散方药组成特点是以凉血止血为主，辨治病证以血热出血为主。

犀角地黄汤方药组成特点是以清热散瘀，凉血止血为主，辨治病证以血热瘀伤为主。

大补阴丸方药组成特点是以滋阴清热为主，辨治病证以阴虚热扰为主。

犀角地黄汤与增液汤合方组成特点是以清热凉血，滋阴散瘀为主，辨治病证以血热瘀滞伤阴为主。

十灰散（《十药神书》）

【导读】十灰散辨治过敏性血小板减少、原发性血小板减少、药物性血小板减少、再生障碍性贫血等；针对病变证机是郁热内热，郁热迫血，血逆妄行；病变证型是血热出血证，症状以衄血、紫斑为主，十灰散治疗作用特点是清泻郁热，凉血止血，兼化瘀止血。

【组成】大蓟 小蓟 荷叶 侧柏叶 茅根 茜草根 山栀子 大黄 牡丹皮 棕榈皮_{各等份}（各 10 g）

【用法】将药各烧灰研为极细末，每次服 10 g。用时先将白藕捣汁或萝卜汁磨京墨 200 mL 调服，每日分 6 次服。

【功效】凉血止血。

【适用病症】

主要症状：紫癜，衄血。

辨证要点：口渴，舌质红绛、少苔，或苔薄黄，脉沉细。

可能伴随的症状：呕血，或吐血，或咳血，或咯血，鼻衄，或心烦急躁，或发热，或腹痛，或大便干结等。

【解读方药】方中大蓟、小蓟、茜草、白茅根、荷叶凉血止血，大蓟偏于泻热，小蓟、茜草偏于化瘀，白茅根偏于利水，侧柏叶偏于收敛，荷叶偏于利湿；侧柏叶、棕榈收敛止血，侧柏叶偏于清热，棕榈偏于固摄；牡丹皮凉血散瘀；大黄、栀子泻热，大黄偏于泻热，栀子偏于凉血。方药功用是凉血止血。

【配伍用药】若热甚者，加大栀子、大黄用量，以清泻郁热；若血热甚者，加大大蓟、小蓟用量，以清热凉血；若出血多者，加大侧柏叶、棕榈用量，以收涩止血；若夹阴伤者，加生地黄、玄参，以凉血滋阴生津；若大便干结者，加大大黄用量，再加芒硝，以泻热通便等。

犀角地黄汤（《备急千金要方》）

【导读】犀角地黄汤辨治过敏性血小板减少、原发性血小板减少、药物性血小板减少、再生障碍性贫血等，或辨治流行性乙型脑炎、流行性脑脊髓膜炎、中暑、感染性疾病、发热性疾病等；针对病变证机是郁热内生，热迫阴血，或灼伤脉络，或上扰心神，犀角地黄汤治疗作用特点是清热凉血，活血化瘀，兼以止血。

【组成】犀角_{（水牛角代）一两}（30 g） 生地黄_{八两}（24 g） 芍药_{三两}（9 g）牡丹皮_{二两}（6 g）

【用法】将药研为细散状，用水 630 mL，煮取药液 210 g，每日分 6 次服。

【功效】清热散瘀，凉血止血。

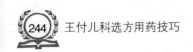

1. 辨治过敏性血小板减少、原发性血小板减少、药物性血小板减少、再生障碍性贫血属于血热瘀伤证，以身热、紫斑为基本特征

【适用病症】

主要症状：紫癜，出血。

辨证要点：口渴，舌质红绛、少苔，或苔薄黄，脉沉细。

可能伴随的症状：鼻衄，或龈衄，或呕血，或便血，或心烦，或发热，或腹痛，或大便干结等。

2. 辨治流行性乙型脑炎、流行性脑脊髓膜炎、中暑、感染性疾病、发热性疾病属于瘀热扰心证，以身热、神昏为基本特征

【适用病症】

主要症状：身热夜甚，神昏，抽搐。

辨证要点：口渴，舌质绛紫、少苔，或苔薄黄，脉沉伏细。

可能伴随的症状：面色灰暗，或两目上视，或牙关紧闭，或颈项强直，或胸腹灼热，或斑疹，或衄血，或大便失禁等。

【解读方药】方中水牛角、生地黄、牡丹皮凉血，水牛角偏于清热，生地黄偏于生津，牡丹皮偏于散瘀；芍药补血敛阴。方药功用是清热散瘀，凉血止血。

【配伍用药】若紫癜甚者，加大牡丹皮、生地黄用量，再加白茅根、茜草，以清热凉血散瘀；若心烦者，加黄连、竹叶，以清热除烦；若大便干结者，加大黄、芒硝，以泻热软坚；若神昏者，加冰片、远志，以开窍醒神；若抽搐者，加全蝎、蜈蚣，以息风止抽；若两目上视者，加羚羊角、青葙子、草决明，以清肝明目；若颈项强直者，加大芍药用量，再加甘草，以柔筋缓急等。

大补阴丸(《丹溪心法》)

【导读】大补阴丸辨治过敏性血小板减少、原发性血小板减少、药物性血小板减少、再生障碍性贫血等；针对病变证机是阴津亏虚，虚热内生，或热郁生湿，湿热蕴结；病变证型是阴虚热扰或夹湿热证，症状以骨蒸、紫斑为主，大补阴丸治疗作用特点是滋补阴血，清泻郁热，或清热燥湿。

【组成】熟地黄酒蒸　龟板酥炙,各六两　（各180 g）　黄柏炒褐色　知母酒浸,炒,各四两

（各 120 g）

【用法】将药研为细散状，并将猪脊髓蒸熟，以蜜为丸。每次服 3～6 g，饭前用淡盐汤送服。用汤剂可用原方量的 1/10，每日分 6 次服。

【功效】滋阴清热。

【适用病症】

主要症状：紫癜，出血。

辨证要点：口渴，潮热，舌红少苔，脉细数。

可能伴随的症状：骨蒸，或手足心热，或心烦易怒，或盗汗，或鼻衄，或龈衄，或大便干结等。

【解读方药】方中熟地黄、龟板滋阴，熟地黄偏于补血，龟板偏于填精；黄柏、知母清热，黄柏偏于坚阴，知母偏于益阴。方药功用是滋阴清热。

【配伍用药】若阴虚甚者，加大龟板用量、再加麦冬、沙参，以滋补阴津；若血虚者，加大熟地黄用量，再加当归，以补血养血；若热甚者，加大黄柏、知母用量，以清泻郁热；若盗汗者，加牡蛎、龙骨，以潜阳止汗；若五心烦热者，加生地黄、牡丹皮、地骨皮，以清热凉血；若出血者，加藕节、白茅根，以凉血止血等。

犀角地黄汤（《备急千金要方》）
与增液汤（《温病条辨》）合方

【导读】犀角地黄汤与增液汤合方是辨治流行性乙型脑炎、流行性脑脊髓膜炎、中暑、感染性疾病、发热性疾病等；针对病变证机是郁热内生，灼伤阴血，热伤阴血，或热灼为瘀；病变证型是血热瘀滞伤阴证，症状以身热夜甚、神昏为主，犀角地黄汤与增液汤合方治疗作用特点是清热凉血，滋补阴津，兼散瘀血。

【组成】犀角地黄汤［犀角(水牛角代)一两（30 g） 生地黄八两（24 g） 芍药三两（9 g） 牡丹皮二两（6 g）］ 增液汤［玄参一两（30 g） 麦冬连心,八钱（24 g） 细生地八钱（24 g）］

两方相重复的药，只选其中用量较大的一个。

【用法】将药研为细散状，用水 630 mL，煮取药液 210 g，每日分 6 次服。

【功效】清热凉血，滋阴散瘀。

【适用病症】

主要症状：身热夜甚，紫斑，抽搐，神昏。

辨证要点：口渴，舌质红绛少津、少苔，脉沉细。

可能伴随的症状：面色焦枯，或口唇焦燥，或两目上视，或牙关紧闭，或颈项强直，或胸腹灼热，或衄血，或舌头僵硬等。

【解读方药】方中水牛角、生地黄、牡丹皮、玄参凉血，水牛角偏于清热，生地黄偏于生津，牡丹皮偏于散瘀，玄参偏于解毒；麦冬清热滋补阴津；芍药补血敛阴。方药功用是清热凉血，滋阴散瘀。

【配伍用药】若紫癜甚者，加大牡丹皮、生地黄、玄参用量，再加白茅根、茜草，以清热凉血散瘀；若心烦者，加黄连、竹叶、栀子，以清热除烦；若大便干结者，加大黄、芒硝，以泻热软坚；若神昏者，加冰片、麝香、远志，以开窍醒神；若抽搐者，加白僵蚕、全蝎、蜈蚣，以息风止抽；若两目上视者，加羚羊角、钩藤、青葙子、草决明，以清肝明目；若颈项强直者，加大芍药用量，再加木瓜、甘草，以柔筋缓急等。

二、气血两虚证

气能生血，血能化气，气血相依。气虚及血，或血虚及气，以此可演变为气血两虚之紫癜、出血。辨治气血两虚的选方用药基本要求与应用准则如下：

归脾汤方药组成特点是以益气补血，健脾养心为主，辨治病证以气血两虚，气不摄血为主。

归脾汤(《济生方》)

【导读】归脾汤辨治过敏性血小板减少、原发性血小板减少、药物性血小板减少、再生障碍性贫血等；针对病变证机是中气虚弱，阴血亏虚，心神不守，或浊气壅滞；病变证型是气不摄血证，症状以神疲、紫斑为主，归脾汤治疗作用特点是补益中气，滋补阴血，养心安神，调理气机。

【组成】白术_{一两}（30 g） 茯神_{去木，一两}（30 g） 黄芪_{去芦，一两}（30 g） 龙眼肉_{一两}（30 g） 酸枣仁_{炒，去壳一两}（30 g） 人参_{半两}（15 g） 木香_{不见火，半两}（15 g） 甘草_{炙，二钱半}（8 g） 当归_{一钱}（3 g） 远志_{蜜炙，一钱}（3 g） （当归、远志两味，是从《校注妇人大全良方》补入）

【用法】将药研为细散状，每次服 12 g，用水煎时加入生姜 5 片，枣 1 枚同煎，温服，不拘时候。用汤剂可用原方量的 1/3，每日分 6 次服。

【功效】益气补血，健脾养心。

【适用病症】

主要症状：紫癜，出血。

辨证要点：口淡不渴，舌质淡、苔薄白，脉弱。

可能伴随的症状：食少体倦，或面色萎黄，或鼻衄，或龈衄，或呕血，或便血，或心悸，或头晕目眩等。

【解读方药】方中当归、龙眼肉补血，当归偏于活血，龙眼肉偏于安神；黄芪、人参、白术、甘草补气，人参偏于大补元气，甘草偏于平补中气，黄芪偏于固表，白术偏于健脾；酸枣仁、远志、茯神安神，酸枣仁偏于养血，远志偏于化痰，茯神偏于渗利；木香行气导滞；又，龙眼肉与当归配伍以补血，与酸枣仁、远志、茯神配伍以安神。方药功用是益气补血，健脾养心。

【配伍用药】若气虚甚者，加大人参、黄芪用量，以补益中气；若血虚者，加大当归、龙眼肉用量，以滋补阴血；若紫癜出血者，加阿胶、艾叶、茜草，以补血止血化斑；若心悸者，加大酸枣仁、远志用量，再加柏子仁，以养心安神；大便溏泻者，加大白术、茯苓用量，再加山药，以健脾止泻。

三、阳虚不固证

阳气既主温煦，又主固摄；寒既可从外而入伤阳，又可从内而生伤阳，阳伤日久不愈以为虚，阳虚不能固摄，以此可演变为阳虚不固之紫癜、出血。辨

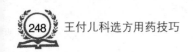
治阳虚不固的选方用药基本要求与应用准则如下：

黄土汤方药组成特点是以温阳健脾，养血止血为主，辨治病证以阳虚不固夹血虚为主。

柏叶汤方药组成特点是以温阳摄血，敛血归经为主，辨治病证以阳虚不固为主。

黄土汤(《伤寒杂病论》)

【导读】黄土汤辨治过敏性血小板减少、原发性血小板减少、药物性血小板减少、再生障碍性贫血等，针对病变证机正气虚弱，阴寒内生，气不固血，阴血暗耗，或夹郁热；病变证型是阳虚不固夹血虚证，症状以肢冷、紫斑为主，黄土汤治疗作用特点是健脾益气，温阳固摄，滋补阴血，或兼清郁热。

【组成】甘草三两（9 g）　干地黄三两（9 g）　白术三两（9 g）　附子炮,三两（9 g）　阿胶三两（9 g）　黄芩三两（9 g）　灶心黄土半斤（24 g）

【用法】用水 560 mL，煮取药液 210 mL，每日分 6 次温服。

【功效】温阳健脾，养血止血。

【适用病症】

主要症状：紫癜，出血。

辨证要点：口淡不渴，四肢不温，舌质淡、苔薄白，脉细弱。

可能伴随的症状：面色萎黄，或体倦，或食少，或心悸，或鼻衄，或龈衄，或呕血，或便血，或头晕目眩等。

【解读方药】方中灶心黄土、附子温阳止血，灶心黄土偏于固涩，附子偏于壮阳散寒；甘草、白术益气，甘草平补中气，白术健脾和中；干地黄、阿胶补血，干地黄偏于益阴，阿胶偏于止血；黄芩寒凉止血。方药功用是温阳健脾，养血止血。

【配伍用药】若气虚甚者，加大白术用量，再加人参、黄芪，以补益中气；若血虚者，加大阿胶、干地黄用量，再加白芍，以敛阴止血；若手足不温者，加大附子用量，再加干姜，以温阳散寒；若不思饮食者，加麦芽、神曲，以消食和胃；若大便溏泻者，加大白术用量，再加山药，以健脾止泻。

【临证验案】邵某，女，7 岁。其母代诉，2 年前原因不明出现下肢紫癜，经多次检查未发现致病原因，经中西药治疗，但紫癜未能达到明显改善，近因紫癜加重前来诊治。刻诊：下肢紫癜多达 20 余处，小的如绿豆，大的似 1 元硬币，手足不温，倦怠乏力，口干不欲饮水，舌质暗淡边夹瘀紫，苔薄白，脉沉弱略涩。辨为阳虚不固夹瘀证，治当温阳健脾，养血止血，给予黄土汤与失笑散合方加味：生地黄 10 g，白术 10 g，附子 10 g，阿胶 10 g，黄芩 10 g，灶心黄土 24 g，五灵脂 10 g，蒲黄 10 g，人参 10 g，炙甘草 10 g。6 剂，第 1 次煎 35 min，第 2 次煎 25 min，合并药液，每日 1 剂，每次服 40 mL，每日服 8 次。二诊：紫癜略有减轻，以前方 6 剂继服。三诊：手足转温，紫癜较前又有减轻，以前方 6 剂继服。四诊：紫癜基本消除，以前方 6 剂继服。之后，以前方治疗 20 余剂。随访 1 年，一切正常。

用方体会：根据紫癜、手足不温辨为寒，再根据倦怠乏力辨为气虚，因舌质暗淡边夹瘀紫辨为瘀血，以此辨为阳虚不固夹瘀证。方以黄土汤温阳健脾，养血止血；以失笑散活血化瘀，加人参益气固摄。方药相互为用，以奏其效。

柏叶汤(《伤寒杂病论》)

【导读】柏叶汤辨治过敏性血小板减少、原发性血小板减少、药物性血小板减少、再生障碍性贫血等；针对病变证机是阴寒内生，寒伤脉络，阴血外溢，或夹郁热；病变证型是阳虚不固证，症状以肢冷、紫斑为主，柏叶汤治疗作用特点是温阳止血，兼清郁热。

【组成】柏叶　干姜各三两（9 g）　艾三把（30 g）

【用法】用水 350 mL，加入人尿 70 mL，煮取 70 mL，分温 5 次服。

【功效】温阳摄血，敛血归经。

【适用病症】

主要症状：紫癜，出血。

辨证要点：口淡不渴，四肢不温，舌质淡、苔薄白，脉细弱。

可能伴随的症状：面色萎黄，或体倦，或食少，或心悸，或鼻衄，或龈衄，或呕血，或便血，或头晕目眩等。

【解读方药】方中干姜温阳散寒；柏叶、艾叶止血，柏叶偏于寒凝，艾叶偏于温摄。方药功用是温阳摄血，敛血归经。

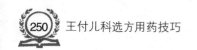

【配伍用药】若寒甚者，加大干姜用量，再加附子，以温阳散寒；若出血甚者，加大艾叶用量，再加阿胶，以温补止血；若夹热者，加大柏叶用量，再加生地黄，以凉血止血。

【临证验案】马某，女，6 岁。其母代诉，2 年前至今反复出现紫癜，经多次检查未发现明显致病原因，近因病友介绍前来诊治。刻诊：全身多处出现紫癜，大的如 1 元硬币，小的如绿豆，面色不荣，大便干结，怕冷，手足不温，口渴甚欲饮热水，舌质红，苔薄黄，脉沉弱。辨为阳虚血虚夹热证，治当温阳补血，兼以凉血，给予柏叶汤、黄土汤与百合地黄汤合方：侧柏叶 10 g，干姜 10 g，艾叶 30 g，生地黄 50 g，白术 10 g，附子 10 g，阿胶珠 10 g，黄芩 10 g，灶心黄土 24 g，百合 15，炙甘草 10 g。6 剂，以水浸泡 30 min，大火烧开，小火煎 40 min，每日 1 剂，每次服 50 mL，每日服 6 次。二诊：紫癜明显好转，口渴缓解，大便略溏，以前方减生地黄为 40 g，6 剂。三诊：紫癜较前又有好转，口渴不明显，以前方 6 剂继服。四诊：紫癜基本消除，其余诸症消除，以前方 6 剂继服。五诊：紫癜未再出现，为了巩固疗效，又以前方治疗 20 余剂。随访 1 年，一切正常。

用方体会：根据紫癜、怕冷、手足不温辨为阳虚，再根据紫癜、面色不荣辨为血虚，因舌质红、苔薄黄辨为血热，又因口渴甚欲饮热水辨为寒热夹杂，以此辨为阳虚血虚夹热证，方以柏叶汤温阳止血，兼制温热之燥；黄土汤健脾益气，温阳固摄，兼以凉血；以百合地黄汤清热凉血止血。方药相互为用，以奏其效。

四、瘀热阻滞证

血行不利而为瘀，瘀又阻滞血脉运行；瘀久不去而化热，或热伤血脉而为瘀，瘀热相互阻滞，以此可演变为瘀热阻滞之紫癜、出血。辨治瘀热阻滞的选方用药基本要求与应用准则如下：

下瘀血汤方药组成特点是以破血泻瘀，通络止血为主，辨治病证以瘀热阻结为主。

升麻鳖甲汤方药组成特点是以清热凉血，化瘀通阳为主，辨治病证以血热阳郁为主。

下瘀血汤(《伤寒杂病论》)

【导读】下瘀血汤辨治过敏性血小板减少、原发性血小板减少、药物性血小板减少、再生障碍性贫血等；针对病变证机是郁热内结，脉络瘀阻，经血不通；病变证型是瘀热阻结证，症状以烦热、紫斑为主，下瘀血汤治疗作用特点是通泻热结，通络化瘀。

【组成】大黄_二两_（6 g）　桃仁_二十枚_（4 g）　䗪虫_熬,去足,二十枚_（10 g）

【用法】将药研为细散状，以蜜制为 4 丸，以酒 10 mL 送服，用水煎 1 丸，1 次服用；亦可水煎服，每日分 6 次服。

【功效】破血泻瘀，通络止血。

【适用病症】

主要症状：紫癜，出血。

辨证要点：口渴，手足烦热，舌质暗红夹瘀紫、苔薄黄，指纹暗紫，或脉沉涩。

可能伴随的症状：面色暗红，或疼痛，或夜间痛甚，或心烦，或鼻衄，或龈衄，或呕血，或便血，或大便干结等。

【解读方药】方中桃仁、䗪虫破血，桃仁偏于消结，虫偏于消症；大黄泻热通瘀。方药功用是破血泻瘀，通络止血。

【配伍用药】若瘀甚者，加大桃仁用量，再加红花，以活血化瘀；若出血甚者，加茜草、牡丹皮、侧柏叶，以清热凉血止血；若血热者，加生地黄、玄参，以清热凉血止血；若口渴者，加麦冬、玄参，以清热凉血生津等。

【临证验案】曹某，女，11 岁。其母代诉，1 年前至今反复出现紫癜，经多次检查诊断为过敏性紫癜，近由病友介绍前来诊治。刻诊：全身多处出现紫癜，大小不一，有的似手掌大，有的似针尖样，紫癜色泽较暗，面色不荣，头晕目眩，倦怠乏力，大便干结，紫癜处有时疼痛如针刺，舌质暗红夹瘀紫，苔薄黄，脉沉弱略涩。辨为瘀热夹血虚证，治当活血补血，清泻郁热，给予下瘀血汤与胶艾汤合方加味：大黄 6 g，桃仁 5 g，䗪虫 10 g，川芎 6 g，阿胶珠 6 g，艾叶 10 g，当归 10 g，白芍 12 g，生地黄 20 g，红参 6 g，五灵脂 10 g，生甘草 6 g。6 剂，以水浸泡 30 min，大火烧开，小火煎 40 min，每日 1 剂，每次服 80 mL，每天服 4 次。二诊：紫癜好转，头晕目眩减轻，大便正常，以前方 6 剂继服。三诊：紫癜较前又有好转，未再出现疼痛，仍倦怠乏力，以前方变红参为 10 g，6 剂。四诊：紫癜较前又有好转，头晕目眩消除，以前方 6 剂继服。五诊：紫癜基本消除，为了巩固疗效，又以前方治疗 50 余剂。随访 1 年半，一切正常。

用方体会：根据紫癜、有时痛如针刺、舌质夹瘀紫辨为瘀，再根据紫癜、头晕目眩辨为血虚，因舌质红、苔薄黄辨为夹热，又因倦怠乏力辨为气虚，以此辨为瘀热夹血虚证，方以下瘀血汤活血化瘀，清泻郁热；以胶艾汤补血养血，凉血止血；加红参益气帅血生血，五灵脂活血止痛。方药相互为用，以奏其效。

升麻鳖甲汤（《伤寒杂病论》）

【导读】升麻鳖甲汤辨治过敏性血小板减少、原发性血小板减少、药物性血小板减少、再生障碍性贫血，或辨治小儿硬皮病、皮肤角化症等；针对病变证机是郁热内结，血行瘀滞，阳郁不畅；病变证型是血热阳郁证，症状以面赤、紫斑为主，升麻鳖甲汤治疗作用特点是清解郁热，活血补血，软坚散瘀，通阳散结。

【组成】升麻二两（6 g）　当归一两（3 g）　蜀椒炒,去汗,一两（3 g）　甘草二两（6 g）　雄黄研,半两（1.5 g）　鳖甲炙,手指大一枚（10 g）

【用法】用水 280 mL，煮取 70 mL，每日分 3 次服。

【功效】清热凉血，化瘀通阳。

【适用病症】

主要症状：面赤斑斑如锦纹，紫癜，出血。

辨证要点：口渴，手足烦热，舌质有瘀点或紫、苔薄，指纹暗紫，或脉细涩。

可能伴随的症状：咽喉疼痛，或唾脓血，或肌肉疼痛，或身痛如被毒打，或心烦，或鼻衄，或龈衄，或呕血，或便血，或瘀块等。

【解读方药】方中当归养血活血；升麻清热凉血，化瘀解毒，透达郁阳；鳖甲入血清热，入络散结，软坚消肿；蜀椒透解郁结，通达阳气；雄黄苦泻解毒；甘草清热泻火解毒。方药功用是清热凉血，化瘀通阳。

【配伍用药】若瘀甚者，加大当归用量，再加川芎，以活血化瘀；若热甚者，加赤芍、牡丹皮，以清热凉血散瘀；若咽痛者，加桔梗、薄荷，以清利咽喉；若口渴者，加麦冬、玉竹，以滋阴生津；若手心发热者，加胡黄连、银柴胡，以清退虚热等。

【临证验案】谢某，女，9 岁。其母代诉，2 年前发现女儿两手两脚皮肤角化，经多方治疗均未取得预期治疗效果，近由病友介绍前来诊治。刻诊：手掌脚面角质增厚，颜色暗红夹黄，呈胼胝状，有片状鳞屑，两脚甚于两手，面色潮红，心胸烦热，急躁，大便干结，口渴，舌质暗红夹瘀紫，苔黄腻厚，脉沉细略涩。辨为血热阳郁，瘀热蕴结证，治当清热凉血，化瘀通阳，通泻热结，给予升麻鳖甲汤、百合地黄汤与泻心汤合方：升麻 12 g，当归 6 g，花椒 6 g，雄黄（外熏皮肤）3 g，鳖甲 20 g，百合 15 g，生地黄 50 g，大黄 6 g，黄连 3 g，黄芩 3 g，生甘草 12 g。6 剂，以水浸泡 30 min，大火烧开，小火煎 40 min，每日 1 剂，每次服 60 mL，每日服 5 次。二诊：大便通畅，苔仍黄腻厚，以前方变黄连、黄芩各为 6 g，6 剂。三诊：心胸烦热、急躁好转，苔黄腻减轻，以前方 6 剂继服。四诊：角质仍较硬，以前方加赤芍 24 g，海藻 12 g，6 剂。五诊：角质好转仍不明显，以前方 6 剂继服。六诊：皮肤角化有轻微改善，效不更方，又以前方治疗 100 余剂，角质较前有明显减轻。之后，又以前方治疗 200 余剂，皮肤角化基本消除。随访 1 年，一切正常。

用方体会：根据皮肤角化、面色潮红、心胸烦热辨为血热阳郁，再根据舌质暗红夹瘀紫辨为瘀，因苔黄腻辨为湿热，又因大便干结辨为热结，以此辨为血热阳郁，瘀热蕴结证，方以升麻鳖甲汤清热解毒，通阳散结；以百合地黄汤清热凉血，养阴生津；以泻心汤清热燥湿，泻火解毒。方药相互为用，以奏其效。

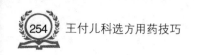

第七章 夏季疾病用方

一、脾胃寒湿证

脾主运化水津，又与胃以膜相连；湿既可从外而来，又可从内而生，湿为阴易生寒，寒湿相搏，困滞脾胃，以此可演变为脾胃寒湿之脘腹胀满，不思饮食。辨治脾胃寒湿的选方用药基本要求与应用准则如下：

甘姜苓术汤方药组成特点是以温补脾胃，散寒除湿为主，辨治病证以脾虚寒湿为主。

平胃散方药组成特点是以燥湿运脾，行气和胃为主，辨治病证以湿困脾胃为主。

甘姜苓术汤(《伤寒杂病论》)

【导读】甘姜苓术汤辨治夏季季节性疾病、慢性肠胃炎、功能性消化不良、肠胃功能紊乱等；针对病变证机是脾气虚弱，寒湿内生，壅滞气机；病变证型是脾虚寒湿证，症状以脘腹胀痛、身体困重为主，甘姜苓术汤治疗作用特点是健脾益气，温化寒湿，渗利气机。

【组成】甘草　白术各二两（各6 g）　　干姜　茯苓各四两（各12 g）

【用法】用水350 mL，煮取药液210 mL，每日分6次温服；药后腰中温和即愈。

【功效】温补脾胃，散寒除湿。

【适用病症】

主要症状：脘腹胀满或痛，不思饮食，身体困重。

辨证要点：口淡不渴，舌质淡、苔白腻，脉沉弱。

可能伴随的症状：恶心呕吐，或嗳气吞酸，或倦怠嗜卧，或下利，或腰中冷痛困重，或精神萎靡不振等。

【解读方药】方中白术、茯苓、甘草健脾益气，白术偏于燥湿，茯苓偏于利湿，甘草偏于生津；干姜辛散温通，助阳散寒。方药功用是温补脾肾，散寒除湿。

【配伍用药】若脘腹冷痛者，加吴茱萸、胡椒，以散寒止痛；若不思饮食者，加山楂、麦芽，以消食和胃；若身体沉重者，加苍术、白蔻仁，以芳香化湿；若吞酸者，加半夏、吴茱萸，以燥湿制酸等。

【临证验案】程某，女，6 岁。其母代诉，3 年来每至夏季脘腹胀满、肢体困重，经检查未发现明显器质性病变，近因腹胀、身体困重加重前来诊治。刻诊：脘腹胀满，肢体困重，嗜卧，形体消瘦，大便溏泻（3～4）次/日，面色不荣，手足不温，口淡无味，舌质淡，苔白腻，脉沉弱。辨为脾虚寒湿证，治当温补脾胃，散寒除湿，给予甘姜苓术汤与平胃散合方加味：白术 6 g，干姜 12 g，茯苓 12 g，苍术 12 g，厚朴 10 g，陈皮 6 g，山楂 24 g，红参 6 g，炙甘草 10 g。6 剂，第 1 次煎 35 min，第 2 次煎 25 min，合并药液，每日 1 剂，每次服 30 mL，每日服 8 次。二诊：腹胀、大便溏泻减轻，饮食较前增加，以前方 6 剂继服。三诊：腹胀基本消除，大便趋于正常，手足温和，以前方 6 剂继服。四诊：面色红润，苔腻消除，以前方 6 剂继服。随访 2 年，一切正常。

用方体会：根据手足不温、舌质淡辨为寒，再根据大便溏泻、苔白腻辨为寒湿，因面色不荣、脉沉弱辨为脾虚，以此辨为脾虚寒湿证。方以甘姜苓术汤温补脾胃，散寒除湿；以平胃散燥湿运脾，行气和胃，加红参补益中气，山楂消食和胃。方药相互为用，以奏其效。

平胃散（《简要济众方》）

【导读】平胃散辨治夏季季节性疾病、慢性肠胃炎、功能性消化不良、肠胃功能紊乱等；针对病变证机是脾湿不运，寒从内生，阻滞气机，或正气不足；病变证型是湿困脾胃证，症状以脘腹胀满、口淡为主，平胃散治疗作用特点是醒脾燥湿，温化寒湿，行气降逆，或益中气。

【组成】苍术_{去黑皮,捣为细末,炒黄色,四两}（120 g）　厚朴_{去粗皮,涂生姜汁,炙令香熟,三两}（90 g）陈橘皮_{洗令净,焙干,二两}（60 g）　甘草_{炙,黄,一两}（30 g）

【用法】将药研为细散状，每次服 5 g，用水煎，加入生姜 2 片，大枣 2 枚同煎，饭前温服。用汤剂可用原方量的 1/10，每日分 6 次服。

【功效】燥湿运脾，行气和胃。

【适用病症】

主要症状：脘腹胀满或疼痛，不思饮食，嗜卧。

辨证要点：口淡无味，舌质淡红、苔白腻，脉缓。

可能伴随的症状：恶心呕吐，或嗳气吞酸，或肢体沉重，或倦怠嗜卧，或下利，或精神萎靡不振等。

【解读方药】方中苍术芳香运脾燥湿；厚朴、陈皮理气，厚朴偏于降胃，陈皮偏于理脾；甘草益气和中。方药功用是燥湿运脾，行气和胃。

【配伍用药】若腹胀者，加木香、砂仁，以行气除胀；若不思饮食者，加山楂、麦芽，以消食和胃；若口淡无味者，加白术、白蔻仁，以燥湿和胃；若嗳气者，加半夏、旋覆花，以降逆和胃等。

二、寒湿夹热证

脾胃寒湿，日久不愈，郁而化热，或因寒湿病变服服温热药太过，以此可演变为脾胃寒湿夹热之脘腹胀满，不思饮食。辨治脾胃寒湿夹热的选方用药基本要求与应用准则如下：

藿朴夏苓汤方药组成特点是以温化寒湿，清泻湿浊为主，辨治病证以寒湿夹热为主。

藿朴夏苓汤（《感证辑要》引《医原》）

【导读】藿朴夏苓汤辨治夏季季节性疾病、慢性肠胃炎、功能性消化不良、肠胃功能紊乱等；针对病变证机是脾不化湿，寒湿内生，壅滞气机，或夹郁热；病变证型是寒湿夹热证，症状以身热、嗜卧为主，藿朴夏苓汤治疗作用特点是温运脾气，散寒化湿，调理气机，或清郁热。

【组成】藿香二钱（6 g）　半夏钱半（5 g）　赤苓三钱（9 g）　杏仁三钱（9 g）生苡仁四钱（12 g）　白蔻仁一钱（3 g）　通草一钱（3 g）　猪苓三钱（9 g）　淡豆豉三钱（9 g）　泽泻钱半（5 g）　厚朴一钱（3 g）

【用法】水煎服，每日分6次服。

【功效】温化寒湿，清泻湿浊。

【适用病症】

主要症状：腹胀，身热，不思饮食。

辨证要点：口腻，舌质淡红、苔薄黄，脉濡缓。

可能伴随的症状：胸闷，或口干，或嗜卧，或肢体倦怠，或两足痿软，或大便不调，或精神萎靡不振等。

【解读方药】方中白蔻仁、藿香、厚朴、半夏、杏仁温化寒湿，白蔻仁偏于和胃降逆，藿香偏于醒脾升清，厚朴偏于下气降逆，半夏偏于苦温燥湿，杏仁偏于降泄痰逆；赤茯苓、通草、薏苡仁、泽泻、猪苓清利湿浊，赤茯苓偏于益气，通草偏于通利血脉，薏苡仁偏于健脾，泽泻、猪苓偏于清热；淡豆豉辛散透达。方药功用是温化寒湿，清泻湿浊。

【配伍用药】若身热者，加麻黄、桂枝，以辛温透热；若不思饮食者，加山楂、麦芽，以消食和胃；若口腻者，加大茯苓、薏苡仁用量，以健脾渗利；若胸闷者，加白蔻仁、厚朴，以芳香化湿；若呕吐者，加大半夏用量，再加陈皮，以理气降逆；若夹热甚者，加黄连、竹茹，以清热降逆等。

三、脾胃湿热证

湿可化热，热可生湿，湿热互结，阻滞脾胃，以此可演变为脾胃湿热之脘腹胀满，不思饮食。辨治脾胃湿热的选方用药基本要求与应用准则如下：

栀子檗皮汤方药组成特点是以清热燥湿，兼以益气为主，辨治病证以湿热壅滞为主。

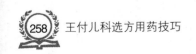

连朴饮方药组成特点是以清热化湿，理气和中为主，辨治病证以湿热霍乱为主。

桂苓甘露饮方药组成特点是以清暑解热，化气利湿为主，辨治病证以湿热霍乱为主。又，连朴饮辨治湿热霍乱偏于热，桂苓甘露饮辨治湿热霍乱偏于湿。

栀子檗(柏)皮汤(《伤寒杂病论》)

【导读】栀子檗皮汤辨治夏季季节性疾病、慢性肠胃炎、功能性消化不良、肠胃功能紊乱等；针对病变证机是湿热内生，或热伤中气；病变证型是湿热蕴结证，症状以身痒、湿疹为主，栀子檗皮汤治疗作用特点是清热燥湿，兼益中气。

【组成】栀子十五个（15 个）　甘草炙,一两（3 g）　黄檗（柏）二两（6 g）

【用法】用水 280 mL，煮取药液 180 mL，每日分 6 次温服。

【功效】清热燥湿，兼以益气。

【适用病症】

主要症状：身痒，湿疹，腹胀。

辨证要点：口苦，舌质红、苔黄腻，脉滑数。

可能伴随的症状：发热，或身体瘙痒，或渴欲饮水，或湿疹流黄水，或恶心欲吐，或溃烂疼痛，或不思饮食，或小便短赤等。

【解读方药】方中栀子、黄柏清热燥湿，栀子偏于清利，黄柏偏于燥湿退黄；甘草益气和中。方药功用是清热利湿。

【配伍用药】若湿甚者，加车前子、地肤子，以清热利湿；若热甚者，加黄连、黄芩，以清热燥湿；若身体瘙痒者，加苍术、苦参，以燥湿止痒；若血热者，加生地黄、玄参，以清热凉血；若恶心欲吐者，加竹茹、陈皮，以降逆和胃等。

【临证验案】马某，男，4 岁。其母代诉，2 年来每至夏季即湿疹，至秋季则渐渐消失，近因瘙痒加重前来诊治。刻诊：湿疹甚于背部及下肢，疹色暗红，瘙痒难忍，抓破流黄水，甚者溃烂疼痛，口苦，舌质暗红，苔黄腻，脉滑数。辨为湿热浸淫夹瘀证，治当清热燥湿，给予栀子檗皮汤、苦参汤与蒲灰散合方加味：栀子15 g，黄柏6 g，苦参24 g，蒲黄10 g，滑石10 g，炙甘草3 g。6剂，第1次煎35 min，第2次煎25 min，合并药液，每日1剂，每次服15 mL，每日服10次。二诊：瘙痒减轻，以前方6剂继服。三诊：瘙痒明显好转，以前方6剂继服。四诊：疹迹暗红好转，以前方6剂继服。五诊：诸证明显好转，以前方治疗15剂。随访2年，湿疹未发。

用方体会：根据疹痒流黄水辨为湿，再根据舌质红、苔黄腻辨为湿热，因疹色暗红、舌质暗红辨为夹瘀，以此辨为湿热浸淫夹瘀证。方以栀子檗皮汤清热燥湿；以苦参汤清热燥湿；以蒲灰散活血利湿，加地肤子清热燥湿止痒。方药相互为用，以奏其效。

连朴饮(《霍乱论》)

【导读】连朴饮辨治夏季季节性疾病、慢性肠胃炎、功能性消化不良、肠胃功能紊乱等；针对病变证机是湿热内生，热伤阴津，湿壅气机；病变证型是湿热霍乱证，症状以腹痛吐泻为主，连朴饮治疗作用特点是清热燥湿，益阴生津，调理气机。

【组成】制厚朴二钱（6 g） 黄连姜汁炒 石菖蒲 制半夏各一钱（各3 g） 香豉炒 焦山栀各三钱（各9 g） 芦根二两（60 g）

【用法】水煎温服，每日分6次服。

【功效】清热化湿，理气和中。

【适用病症】

主要症状：腹痛，上吐下泻。

辨证要点：口苦口腻，舌质红、苔黄腻，脉滑数。

可能伴随的症状：胸膈痞满，或不思饮食，或胸闷，或头痛，或肢体困重，或烦渴引饮，或小便短赤等。

【解读方药】方中黄连、栀子、芦根清热，黄连、栀子偏于燥湿，芦根偏于生津；厚朴化湿下气；石菖蒲开窍化湿；半夏降逆燥湿；淡豆豉辛散透达。方药功用是清热化湿，理气和中。

【配伍用药】若腹痛者，加白芍、甘草，以缓急止痛；若呕吐者，加陈皮、生姜，以降逆和胃；若大便溏泻者，加葛根、茯苓，以清利止泻；若头痛者，

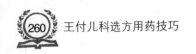

加柴胡、菊花，以疏利止痛；若不思饮食者，加山楂、麦芽，以消食和胃等。

桂苓甘露饮

【导读】桂苓甘露饮辨治夏季季节性疾病、慢性肠胃炎、功能性消化不良、肠胃功能紊乱等；针对病变证机是郁热侵扰，湿浊内生，热伤阴津，湿伤脾气，或夹寒伤；病变证型是湿热/暑湿霍乱证，症状以身热吐泻为主，桂苓甘露饮治疗作用特点是清解郁热，利湿燥湿，益阴生津，补益正气，或兼温阳。

【组成】茯苓一两（30 g）　甘草二两（60 g）　白术炙,半两（15 g）　泽泻一两（30 g）　官桂去皮,二两（60 g）　石膏二两（60 g）　寒水石二两（60 g）　滑石四两（120 g）　猪苓半两（15 g）

【用法】将药研为细散状，每次服3 g，生姜汤温服。用汤剂可用原方量的1/2，每日分6次服。

【功效】清暑解热，化气利湿。

【适用病症】

主要症状：身热，腹痛，上吐下泻。

辨证要点：口干舌燥，舌质红、苔薄黄，脉浮数。

可能伴随的症状：不思饮食，或胸闷，或肢体困重，或烦渴引饮，或小便短赤，或头痛等。

【解读方药】方中石膏、寒水石清热泻火，生津养阴；滑石、茯苓、猪苓、泽泻利湿，滑石偏于通窍，茯苓偏于益气，泽泻、猪苓偏于泻浊；白术、甘草补益中气；官桂辛热温通，制约寒药凝滞；又，茯苓与滑石、猪苓、泽泻配伍以利湿，与白术、甘草配伍以益气。方药功用是清暑解热，化气利湿。

【配伍用药】若身热者，加柴胡、菊花，以辛散透热；若呕吐者，加半夏、生姜，以降逆和胃；若大便溏泻者，加大茯苓、白术用量，以健脾止泻；若头痛者，加白芷、桂枝，以通阳止痛；若胸闷者，加柴胡、枳实，以行气宽胸降逆；若湿热甚者，加黄连、黄芩，以清热燥湿等。

四、脾胃虚弱夹湿热证

脾胃虚弱，湿从内生，湿郁化热，湿与热结，以此可演变为脾胃虚弱夹湿热之脘腹胀满，不思饮食。辨治脾胃虚弱夹湿热的选方用药基本要求与应用准则如下：

清暑益气汤方药组成特点是以清暑益气，健脾除湿为主，辨治病证以脾胃虚弱夹湿热为主。

清暑益气汤(《脾胃论》)

【导读】清暑益气汤辨治夏季季节性疾病、慢性肠胃炎、功能性消化不良、肠胃功能紊乱等；针对病变证机是脾胃气虚，湿热夹寒，阴津受损，清气不升；病变证型是中虚湿热夹寒证，症状以身热困倦为主，清暑益气汤治疗作用特点是健脾益气，清热燥湿，升清降浊，兼以温化。

【组成】黄芪汗少,减五分（1.5 g）　苍术泔浸,去皮,　升麻各一钱（3 g）　人参去芦 炒曲　橘皮　白术各五分（各1.5 g）　麦门冬去心　当归身　甘草炙,各三分（各1 g）青皮去白,二分半（1 g）　黄柏酒洗,去皮,二分或三分（0.6～0.9 g）　葛根二分（0.6 g）泽泻五分（1.5 g）　五味子九枚（各3 g）

【用法】水煎服，每日分6次服。用汤剂可在原方用量基础上加大5倍。

【功效】清暑益气，健脾除湿。

【适用病症】

主要症状：身热，不思饮食，肢体困倦。

辨证要点：口腻，舌质红、苔黄腻，脉虚弱。

可能伴随的症状：胸闷，或不思饮食，或气短懒言，或心烦，或口渴，或多汗，或咽干舌燥，或小便短赤等。

【解读方药】方中黄柏、升麻、葛根清热，黄柏偏于燥湿，升麻偏于辛散，葛根偏于生津；麦冬、五味子益阴，麦冬偏于寒清，五味子偏于温敛；人参、

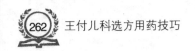

黄芪、白术、甘草益气，人参、甘草偏于生津，黄芪偏于固表，白术偏于燥湿；陈皮、青皮理气，陈皮偏于宽胸，青皮偏于破散；神曲消食和胃；苍术、泽泻治湿，苍术偏于苦温醒脾燥湿，泽泻偏于寒清利湿；当归补血活血。方药功用是清暑益气，健脾除湿。

【配伍用药】 若气虚明显者，加大人参、白术用量，以补益中气；若热盛者，加大黄柏、升麻用量，以透泻郁热；若阴伤者，加大麦冬、五味子，以敛阴生津；若湿盛者，加苍术、泽泻，以渗利湿浊；若气滞者，加大青皮、陈皮用量，以行气化滞；若多汗者，加五味子、牡蛎，以固涩止汗等。

五、暑热气阴两伤证

暑热为邪，最易伤气耗阴，或素体气阴不足，又被暑热侵袭，以此可演变为暑热气阴两伤之身热，脘腹胀满，不思饮食。辨治暑热气阴两伤的选方用药基本要求与应用准则如下：

清暑益气汤方药组成特点是以清暑益气，养阴生津为主，辨治病证以暑热气阴两伤为主。

竹叶石膏汤方药组成特点是以清热生津，益气降逆为主，辨治病证以胃热津伤气逆为主。

白虎汤与生脉散合方组成特点是以清泻盛热，益气敛汗为主，辨治病证以热盛伤阴气逆为主。

清暑益气汤（《温热经纬》）

【导读】 清暑益气汤辨治夏季季节性疾病、慢性肠胃炎、功能性消化不良、肠胃功能紊乱等；针对病变证机是暑热蕴结，热伤阴津，暗耗阳气；病变证型是暑热气阴两伤证，症状以身热、气短为主，清暑益气汤治疗作用特点是清泻暑热，养阴生津，补益中气。

【组成】 西洋参（10 g）　　石斛（15 g）　　麦冬（15 g）　　黄连（10 g）

竹叶（12 g）　荷梗（12 g）　知母（10 g）　甘草（6 g）　粳米（15 g）
西瓜翠衣（30 g）　［原书未注用量］

【用法】水煎服，每日分6次服。

【功效】清暑益气，养阴生津。

【适用病症】

主要症状：身热，不思饮食。

辨证要点：渴欲饮水，气短乏力，舌质红、苔薄黄，脉细或虚数。

可能伴随的症状：身体倦怠，或气短懒言，或心烦，或多汗，或咽干舌燥，或小便短赤等。

【解读方药】方中黄连、竹叶、知母、荷梗、西瓜翠衣清热，黄连偏于苦燥，竹叶偏于淡利，知母、荷梗、西瓜翠衣偏于益阴生津；麦冬、石斛养阴生津，西洋参、粳米、甘草补益中气；又，知母、荷梗、西瓜翠衣与黄连、竹叶配伍以清热，与麦冬、石斛配伍以益阴。方药功用是清暑益气，养阴生津。

【配伍用药】若气虚明显者，加大西洋参、粳米用量，以补益中气；若热盛者，加大黄连、竹叶、知母用量，以清泻郁热；若阴伤者，加大麦冬、石斛用量，以益阴生津；若不思饮食者，加山楂、神曲，以消食和胃；若多汗者，加牡蛎、五味子，以敛阴止汗；若口渴甚者，加生地黄、玄参、玉竹，以清热生津等。

竹叶石膏汤（《伤寒杂病论》）

【导读】竹叶石膏汤辨治夏季季节性疾病、慢性肠胃炎、功能性消化不良、肠胃功能紊乱等；针对病变证机是脾胃气虚，郁热内生，阴津被伤，浊气上逆；病变证型是胃热津伤气逆证，症状以身热、多汗为主，竹叶石膏汤治疗作用特点是补益脾胃，清泻郁热，养阴生津。

【组成】竹叶二把（20 g）　石膏一斤（48 g）　半夏洗,半升（12 g）　麦门冬去心,一升（24 g）　人参二两（6 g）　甘草炙,二两（6 g）　粳米半升（12 g）

【用法】用水700 mL，煮取药液210 mL；每日分6次温服。

【功效】清热生津，益气降逆。

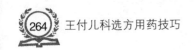

【适用病症】

主要症状：身热多汗，不思饮食，气逆欲吐。

辨证要点：渴欲饮水，舌质红、少苔或薄黄，脉虚数。

可能伴随的症状：心胸烦闷，或心烦不寐，或气短懒言，或胃脘疼痛，或咽干舌燥，或小便短赤等。

【解读方药】 方中竹叶、石膏清热，石膏偏于生津，竹叶偏于利水；人参、粳米、甘草，益气生津；麦冬滋补阴津；半夏辛苦降逆。方药功用是清热生津，益气降逆。

【配伍用药】 若身热多汗者，加大石膏、竹叶用量，以清泻盛热；若不思饮食者，加山楂、麦芽，以消食和胃；若呕吐者，加大半夏用量，再加生姜、竹茹，以降逆和胃；若心胸烦闷者，加黄连、栀子、淡豆豉，以透解郁热；若胃脘疼痛者，加大甘草用量，再加白芍，以缓急止痛等。

【临证验案】 夏某，女，8 岁。其母代诉，半年前出现呕吐，经西医检查被诊断为胃炎，呕吐反复不愈，近由病友介绍前来诊治。刻诊：恶心呕吐，饮食不佳，倦怠乏力，轻微腹痛腹胀，盗汗，口渴，舌质红，苔薄黄，脉虚弱。辨为胃热气逆，气阴两虚证，治当清胃降逆，益气养阴，给予竹叶石膏汤与枳术汤合方：竹叶 20 g，石膏 48 g，生半夏 12 g，麦冬 24 g，红参 6 g，粳米 12 g，枳实 10 g，白术 10 g，炙甘草 6 g。6 剂，以水浸泡 30 min，大火烧开，小火煎 40 min，每日 1 剂，每次服 80 mL，每日服 4 次。二诊：恶心呕吐基本消除，腹痛腹胀好转，以前方加木香 12 g，6 剂。三诊：恶心呕吐未再发作，以前方 6 剂继服。四诊：诸证基本消除，为了巩固疗效，又以前方治疗 12 剂。随访 1 年，一切正常。

用方体会：根据恶心呕吐、口渴辨为胃热气逆，再根据饮食不佳辨为饮食积滞，因倦怠乏力辨为气虚，又因盗汗辨为阴伤，以此辨为胃热气逆，气阴两伤证，方以竹叶石膏汤清泻胃热，益气养阴，以枳术汤健脾益气，行气除胀。方药相互为用，以奏其效。

白虎汤(《伤寒杂病论》)与
生脉散(《医学启源》)合方

【导读】白虎汤与生脉散合方辨治夏季季节性疾病、慢性肠胃炎、功能性消化不良、肠胃功能紊乱等；针对病变证机是郁热内盛，迫津外泄，热伤阴津，损伤正气；病变证型是热盛气阴两伤证，症状以身热多汗、口渴为主，白虎汤与生脉散合方治疗作用特点是清泻盛热，敛阴生津，益气固表。

【组成】白虎汤［知母_{六两}（18 g）　石膏_{碎,一斤}（48 g）　甘草_{炙,二两}（6 g）粳米_{六合}（18 g）］　生脉散［人参_{五分}（1.5 g）　麦冬_{五分}（1.5 g）　五味子_{七粒}（3 g）］

【用法】用水 700 mL，煮取药液 210 mL；每日分 6 次温服。

【功效】清泻盛热，益气敛汗。

【适用病症】

主要症状：身热，多汗，心胸烦闷。

辨证要点：渴欲饮水，动则气喘，舌质红、少苔或薄黄，脉虚弱。

可能伴随的症状：不思饮食，或心烦不寐，或气短懒言，或干咳少痰，或咽干舌燥，或小便短赤等。

【解读方药】方中知母、石膏清热生津养阴；人参、粳米、甘草益气，人参偏于大补，粳米、甘草偏于平补；五味子、麦冬滋阴，五味偏于温敛生津，麦冬偏于甘寒清热。方药功用是清泻盛热，益气敛汗。

【配伍用药】若身热者，加柴胡、薄荷，以透解郁热；若多汗者，加大五味子、知母用量，再加牡蛎，以清热收涩止汗；若饮水多者，加大麦冬用量，再加天花粉，以生津止渴；若咯痰者，加大半夏用量，再加贝母，以降逆化痰；若气虚明显者，加大人参用量，再加山药，以健脾益气等。

【临证验案】马某，女，7 岁。其母代诉，2 年来女儿经常头汗如水，近由病友介绍前来诊治。刻诊：头汗如水，身灼热（体温正常），动则汗出更多，汗后倦怠乏力更甚，面色红赤，口渴较甚，舌质红，少苔，脉浮弱。辨为阳明热盛，气阴两虚证，治当清泻盛热，益气养阴，给予白虎汤与生脉散合方：石膏 48 g, 知母 20 g, 粳米 15 g, 红参 6 g, 麦冬 6 g, 五味子 12 g, 炙甘草 6 g。6 剂, 以水浸泡 30 min, 大火烧开, 小火煎 35 min, 每日 1 剂, 每次服 60 mL, 每日服 5 次。二诊: 汗出减少, 身灼热减轻, 仍倦怠乏力, 以前方变红参为 10 g, 6 剂。三诊: 汗出较前又有减少, 身灼热基本消除, 以前方 6 剂继服。四诊: 头汗出基本消除, 为了巩固疗效, 又以前方治疗 12 剂。随访 1 年, 一切正常。

用方体会: 根据头汗出、身灼热辨为阳明热盛, 再根据汗后倦怠乏力辨为气虚, 因口渴辨为阴伤, 以此辨为阳明热盛, 气阴两伤证。方以白虎汤清泻盛热, 以生脉散益气养阴。方药相互为用, 以奏其效。

六、寒热夹杂证

素体阳气不足, 又被暑热侵袭, 以此演变为寒热夹杂, 或素体气阴不足, 又被寒邪侵袭, 以此可演变为寒热夹杂之身热, 脘腹胀满, 不思饮食。辨治寒热夹杂的选方用药基本要求与应用准则如下:

温下清上汤方药组成特点是以温阳固摄, 清热益阴为主, 辨治病证以上热下寒为主。

温下清上汤(《中医儿科学》)

【导读】温下清上汤辨治夏季季节性疾病、慢性肠胃炎、功能性消化不良、肠胃功能紊乱等; 针对病变证机是寒生于下, 精气不固, 热扰于上, 心神不守; 病变证型是上热下寒证, 症状以身热、肢冷为主, 温下清上汤治疗作用特点是温阳散寒, 固涩精气, 清热燥湿, 兼益阴津。

【组成】附子 (5 g)　黄连 (10 g)　磁石 (10 g)　蛤粉 (5 g)　天花粉 (10 g)　补骨脂 (6 g)　覆盆子 (10 g)　菟丝子 (10 g)　桑螵蛸 (10 g)　白莲须 (10 g) [原书未注用量]

【用法】水煎服, 每日分 6 次服。

【功效】温阳固摄，清热益阴。

【适用病症】

主要症状：身热缠绵，不思饮食，心烦。

辨证要点：渴欲饮水，下肢不温，舌质淡红、苔薄，指纹淡紫，或脉沉细。

可能伴随的症状：倦怠，或头额发热，或烦躁不宁，或心烦，或小便清长，或大便不畅等。

【解读方药】方中黄连、天花粉、莲须清热，黄连偏于燥湿，天花粉偏于生津，莲须偏于固益；蛤粉、磁石纳气，蛤粉偏于滋补，磁石偏于镇摄；补骨脂、覆盆子、菟丝子、桑螵蛸补肾，补骨脂偏于温脾，覆盆子偏于养精，菟丝子偏于生精，桑螵蛸偏于固精；附子壮阳散寒。方药功用是温阳固摄，清热益阴。

【配伍用药】若身热者，加栀子、淡豆豉，以清透郁热；若四肢不温者，加大附子用量，再加干姜，以温阳散寒；若烦躁者，加大磁石用量，再加酸枣仁，以安神除烦；若不思饮食者，加麦芽、山楂，以消食和胃；若阳虚者，加大覆盆子、菟丝子、补骨脂用量，以温补阳气等。

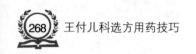

第八章　小儿杂病用方

一、五迟五软

　　从中医认识脑发育迟缓/不全、智力低下、脑性瘫痪、佝偻病的病因病机主要有气虚、血虚、阴虚、阳虚，病变部位在心、在肝、在脾胃、在肾、在肺，病变有寒、热、虚、实，以及痰饮、瘀血、气郁等，以此均可导致五迟五软。辨治五迟五软的选方用药基本要求与应用准则如下：

　　加味六味地黄丸方药组成特点是以滋补肝肾，开窍渗浊为主，辨治病证以肝肾亏虚窍闭为主。

　　菖蒲丸方药组成特点是以益气养阴，活血化痰为主，辨治病证以气血两虚，痰瘀阻滞为主。

　　苣胜丹方药组成特点是以补血活血，清热益阴为主，辨治病证以气血两虚夹瘀为主。

　　苁蓉丸方药组成特点是以补血化阴，益阳生发为主，辨治病证以血虚夹阳虚为主。

　　补肾地黄丸方药组成特点是以滋补肾阴，温补肾阳为主，辨治病证以肝肾阴阳亏虚为主。

　　保元汤方药组成特点是以补气温阳为主，辨治病证以气虚生寒为主。

　　补中益气汤方药组成特点是以补中益气，升阳举陷为主，辨治病证以脾虚气陷为主。

　　补肾地黄丸与补中益气汤合方组成特点是以滋补阴阳，温补脾胃为主，辨治病证以脾肾亏虚为主。

　　人参养荣汤方药组成特点是以益气补血，养心安神为主，辨治病证以气血两虚，神明失养为主。

调元散方药组成特点是以温补元气，养血开窍为主，辨治病证以气血两虚伤神为主。

加味六味地黄丸(《医宗金鉴》)

【导读】加味六味地黄丸辨治脑发育迟缓/不全、智力低下、脑性瘫痪、佝偻病（五迟五软）等；针对病变证机是阴血不足，损伤阳气，虚热内生，湿浊内生，阻滞清窍；病变证型是肝肾亏虚窍闭证，症状以行走不稳为主，加味六味地黄丸治疗作用特点是滋补阴血，温化阳气，凉血清热，渗利湿浊，芳香开窍。

【组成】熟地黄一两(30 g)　山萸肉一两(30 g)　怀山药炒　茯苓各八钱(24 g)　泽泻　牡丹皮各五钱（各15 g）　鹿茸炙，三钱（9 g）　五加皮五钱（15 g）　麝香五分（1.5 g）

【用法】共为细末，炼蜜丸，如梧桐子大，每次服4.5 g，盐汤送下，每日分6次服。

【功效】滋补肝肾，开窍渗浊。

【适用病症】

主要症状：行走艰难，筋骨软弱。

辨证要点：倦怠乏力，舌质淡红、苔薄白，脉虚弱。

可能伴随的症状：牙齿不长，或头发稀疏，或坐立不稳，或语言迟缓，或心烦，或小便清长，或小便短少等。

【解读方药】方中熟地黄、山药、山茱萸、鹿茸补益，熟地黄偏于补血，山药偏于益气，山茱萸偏于固精，鹿茸偏于壮阳生精；泽泻、茯苓渗利，泽泻偏于清热，茯苓偏于益气；牡丹皮凉血活血；五加皮益中气，壮筋骨；麝香芳香开窍醒神。方药功用是滋补肝肾，开窍渗浊。

【配伍用药】若行走艰难者，加大鹿茸用量，再加蛤蚧，以温壮阳气；若筋骨软弱者，杜仲、桑寄生、锁阳，以强健筋骨；若阴虚明显者，加麦冬、龟板、鳖甲，以滋补阴津；若气虚明显者，加大山药用量，再加人参、白术，以健脾益气；若语言迟缓者，加大麝香用量，再加远志、石菖蒲，以开窍醒

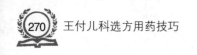

神等。

菖蒲丸(《普济方》)

【导读】菖蒲丸辨治脑发育迟缓/不全、智力低下、脑性瘫痪、佝偻病（五迟五软）等；针对病变证机是元气亏损，阴津不足，血行瘀滞，痰湿内生，心神不守；病变证型是气阴两虚、痰瘀阻滞证，症状以神呆、语迟为主，菖蒲丸治疗作用特点是补益中气，化生阴津，活血化痰，开窍安神。

【组成】人参　石菖蒲　麦门冬_{去心}　远志_{取肉,姜汁炒}　川芎　当归_{各二钱}（各6 g）　滴乳香　朱砂_{研细,各一钱}（各3 g）

【用法】将药研为散状，以蜜为丸，如麻子大。每服以粳米饮下5丸，每日分6次服。

【功效】益气养阴，活血化痰。

【适用病症】

主要症状：目神呆滞，语言迟缓。

辨证要点：面色不荣，舌质暗淡、苔薄腻，脉虚弱涩。

可能伴随的症状：牙齿不长，或头发稀疏，或身坐不稳，或语言迟缓，或心烦，或头晕目眩，或身体沉重等。

【解读方药】方中人参大补元气；当归、川芎、乳香活血，当归偏于补血，川芎偏于行气，乳香偏于通脉；石菖蒲、远志、朱砂安神，石菖蒲偏于开窍，远志偏于化痰，朱砂偏于清热；麦冬清热滋阴生津。方药功用是益气养阴，活血安神。

【配伍用药】若目神呆滞者，加大人参、远志用量，再加石菖蒲，以益气开窍；若语言迟缓者，加大远志用量，再加石菖蒲，以开窍醒神；若头发稀少者，加山茱萸、山药、生地黄，以固精益气滋阴；若心烦者，加大麦冬用量，再加知母、黄连，以清热除烦；若头晕目眩者，加枸杞子、菊花、川芎，以清滋通络醒目等。

苣胜丹(《幼幼新书》卷六引张涣方)

【导读】苣胜丹辨治脑发育迟缓/不全、智力低下、脑性瘫痪、佝偻病（五迟五软）等；针对病变证机是阴血亏损，血行瘀滞，毒热蕴结；病变证型是阴血两虚夹瘀毒证，症状以发稀不生为主，苣胜丹治疗作用特点是补血生津，活血散瘀，清散热毒。

【组成】苣胜(莴笋)别研,一合（10 g）　当归洗,焙干,一两（30 g）　生干地黄一两（30 g）　芍药一两（30 g）　胡粉细研,半两（15 g）

【用法】将药研为散状，炼蜜为丸，如黍米大，每日分6次服。

【功效】补血活血，清热益阴。

【适用病症】

主要症状：发稀不生，语言迟缓。

辨证要点：面色萎黄，舌质红、苔薄黄，脉虚弱。

可能伴随的症状：牙齿不长，或头晕目眩，或坐立不稳，或语言迟缓，或心悸等。

【解读方药】方中苣胜活血化瘀；当归、生地黄、芍药补血，当归偏于活血，生地黄偏于凉血，芍药偏于敛阴；胡粉清热祛瘀。方药功用是补血活血，清热益阴。

【配伍用药】若头发稀少者，加大干地黄、当归、芍药用量，再加龙骨，以滋阴补血固涩；若语言迟缓者，加远志、石菖蒲、人参，以益气开窍醒神；若牙齿不长者，加龟板、鳖甲、补骨脂，以强健筋骨；若面色萎黄者，加大当归用量，再加人参、白术、山药，以益气生血；若心悸者，加酸枣仁、柏子仁，以养血益阴安神等。

苁蓉丸(《世医得效方》)

【导读】苁蓉丸辨治发育迟缓（五迟五软）；针对病变证机是阴血不足，阳气亏损，郁热内生；病变证型是血虚夹阳虚证，症状以发稀不生为主，苁蓉丸治疗作用特点是补血化阴，温阳补阳，清解郁热。

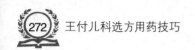

【组成】当归_{去尾}　生干地黄　肉苁蓉_{酒洗,炙}　扬芍药_{各一两}（各30 g）　胡粉_{五钱}（15 g）

【用法】将药研为散状，炼蜜为丸，如黍米大，每日分6次服。

【功效】补血化阴，益阳生发。

【适用病症】

主要症状：发稀不生，语言迟缓。

辨证要点：面色不荣、舌质淡红、少苔，或苔薄白，脉虚弱。

可能伴随的症状：牙齿不长，或手足不温，或五心烦热，或头晕目眩，或坐立不稳，或语言迟缓，或心悸等。

【解读方药】方中肉苁蓉补阳益阴；当归、生地黄、芍药补血，当归偏于活血，生地黄偏于凉血，芍药偏于敛阴；胡粉清热祛瘀。方药功用是补血益阴，温阳生发。

【配伍用药】若头发稀少者，加大干地黄、当归、芍药用量，再加巴戟天，以滋阴补血，温补阳气；若语言迟缓者，加远志、石菖蒲、人参、山药，以益气开窍醒神；若牙齿不长者，加鹿茸、蛤蚧、龟板、鳖甲、牡蛎，以温阳益阴，强健筋骨；若面色萎黄者，加大当归、干地黄、芍药用量，以滋补阴血；若头晕目眩者，加枸杞子、菊花、川芎，以滋荣清窍等。

补肾地黄丸(《活幼心书》)

【导读】补肾地黄丸辨治脑发育迟缓/不全、智力低下、脑性瘫痪、佝偻病（五迟五软）等，或辨治发育迟缓（解颅），或辨治早产儿（胎怯）等；针对病变证机是阴血亏损，阳气亏虚，郁热内生，或湿浊不化，精气不固，补肾地黄丸治疗作用特点是滋补阴血，温壮阳气，清热凉血，或渗利湿浊。

【组成】干山药_{去黑皮}　山茱萸_{酒浸润,蒸透,去核,取皮用}　熟干地黄_{酒洗,焙干,各五钱}（各15 g）鹿茸_{蜜或酒涂,炒}　川牛膝_{酒洗,焙,各四钱}（各12 g）　牡丹皮_{净洗}　白茯苓_{去皮各三钱}（9 g）泽泻_{去粗皮,二钱}（6 g）

【用法】将药锉焙为末，炼蜜为丸，如麻仁大。每服10～15丸，空腹时用温盐汤或温酒送下，每日分6次服。

【功效】滋补肾阴，温补肾阳。

1. **辨治脑发育迟缓/不全、智力低下、脑性瘫痪、佝偻病（五迟五软）属于肝肾阴阳亏虚证，以肢体软弱、倾斜为基本特征**

【适用病症】

主要症状：肢体软弱或倾斜，腰膝筋软。

辨证要点：手足不温，或五心烦热，舌质淡红、少苔，或苔薄白，脉虚弱。

可能伴随的症状：口软唇弛，或咀嚼无力，或口角流涎，或手软下垂，或肌肉松弛，或站立不稳，或语言不利等。

2. **辨治发育迟缓（解颅）属于肾精亏损证，以囟门迟闭为基本特征**

【适用病症】

主要症状：囟门迟闭，头颅增大。

辨证要点：手足不温，或五心烦热，舌质淡红、少苔，或苔薄白，脉虚弱。

可能伴随的症状：头皮光紧，或青筋暴露，或眼睛紧小，或眼珠下垂，或头大颈细，或头倾不立，或神识呆滞等。

3. **辨治早产儿（胎怯）属于肾精虚损证，以头大、囟张为基本特征**

【适用病症】

主要症状：头大囟张，头颅增大。

辨证要点：手足不温，或五心烦热，舌质淡红、少苔，或苔薄白，指纹淡。

可能伴随的症状：体短形瘦，或头发稀黄，或耳廓软，或哭声低微，或肌肤不温，或指甲软短，或骨弱肢软，或先天性缺损畸形等。

【解读方药】方中熟地黄、山药、山茱萸、鹿茸、川牛膝补益，熟地黄偏于补血化阴，山药益气化阴，山茱萸补肾固精，鹿茸壮阳生精，川牛膝强健筋骨；茯苓、泽泻渗利，茯苓偏于益气，泽泻偏于清热；牡丹皮清热凉血。方药功用是滋补肾阴，温补肾阳。

【配伍用药】若气虚者，加大山药用量，再加人参，以补益气血；若血虚者，加大熟地黄用量，再加当归，以补益阴血；若阴虚者，加大熟地黄用量，再加麦冬、枸杞子，以滋补阴血；若囟门迟闭者，加大山茱萸、熟地黄用量，以温阳补血；若五心烦热者，加胡黄连、地骨皮、银柴胡，以清退虚热等。

保元汤(《博爱心鉴》)

【导读】保元汤辨治早产儿（胎怯）、小儿消化不良，或脑发育迟缓/不全、智力低下、脑性瘫痪、佝偻病（五迟五软）等，或辨治发育迟缓（解颅）等；针对病变证机是阳气亏虚，阴寒内生，保元汤治疗作用特点是温补阳气，健脾散寒。

【组成】黄芪（18 g）　人参（10 g）　肉桂（8 g）　甘草（5 g）

【用法】水煎服，煎药时加入生姜1片，每日分6次服。

【功效】补气温阳。

【适用病症】

1. 辨治早产儿（胎怯）、小儿消化不良属于气虚生寒证，以肌肉瘠薄为基本特征

主要症状：肌肉消瘦，皮肤干皱，呛乳溢乳。

辨证要点：手足不温，舌质淡、苔薄白，指纹淡，或脉虚弱。

可能伴随的症状：啼哭无力，或多卧少动，或口角流涎，或吮乳乏力，或肌肉松弛，或腹胀，或腹泻，或水肿等。

2. 辨治脑发育迟缓/不全、智力低下、脑性瘫痪、佝偻病（五迟五软）属于阳气亏损证，以肢体软弱倾斜、怕冷为基本特征

【适用病症】

主要症状：肢体软弱或倾斜，不思饮食。

辨证要点：手足不温，舌质淡、苔薄白，脉虚弱。

可能伴随的症状：口软唇弛，或咀嚼无力，或口角流涎，或手足萎软，肢体下垂，或肌肉松弛，或站立不稳，或语言不利等。

【解读方药】方中人参、黄芪、甘草益气，人参偏于峻补，甘草偏于平补，黄芪偏于固卫；肉桂温阳散寒。方药功用是补气温阳。

【配伍用药】若肌肉消瘦者，加大人参、黄芪用量，再加当归、熟地黄，以补益气血；若皮肤干皱者，加麦冬、天冬、黄精、玉竹，以滋补阴津；若手足不温者，加附子、桂枝，以温通阳气；若口角流涎者，加大人参用量，再加干姜，以温阳益气固摄；若水肿者，加茯苓、车前子，以利水消肿等。

补中益气汤(《脾胃论》)

【导读】补中益气汤辨治脑发育迟缓/不全、智力低下、脑性瘫痪、佝偻病（五迟五软）等；针对病变证机是中气虚弱，阳气不升，气机不利，阴血受损，病变证机是脾虚气陷证，症状以肢体软弱倾斜为主，补中益气汤治疗作用特点是补益中气，化生阳气，升举清气，调气补血。

【组成】黄芪 病甚劳役热甚者一钱（3 g）　甘草 炙,各五分（1.5 g）　人参 去芦,三分（0.9 g）　当归 酒焙干或晒干,二分（3 g）　橘皮 不去白,二分或三分（0.9 g）　升麻 二分或三分（0.9 g）　柴胡 二分或三分（0.9 g）　白术 三分（0.9 g）

【用法】将药研为细散状，用水煎煮，饭后热服。用汤剂可在原方用量基础上加大 3~5 倍，每日分 6 次服。

【功效】补中益气，升阳举陷。

【适用病症】

主要症状：肢体软弱或倾斜，不思饮食。

辨证要点：面色萎白，汗出，舌质淡、苔薄白，脉虚弱。

可能伴随的症状：体倦，或咀嚼无力，或少气懒言，或手软下垂，或肌肉松弛，或站立不稳，或大便溏泻等。

【解读方药】方中人参、黄芪、白术、甘草益气，人参偏于峻补，甘草偏于平补，白术偏于燥湿，黄芪偏于固卫；柴胡、升麻升举，柴胡偏于疏散，升麻偏于透散；当归补血活血；陈皮理气和中。方药功用是补中益气，升阳举陷。

【配伍用药】若气虚甚者，加大人参、黄芪用量，以补益中气；若夹阴血虚者，加大当归用量，再加白芍、枸杞子，以滋补阴血；若不思饮食者，加山楂、麦芽，以消食和胃；若汗多者，加大黄芪、白术用量，再加防风，以益气固卫；若大便溏泻者，加茯苓、薏苡仁，以健脾渗湿止泻等。

补肾地黄丸(《活幼心书》)与
补中益气汤(《脾胃论》)合方

【导读】补肾地黄丸与补中益气汤合方辨治脑发育迟缓/不全、智力低下、脑性瘫痪、佝偻病（五迟五软）等；针对病变证机是脾肾气虚，气损伤阳，阴血亏虚，湿浊内生，气机不利；病变证型是脾肾亏虚证，症状以肢体软弱、咀嚼无力为主，补肾地黄丸与补中益气汤合方治疗作用特点是温补脾肾，温阳壮阳，化生阴血，渗利湿浊，调理气机。

【组成】补肾地黄丸［干山药_{去黑皮}　山茱萸_{酒浸润，蒸透，去核，取皮用}　熟干地黄_{酒洗，焙，各五钱}（各15 g）　鹿茸_{蜜或酒涂，炒}　川牛膝_{酒洗，焙，各四钱}（各12 g）　牡丹皮_{净洗}　白茯苓_{去皮，各三钱}（各9 g）　泽泻_{去粗皮，二钱}（6 g）］　补中益气汤［黄芪_{病甚劳役热甚者一钱}（3 g）　甘草_{炙，各五分}（1.5 g）　人参_{去芦，三分}（0.9 g）　当归_{酒焙干或晒干，二分}（3 g）　橘皮_{不去白，二分或三分}（0.9 g）　升麻_{二分或三分}（0.9 g）　柴胡_{二分或三分}（0.9 g）　白术_{三分}（0.9 g）］

两方相重复的药，只选其中用量较大的一个。

【用法】将药锉焙为末，炼蜜为丸，如麻仁大。每服10～15丸，空腹时用温盐汤或温酒送下，每日分6次服。

【功效】滋补阴阳，温补脾胃。

【适用病症】

主要症状：肢体软弱或倾斜，不思饮食。

辨证要点：手足不温，或五心烦热，舌质淡红、少苔，或苔薄白，脉虚弱。

可能伴随的症状：腰膝筋软，或咀嚼无力，或口软唇弛，或口角流涎，或手软下垂，或肌肉松弛，或站立不稳，或语言不利，或大便干结，或大便溏泻等。

【解读方药】方中熟地黄、当归补血，熟地黄偏于滋阴，当归偏于活血；山茱萸、鹿茸、川牛膝补肾，熟地黄偏于补血化阴，山茱萸偏于补肾固精，鹿茸偏于壮阳生精，川牛膝偏于强健筋骨；茯苓、泽泻渗利，茯苓偏于益气，泽泻偏于清热;牡丹皮清热凉血;人参、黄芪、白术、山药、甘草益气,人参偏于峻补,甘草偏于平补,白术偏于燥湿,山药偏于益气化阴,黄芪偏于固卫;柴胡、升麻升举,柴胡偏于疏散,升麻偏于透散;陈皮理气和中。方药功用是滋补阴阳,温补脾胃。

【配伍用药】若肢体软弱者,加大人参、黄芪、当归、熟地黄用量,以补益气血;若腰膝酸软者,加大鹿茸用量,再加杜仲、巴戟天、续断,以强健筋骨;若五心烦热者,加生地黄、玄参,以清热滋补阴津;若口角流涎者,加大人参用量,再加干姜,以温阳益气固摄;若不思饮食者,加山楂、麦芽,以消食和胃;若手足不温者,加附子、桂枝,温阳通经;若大便溏泻者,加大茯苓、山药用量,再加补骨脂、肉豆蔻,以温固止泻等。

人参养荣汤(原名养荣汤《三因极一病证方论》)

【导读】人参养荣汤辨治脑发育迟缓/不全、智力低下、脑性瘫痪、佝偻病(五迟五软)等;针对病变证机是中气虚弱,阴血亏虚,浊气壅滞,心神失守,阴寒内生;病变证型是气血两虚,神明失养证,症状以肢体软弱、神呆为主,人参养荣汤治疗作用特点是补益中气,化生阴血,行气降浊,调养心神。

【组成】黄芪 当归 桂心 甘草_炙 橘皮 白术 人参_{各一两}(各30 g)
白芍药_{三两}(90 g) 熟地黄 五味子 茯苓_{各七钱半}(各22 g) 远志_{去心,炒,半两}(15 g)

【用法】将药研为细散状,每次服12 g,用水煎时加入生姜3片,大枣2个同煎,饭前服用。用汤剂可用原方量的1/2,每日分6次服。

【功效】益气补血,养心安神。

【适用病症】
主要症状:肢体软弱或倾斜,神志呆滞。
辨证要点:动则喘咳,舌质淡、苔薄白,脉虚弱。
可能伴随的症状:四肢沉滞,或骨肉酸疼,或面色苍白,或心悸,或形体瘦削,或咽干唇燥,或饮食不佳,或肌肉松弛,或小便拘急,或腰背强痛等。

【解读方药】方中熟地黄、当归、白芍补血,熟地黄偏于滋阴,属于静补,当归偏于活血,属于动补,白芍偏于敛补缓急;黄芪、人参、白术、甘草补气，人参偏于大补元气，甘草偏于平补中气，黄芪偏于固表，白术偏于健脾燥湿；五味子、远志、茯苓安神，五味子偏于敛阴益气，远志偏于开窍化痰，茯苓偏于渗利益气安神；陈皮理气和中；桂心辛热温阳。方药功用是益气补血，养心安神。

【配伍用药】若肢体软弱者，加大人参、黄芪、当归用量，再加鹿茸，以大补元阳元气；若神志呆滞者，加大远志、五味子用量，再加冰片，以开窍醒神；若动则气喘者，加大人参用量，再加蛤蚧，以补益纳气；若心悸者，加大远志用量，再加酸枣仁，以养心开窍安神；若不思饮食者，加山楂、麦芽、鸡内金，以消食和胃；若血虚者，加大熟地黄、当归、白芍用量，以滋补阴血等。

调元散(《活幼心书》)

【导读】调元散辨治脑发育迟缓/不全、智力低下、脑性瘫痪、佝偻病（五迟五软）等；针对病变证机是中气虚弱，阴血亏损，血行不畅，浊气壅窍；病变证型是气血亏损伤神证，症状以肢体软弱、目神呆滞为主，调元散治疗作用特点是补益中气，化生阴血，调理血脉，开窍安神。

【组成】干山药去黑皮,五钱（15 g）　人参去芦　白茯苓去皮　茯神去皮、木、根　白术　白芍　熟干地黄酒洗　当归酒洗　黄耆蜜水涂炙,各二钱五分（各7.5 g）　川芎　甘草炙,各三钱（各9 g）　石菖蒲二钱（6 g）

【用法】将药研为散状，每服5 g，用水150 mL，加生姜2片，大枣1枚，煎至100 mL，不拘时温服，如婴孩幼小，与乳母同服。

【功效】温补元气，养血开窍。

【适用病症】

主要症状：肢体软弱或倾斜，目神痴呆。

辨证要点：面无光泽，舌质淡、苔薄白，脉虚弱。

可能伴随的症状：反应迟缓，或头晕目眩，或语言艰涩，或肌肉消瘦，或语迟，或行迟，或齿迟，或饮食不佳，或腹大如肿，或肌肉松弛，或站立不稳，或手足如痫等。

【解读方药】方中黄芪、人参、白术、山药、茯苓、甘草补气，人参偏于大补元气，黄芪偏于固表，白术偏于健脾燥湿，山药偏于固涩化阴，茯苓偏于渗利,甘草偏于平补中气;熟地黄、当归、白芍补血,熟地黄偏于滋阴,属于静补,当归偏于活血,属于动补,白芍偏于敛补缓急;茯神、石菖蒲安神,石菖蒲偏于开窍,茯神偏于渗利益气;川芎活血行气。方药功用是温补元气,养血开窍。

【配伍用药】若气虚者,加大人参、黄芪、白术用量,以补益中气;若血虚甚者,加大当归、熟地黄、白芍用量,以滋补阴血;若肢体软弱者,加牛膝、鹿茸,以强健筋骨;若目神呆滞者,加大石菖蒲用量,再加鹿茸、冰片,以壮阳开窍;若不思饮食者,加山楂、鸡内金,以消食和胃;若大便溏泻者,加大白术、茯苓用量,以健脾止泻;若手足抽搐者,加全蝎、蜈蚣,以息风止抽等。

二、五硬

从中医认识新生儿硬肿症的病因病机主要有血虚夹寒、瘀血阻滞、痰阻经脉,病变部位有在手、在脚、在腰、在肉、在颈。辨治五硬的选方用药基本要求与应用准则如下:

当归四逆汤方药组成特点是以温经散寒,养血通脉为主,辨治病证以血虚寒瘀为主。

蛭虻归草汤方药组成特点是以破血逐瘀,益气补血为主,辨治病证以瘀阻夹虚为主。

导痰汤方药组成特点是以燥湿化痰,行气开结为主,辨治病证以痰阻气结为主。

当归四逆汤(《伤寒杂病论》)

【导读】当归四逆汤辨治新生儿硬肿症(五硬即手硬、脚硬、腰硬、肉硬、颈硬)等;针对病变证机是血虚不荣,瘀血阻滞,阴寒内生,中气不足;病变证型是血虚寒瘀证,症状以身冷、肤硬为主,当归四逆汤治疗作用特点是补血活血,温阳散寒,通利血脉,补益中气。

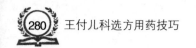
【组成】当归_三两（9 g）　桂枝_去皮,三两（9 g）　芍药_三两（9 g）　细辛_三两（9 g）　甘草_炙,二两（6 g）　通草_二两（6 g）　大枣_擘,二十五枚（25 枚）

【用法】用水 560 mL，煮取药液 210 mL，每次 70 mL，每日分 6 次服。

【功效】温经散寒，养血通脉。

【适用病症】

主要症状：肢体冰凉，肌肤僵硬。

辨证要点：面色晦暗，舌质暗淡夹瘀、苔薄白，指纹暗紫，或脉弱涩。

可能伴随的症状：手足厥寒，或手足疼痛，或手足麻木，或手僵硬不能握，或肌肉松弛，或肌肉筋脉疼痛，或足僵硬不能行等。

【解读方药】方中当归、芍药补血，当归偏于活血，芍药偏于收敛；桂枝、细辛辛温，桂枝偏于通经，细辛偏于止痛；通草通利血脉；大枣、甘草益气，大枣偏于补血，甘草偏于生津。方药功用是温经散寒，养血通脉。

【配伍用药】若肢体冰凉者，加大桂枝、细辛用量，再加附子，以温阳散寒；若肌肤僵硬者，加大当归用量，再加桃仁、红花、三棱、莪术，以活血散结；若手足疼痛者，加大芍药、甘草用量，再加五灵脂、蒲黄，以活血缓急止痛；若手足麻木者，加人参、黄芪，以益气生血。

【临证验案】詹某，女，10 岁。其母代诉，5 年来每年冬天手脚出现冻疮，近由病友介绍前来诊治。刻诊：冻疮大小如蚕豆，色泽暗紫，溃烂瘙痒，水肿性斑块，境界不清，触之冰凉，手足冰冷，面色不荣，舌质淡，苔薄白，脉沉弱。辨为血虚寒凝证，治当温阳散寒，养血补血，给予当归四逆汤与四逆汤合方：当归 10 g，白芍 10 g，桂枝 10 g，细辛 10 g，通草 6 g，大枣 25 枚，干姜 5 g，生附子 5 g，炙甘草 6 g。6 剂，以水浸泡 30 min，大火烧开，小火煎 35 min，每日 1 剂，每次服 50 mL，每日服 6 次。二诊：手足冰凉好转，冻疮略有减轻，以前方 6 剂继服。三诊：手足冰凉较前又有好转，冻疮仍瘙痒，以前方加花椒 6 g，6 剂。四诊：冰冷痊愈，为了巩固疗效，又以前方治疗 20 余剂。随访 2 年，一切正常。

用方体会：根据冻疮、手足冰凉辨为阴寒，再根据面色不荣、脉沉弱辨为气血虚，因冻疮色泽暗紫辨为瘀，以此辨为血虚寒凝证，方以当归四逆汤温阳散寒，益气补血；以四逆汤温壮阳气，驱散阴寒，方药相互为用，以奏其效。

蛭虻归草汤(《血液与泌尿难病选方用药技巧》)

【导读】蛭虻归草汤辨治新生儿硬肿症（五硬即手硬、脚硬、腰硬、肉硬、颈硬）等；针对病变证机是瘀血阻滞，血行不利，或暗伤阴血，或中气不足，病变证机是瘀阻夹虚证，症状以肤硬筋急为主，蛭虻归草汤治疗作用特点是活血化瘀，消散瘀结，益气补血。

【组成】水蛭（6 g）　虻虫（3 g）　当归（12 g）　炙甘草（6 g）

【用法】水煎服，每日分6次服。

【功效】破血逐瘀，益气补血。

【适用病症】

主要症状：肌肤僵硬，筋脉拘急。

辨证要点：面色晦暗，舌质暗夹瘀紫、苔薄，脉沉弱涩。

可能伴随的症状：肌肉疼痛，或肌肉麻木，或手僵硬不能握，或足僵硬不能行等。

【解读方药】方中水蛭、虻虫破血逐瘀，水蛭偏于通闭，虻虫偏于消癥；当归补血活血；甘草补益中气。方药功用是破血逐瘀，益气补血。

【配伍用药】若肌肤僵硬者，加桂枝、通草，以通利血脉；若筋脉拘急者，加白芍、木瓜，以缓急柔筋；若肌肉疼痛者，加乳香、没药，以活血止痛；若肌肉麻木者，加黄芪、白术、白芍，以益气补血缓急等。

【临证验案】李某，女，12岁。其母代诉，4年前乳房出现纤维瘤，术后复发，服用中西药但未能有效控制纤维瘤增长，近由病友介绍前来诊治。刻诊：乳房肿块，痛如针刺，按之不移，手足不温，倦怠乏力，舌质暗淡夹瘀紫，苔薄白，脉沉弱略涩。辨为瘀阻脉络夹虚证，治当活血破瘀，益气补血，给予蛭虻归草汤与当归四逆汤合方加味：当归10 g，白芍10 g，桂枝10 g，细辛10 g，通草6 g，大枣25枚，水蛭6 g，虻虫5 g，海藻24 g，炙甘草6 g。6剂，以水浸泡30 min，大火烧开，小火煎40 min，每日1剂，每次服50 mL，每日服6次。二诊：疼痛略有减轻，以前方6剂继服。三诊：疼痛较前又有减轻，乳房肿块仍在，以前方加皂刺12 g，6剂。四诊：疼痛较前又有减轻，手足温和，以前方6剂继服。五诊：疼痛基本消除，仍有肿块，又以前方治疗

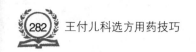
120 余剂，经复查纤维瘤较前明显缩小。为了巩固疗效，又以前方治疗 60 余剂，复查乳腺纤维瘤较前基本消除。随访 1 年半，一切正常。

用方体会：根据乳房肿块、痛如针刺辨为瘀，再根据手足不温辨为阴寒，因倦怠乏力辨为气虚，以此辨为瘀阻脉络夹虚证，方以蛭虻归草汤活血破瘀，益气补血；当归四逆汤温阳散寒，益气补血，加海藻软坚散结，方药相互为用，以奏其效。

导痰汤(《济生方》)

【导读】导痰汤辨治新生儿硬肿症（五硬即手硬、脚硬、腰硬、肉硬、颈硬）等；针对病变证机是痰浊内生，气机壅滞，或正气不足；病变证型是痰阻气结证，症状以肤硬筋急为主，导痰汤治疗作用特点是燥湿化痰，气行化滞，兼益中气。

【组成】半夏_{汤洗七次,四两}（120 g）　天南星_{炮,去皮}　橘皮　枳实_{去瓤,麸炒}　赤茯苓_{去皮,各一两}（各30 g）　甘草_{炙,半两}（15 g）

【用法】将药研为细散状，每次服12 g，水煎时加入生姜10 片同煎，饭后温服。用汤剂可用原方量的1/5，每日分6 次服。

【功效】燥湿化痰，行气开结。

【适用病症】

主要症状：身体僵硬，肢体肿胀。

辨证要点：痰饮壅盛，舌质淡、苔白厚腻，指纹暗淡，或脉沉滑。

可能伴随的症状：鼻涕黏稠，或头目眩晕，或胸膈痞塞，或胁肋胀痛，或坐卧不安，或语言不利，或足行不便等。

【解读方药】方中半夏、天南星化痰，半夏偏于降逆，天南星偏于通络；陈皮、枳实理气开郁，陈皮偏于行散，枳实偏于降泄；茯苓健脾渗利痰湿；甘草补益中气。方药功用是燥湿化痰，行气开结。

【配伍用药】若身体僵硬者，加牡蛎、海藻，以软坚散结；若肢体肿胀者，加大茯苓用量，再加车前子、泽泻，以渗利痰湿；若鼻涕黏稠者，加冰片、薄荷，以通鼻开窍；若胸膈痞塞者，加薤白、全瓜蒌，以行气宽胸通阳等。

三、解颅

从中医认识囟门迟闭或不合的病因病机主要有先天禀赋不足，肾中元阳元阴亏虚，或后天脾胃虚弱，气血精津化生不足，病变证机有寒、热、虚、实，以及痰、瘀、气等。辨治解颅的选方用药基本要求与应用准则如下：

海蛤汤方药组成特点是以温补真阳，化生精血为主，辨治病证以真阳亏损为主。

知柏地黄丸与三甲复脉汤合方组成特点是以滋阴降火，潜阳息风为主，辨治病证以肝肾阴虚阳亢为主。

附子理中汤（丸）方药组成特点是以温阳逐寒，健脾益气为主，辨治病证以脾肾阳虚为主。

附子理中汤（丸）与五苓散合方组成特点是以温阳逐寒，健脾利水为主，辨治病证以脾肾阳虚水气为主。

封囟散合方组成特点是以温阳散寒，益阴生肌为主，辨治病证以寒郁伤阴为主。

犀地清络饮方药组成特点是以清热解毒，凉血活血为主，辨治病证以热毒迫血伤筋为主。

化毒丹方药组成特点是以清热解毒，泻火凉血为主，辨治病证以热毒迫血伤筋为主。又，犀地清络饮与化毒丹均可辨治热毒迫血伤筋证，犀地清络饮又偏于活血，化毒丹又偏于泻火。

海蛤汤（《呼吸系统疑难病选方用药技巧》）

【导读】海蛤汤辨治脑积水、佝偻病、呆小病以及生长过缓（囟门迟闭或不合，亦即解颅）等；针对病变证机是真阳亏损，气不固摄，病变证机是真阳亏损证，症状以颅缝裂开、精神萎靡为主，海蛤汤治疗作用特点是温补真阳，摄纳元气。

【组成】海马 10 g　蛤蚧一对（1 对）

【用法】水煎服，每日分 6 次服。

【功效】温补真阳，化生精血。

【适用病症】

主要症状：颅缝裂开，精神萎靡。

辨证要点：口淡不渴，舌质淡、苔薄白，脉沉弱。

可能伴随的症状：睡眠露睛，或面色不荣，或前囟宽大，或筋惕肉，或手足软弱，或手足不温等。

【解读方药】方中海马、蛤蚧温补元气，海马偏于壮阳活络，蛤蚧偏于填精生血。方药功用是温补真阳，化生精血。

【配伍用药】若颅缝裂开甚者，加鹿茸、巴戟天、鳖甲、龟板，以大补元气；若精神萎靡者，加人参、白术，以健脾益气；或睡眠露睛者，加当归、熟地黄，以滋补肝血；或肌肉颤动者，加龙骨、牡蛎，以潜阳息风；若五心烦热者，加干地黄、知母、牡丹皮，以清热凉血；若手足不温者，加附子、干姜，以温壮阳气等。

【临证验案】卫某，男，3 岁 4 个月。其母代诉，囟门迟闭，虽数用中西药治疗但囟门仍未闭合，近由同事介绍前来诊治。刻诊：囟门迟闭凹陷似 1 角银币，睡眠露睛，面色不荣，手足软弱不温，自汗，舌质淡，苔薄白，脉沉弱。辨为真阳亏损证，治当温补元气，活络填精，给予海蛤汤与四逆加人参汤合方加味：海马 10 g，蛤蚧 1 对，红参 3 g，生川乌 5 g，干姜 5 g，黄芪 15 g，牡蛎 24 g，炙甘草 6 g。10 剂，6 剂水煎服，4 剂研为细散剂以冲服，汤剂第 1 次煎 35 min，第 2 次煎 25 min，合并药液，每日 1 剂，每次服 15 mL，每日服 10 次；散剂每次 3 g，每日服 3 次，散剂配合汤剂治疗。二诊：精神面貌略有好转，以前方 6 剂继服。三诊：手足较前转温，以前方 6 剂继服。四诊：面色红润，囟门裂缝较前缩小，以前方 6 剂继服。五诊：诸证好转，以前方散剂继续巩固治疗。随访 4 个月，囟门愈合。

用方体会：根据囟门迟闭、睡眠露睛辨为元阳亏虚，再根据手足不温、脉沉弱辨为阳虚生寒，因面色不荣辨为气虚，以此辨为真阳亏损证。方以海蛤汤温壮阳气，填补精髓；以四逆加人参汤温阳益气散寒，加黄芪益气固表止汗，牡蛎益阴敛阴止汗。方药相互为用，以奏其效。

知柏地黄丸(《医宗金鉴》)与
三甲复脉汤(《温病条辨》)合方

【导读】知柏地黄丸与三甲复脉汤合方辨治脑积水、佝偻病、呆小病、以及生长过缓（囟门迟闭或不合，亦即解颅）等；针对病变证机是阴血亏虚，水气内停，虚热内生，阳失潜藏，热扰生风；病变证型是肝肾阴虚阳亢证，症状以颅缝裂开、眼珠下垂为主，知柏地黄丸与三甲复脉汤合方治疗作用特点是滋补阴血，渗利水气，清泻虚热，潜阳息风。

【组成】知柏地黄丸［熟地黄八钱（24 g）　山药四钱（12 g）　山茱萸四钱（12 g）　泽泻三钱（9 g）　茯苓去皮,三钱（9 g）　牡丹皮三钱（9 g）　知母盐炒　黄柏盐炒,各二钱（各6 g）］　三甲复脉汤［炙甘草　干地黄　生白芍各六钱（各18 g）　麦冬　生牡蛎各五钱（各15 g）　阿胶烊化,三钱（9 g）　生鳖甲八钱（24 g）　生龟板一两（30 g）］

【用法】水煎服，每日分6次服。

【功效】滋阴降火，潜阳息风。

【适用病症】

主要症状：颅缝裂开，眼珠下垂。

辨证要点：五心烦热，口舌干燥，舌红少苔，脉细数。

可能伴随的症状：眼睛显露，或颧红面赤，或前囟宽大，或筋惕肉，或手足瘛疭，或小便短赤。

【解读方药】方中熟地黄、白芍、阿胶、干地黄补血，熟地黄偏于滋阴，白芍偏于敛阴，阿胶偏于化阴，干地黄偏于凉血；龟板、鳖甲、牡蛎、麦冬益阴，龟板偏于潜阳，鳖甲偏于软坚，牡蛎偏于固涩，麦冬偏于清热；山茱萸补肾固精；山药、甘草益气，山药偏于化阴，甘草偏于生津；泽泻、茯苓渗利，泽泻偏于清热，茯苓偏于益气；黄柏、知母清热，黄柏偏于坚阴，知母偏于益阴；牡丹皮凉血活血。方药功用是滋阴养血，潜阳息风。

【配伍用药】若眼珠下垂者，加黄芪、人参，以补益中气；若眼睛显露者，加熟地黄、干地黄、牡蛎、龙骨，以滋补潜阳；若瘛疭或筋惕肉瞤者，加大牡蛎、白芍用量，再加全蝎、蜈蚣、龙骨，以潜阳息风；若囟门迟闭者，加大鳖甲、龟板用量，再加鹿茸、人参，以益气壮阳强骨；若五心烦热者，加大干地黄、知母、牡丹皮用量，再加玄参、水牛角，以清热凉血；若盗汗者，加大牡蛎、五味子、黄柏用量，以清热敛阴止汗等。

附子理中汤(丸)(《太平惠民和剂局方》)

【导读】附子理中丸辨治胃炎、肠炎、小儿消化不良，或辨治脑积水、佝偻病、呆小病以及生长过缓（囟门迟闭或不合，亦即解颅），或辨治高热性疾病、肺炎、中毒性痢疾、脑炎，或辨治感染性疾病、非感染性疾病如颅内病变、遗传代谢性疾病（小儿惊风）等；针对病变证机是中气虚弱，阴寒内盛，附子理中丸治疗作用特点是补益中气，温壮阳气。

【组成】附子炮,去皮,脐　人参去芦　干姜炮　白术　甘草炙,各三两（各90 g）

【用法】将药研为细散状，以蜜为丸，每次服 3 g，以水送服，温热服之，饭前服用。用汤剂可用原方量的 1/10，每日分 6 次服。

【功效】温阳逐寒，健脾益气。

1. 辨治胃炎、肠炎、小儿消化不良属于脾肾阳虚证，以腹泻怕冷为基本特征

【适用病症】

主要症状：腹泻，或食入即泻，不思饮食。

辨证要点：手足不温，倦怠乏力，舌质淡、苔薄白，脉沉。

可能伴随的症状：泻下不消化食物，或腹痛吐泻转筋，或腹痛隐隐，或面色萎黄，或脱肛，或倦怠乏力，或睡时露睛。

2. 辨治脑积水、佝偻病、呆小病、以及生长过缓（囟门迟闭或不合，亦即解颅）属于脾胃虚寒证，以颅缝裂开、不思饮食为基本特征

【适用病症】

主要症状：颅缝未合，不思饮食。

辨证要点：手足不温，口淡不渴，舌质淡、苔薄白，脉沉弱。

可能伴随的症状：目无神采，或形体消瘦，或面色萎黄，或大便稀薄，或全身怕冷等。

3. 辨治高热性疾病、肺炎、中毒性痢疾、脑炎属于阳虚证，以肢冷脱厥为基本特征

【适用病症】

主要症状：昏睡痉厥，或惊风抽搐。

辨证要点：口淡不渴，舌质淡、苔薄白，脉沉弱。

可能伴随的症状：手足不温，或气短，或面色不荣，或自汗，或呼吸微弱，或腹胀，或肌肉颤动等。

4. 辨治感染性疾病、非感染性疾病如颅内病变、遗传代谢性疾病（小儿惊风）属于阳虚化风证，以肢冷、抽搐为基本特征

【适用病症】

主要症状：手足瘈疭，或手足挛急。

辨证要点：口淡不渴，舌质淡、苔薄白，脉虚弱。

可能伴随的症状：自汗，或畏寒，或囟门凹陷，或手足不温，或心神恍惚，或大便溏泻，或腹胀，或肌肉颤动等。

【解读方药】 方中人参、白术、甘草益气，人参、甘草偏于生津，白术偏于燥湿；附子、干姜温阳，附子偏于温壮阳气，干姜偏于温暖脾胃。方药功用是温阳逐寒，健脾益气。

【配伍用药】 若腹泻者，加补骨脂、吴茱萸，以温阳止泻；若手足不温者，加大附子、干姜用量，以温阳散寒；若吐泻转筋者，加白芍、木瓜、陈皮，以和胃缓急柔筋；若抽搐者，加全蝎、白僵蚕，以息风止抽；若颅缝未合者，加鹿茸、巴戟天，以温补阳气；若自汗者，加黄芪、白术，以健脾益气止汗；若大便溏泻者，加茯苓、薏苡仁，以健脾止泻；若腹胀者，加大白术用量，再加砂仁，以健脾益气，行气消胀等。

附子理中丸(《太平惠民和剂局方》)与
五苓散(《伤寒杂病论》)合方

【导读】 附子理中丸与五苓散合方是辨治脑积水、佝偻病、呆小病、以及生长过缓（囟门迟闭或不合，亦即解颅）等；针对病变证机是中气虚弱，阴寒

内盛，水气内停；病变证型是脾胃阳虚水气证，症状以颅缝裂开、肢肿为主，附子理中丸与五苓散合方治疗作用特点是补益中气，温壮阳气，渗利水气。

【组成】附子理中丸［附子_{炮,去皮,脐}　人参_{去芦}　干姜_炮　白术　甘草_{炙,各三两}（各90 g）］　　五苓散［猪苓_{去皮,十八铢}（2.3 g）　泽泻_{一两六铢}（3.8 g）　白术_{十八铢}（2.3 g）　茯苓_{十八铢}（2.3 g）　桂枝_{去皮,半两}（1.5 g）］

两方相重复的药，只选其中用量较大的一个。

【用法】水煎服，每日分6次服。

【功效】温阳逐寒，健脾利水。

【适用病症】

主要症状：颅缝裂开，肢体浮肿。

辨证要点：手足不温，口淡不渴，舌质淡、苔薄滑白，脉沉弱。

可能伴随的症状：恶心呕吐，或不思饮食，或目无神采，或形体消瘦，或面色萎黄，或大便稀薄，或全身怕冷等。

【解读方药】方中人参、白术、甘草益气，人参、甘草偏于生津，白术偏于燥湿；附子、干姜、桂枝温阳，附子偏于温壮阳气，干姜偏于温暖脾胃，桂枝偏于通达阳气；茯苓、猪苓、泽泻利湿，茯苓偏于健脾，猪苓、泽泻偏于清热。方药功用是温阳逐寒，健脾利水。

【配伍用药】若颅缝裂开者，加大人参、附子用量，以温补元阳；若肢体水肿者，加大茯苓、泽泻用量，以利水消肿；若手足不温者，加大附子、干姜用量，再加吴茱萸，以温阳散寒；若恶心呕吐者，加半夏、陈皮，以理气和胃降逆；若不思饮食者，加生山楂、麦芽，以消食和胃；若目无神采者，加大人参、白术用量，再加鹿茸，以健脾益气壮阳；若大便溏泻者，加大白术、茯苓用量，再加薏苡仁，以健脾燥湿，利湿止泻；若阳虚者，加鹿茸、巴戟天、蛤蚧，以温补阳气等。

封囟散(《圣济总录》)

【导读】封囟散辨治脑积水、佝偻病、呆小病、以及生长过缓（囟门迟闭或不合，亦即解颅）等；针对病变证机是阴寒内盛，营卫不固，心神失守；病变证型是寒郁伤阴证，症状以颅缝裂开、肢冷为主，封囟散治疗作用特点是温阳散寒，疏调营卫，养心安神。

【组成】 柏子仁_{炒,一两}（30 g）　　细辛_{去苗叶,一两}（30 g）　　防风_{去叉,一两}（30 g）　白及_{一两}（30 g）　　草乌头_{炮,半两}（15 g）

【用法】 共为细粉，外用因囟门大小贴敷，每日 1 换；亦可内服，每次 0.1 g，每日分 6 次服。

【功效】 温阳散寒，益阴生肌。

【适用病症】

主要症状：颅缝裂开，睡眠露睛。

辨证要点：口淡不渴，舌质淡、苔薄白，脉沉。

可能伴随的症状：头皮紧急，或两目下垂，或头痛，或面赤暗淡，或手足不温，或小便清长，或大便不畅等。

【解读方药】 方中草乌、细辛、防风辛温，草乌偏于逐寒，细辛偏于温化，防风偏于润散；柏子仁益阴润燥，兼防温燥药伤阴；白及收敛生肌。方药功用是以温阳散寒为主，兼益阴津。

【配伍用药】 若囟门迟闭甚者，加鹿茸、巴戟天，以温壮阳气；若睡眠暴露者，加山药、山茱萸，以益气固精；若头痛者，加大细辛、草乌用量，再加吴茱萸，以散寒止痛；若大便溏泻者，加山药、白术、薏苡仁，以健脾止泻等。

犀地清络饮（《重订通俗伤寒论》）

【导读】 犀地清络饮辨治脑积水、佝偻病、呆小病以及生长过缓（囟门迟闭或不合，亦即解颅）等；针对病变证机是郁热迫血，热血为瘀，瘀伤筋脉，痰因瘀生；病变证型是热毒迫血伤筋证，症状以颅缝裂开、青筋暴露为主，犀地清络饮治疗作用特点是清热解毒，凉血活血，化痰散结。

【组成】 犀角汁_{(水牛角)冲4匙}（15 mL）　　粉丹皮_{二钱}（6 g）　　青连翘_{带心,二钱半}（7.5 g）　　淡竹沥_{二瓢,和匀}（10 g）　　鲜生地_{八钱}（24 g）　　生赤芍_{一钱半}（4.5 g）　原桃仁_{去皮,九粒}（3 g）　　生姜汁_{同冲,两滴}（3 mL）

【用法】 用鲜茅根 30 g，灯心 15 g，煎汤代水，鲜石菖蒲汁两匙冲服。

【功效】 清热解毒，凉血活血。

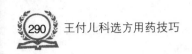

【适用病症】

主要症状：颅缝裂开，青筋暴露。

辨证要点：口渴欲饮，舌质红、少苔，或薄黄，脉数。

可能伴随的症状：头皮光急，或两目下垂，或头痛，或面赤唇红，或发热，或小便短赤，或大便干结等。

【解读方药】 方中水牛角、生地黄、牡丹皮、赤芍凉血，水牛角偏于清热，生地黄偏于生津，牡丹皮偏于散瘀，赤芍偏于益血；连翘、竹沥清热，连翘偏于散结，竹沥偏于化痰；桃仁活血化瘀；生姜温通阳气，兼防寒药凝滞。方药功用是清热解毒，凉血活血。

【配伍用药】 若血热甚者，加大水牛角、生地黄、牡丹皮用量，以清热凉血；若青筋暴露者，加大牡丹皮、赤芍、桃仁用量，再加三棱、莪术、牡蛎，以化瘀软坚；若头痛者，加柴胡、川芎，以辛散透达止痛；若发热者，加石膏、知母，以清泻郁热；若大便干结者，加大黄、芒硝，以泻热通便等。

化毒丹(《小儿卫生总微方》)

【导读】 化毒丹辨治脑积水、佝偻病、呆小病以及生长过缓（囟门迟闭或不合，亦即解颅）等；针对病变证机是热毒蕴结，郁热迫血，扰乱心神，灼伤阴津，筋脉失荣；病变证型是热毒迫血伤筋证，症状以颅缝裂开、青筋暴露为主，化毒丹治疗作用特点是清泻热毒，凉血化津，荣筋安神。

【组成】 真犀角(水牛角代)一两（30 g）　川黄连一两（30 g）　桔梗一两（30 g）　玄参一两（30 g）　薄荷叶一两（30 g）　粉甘草一两（30 g）　青黛五钱（15 g）　大黄酒蒸九次,五钱（15 g）　朱砂另研极细,三钱（9 g）

【用法】 将药研为散状，炼蜜为丸，每丸重3.5 g。

【功效】 清热解毒，泻火凉血。

【适用病症】

主要症状：颅缝裂开，烦躁，青筋暴露。

辨证要点：口渴欲饮，舌质红、苔薄黄，脉数。

可能伴随的症状：头皮光急，或两目红赤，或头痛，或面赤唇红，或发热，或小便短赤，或大便干结等。

【解读方药】方中水牛角、玄参凉血，水牛角偏于解毒，玄参偏于滋阴；黄连、青黛、大黄清热，黄连偏于燥湿，青黛偏于化斑，大黄偏于泻热；桔梗宣利气机；薄荷辛散透达；甘草益气和中，兼防寒凝。方药功用是清热解毒，泻火凉血。

【配伍用药】若烦躁者，加竹叶、栀子，以清热除烦；若口渴甚者，加麦冬、玉竹，以滋阴生津；若头痛者，加柴胡、蔓荆子，以疏散止痛；若两目红赤者，加青葙子、木贼、菊花，以清肝明目等。

四、尿频

从中医认识尿频的病因病机主要有湿热浸淫，阳虚不固等，西医认为湿热浸淫者多是泌尿系感染性疾病，阳虚不固者多是神经系统发育障碍或尚未健全。辨治尿频的选方用药基本要求与应用准则如下：

八正散方药组成特点是以清热泻火，利水通淋为主，辨治病证以湿热淋注为主。

缩泉丸方药组成特点是以温肾祛寒，缩尿止遗为主，辨治病证以膀胱虚寒为主。

另外，治疗尿频的方药还有肾气丸、桑螵蛸散、菟丝子散等，均可因病变证机而以法选用。

八正散(《太平惠民和剂局方》)

【导读】八正散辨治泌尿系感染（尿频）等；针对病变证机是湿热蕴结，灼损脉络；病变证型是湿热淋注证，症状以尿频、尿灼为主，八正散治疗作用特点是清热利湿，利水通淋，缓急止痛。

【组成】车前子　瞿麦　萹蓄　滑石　栀子　甘草_炙　木通　大黄_{面裹煨,去面,切,焙,各一斤}（各 500 g）

【用法】将药研为细散状，每次服 6 g，用水煎，加入灯心同煎，饭后和睡

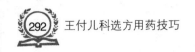

前服用。用汤剂可用原方量的 1/50，每日分 6 次服。

【功效】 清热泻火，利水通淋。

【适用病症】

主要症状：尿频，尿急，尿灼痛。

辨证要点：口渴欲饮，舌质红、苔薄黄，脉数。

可能伴随的症状：淋漓不尽，或尿中灼热，或尿色混浊，或小腹急满，或口舌干燥，或恶心呕吐，或发热，或头痛，或大便干结等。

【解读方药】 方中车前子、滑石、瞿麦、萹蓄、木通清热利水，车前子偏于渗利湿浊，滑石偏泻热通窍，瞿麦偏于通利血脉，萹蓄偏于通利，木通偏于通脉；大黄、栀子泻热，大黄偏于通泻大便，栀子偏于清利小便；甘草益气缓急。方药功用是清热泻火，利水通淋。

【配伍用药】 若尿急者，加大滑石、瞿麦、萹蓄用量，以清热利水；若尿血者，加小蓟、大蓟、白茅根，以凉血止血；若尿时疼痛者，加大生甘草用量，再加赤芍，以缓急止痛；若大便干结者，加大大黄用量，再加芒硝，以泻热通便；若小腹急满者，加小茴香、乌药，以温化行气除满等。

缩泉丸(《妇人良方》)

【导读】 缩泉丸辨治泌尿系感染（尿频）等；针对病变证机是阳虚不固，阴寒内生；病变证型是膀胱虚寒证，症状以尿频、尿浊为主，缩泉丸治疗作用特点是温化阳气，散寒缩尿。

【组成】 乌药　益智仁_{各等份}（各 12 g）

【用法】 将药研为细散状，以酒煎煮山药末为糊，每次服 12 g，每日分 6 次服。

【功效】 温肾祛寒，缩尿止遗。

【适用病症】

主要症状：小便频数混浊，淋漓不尽，或遗尿不止。

辨证要点：口淡不渴，面色萎黄，舌质淡、苔薄白，脉细弱。

可能伴随的症状：尿液混浊，或不思饮食，或手足不温，或大便溏泻，或眼睑水肿，或精神萎靡不振等。

【解读方药】方中乌药温肾止遗，益智仁温肾涩精。方药功用是温肾祛寒，缩尿止遗。

【配伍用药】若小便频数混浊者，加茯苓、车前子，以渗利湿浊；若淋漓不尽者，加附子、干姜，以温阳化气；若遗尿者，加桑螵蛸、益智仁，以固涩止遗；若手足不温者，加附子、人参，以温补阳气；若大便溏泻者，加白术、山药，以健脾止泻；若眼睑水肿者，加茯苓、车前子、泽泻、生姜，以渗利水湿等。

五、遗尿

从中医认识遗尿的病因病机主要有心之神明失藏，肺通调水道失常，脾运化水津失调，肾气化水液失主，膀胱气化失司，病变证机有寒、热、虚、实，尤其是虚证比较常见。辨治遗尿的选方用药基本要求与应用准则如下：

桑螵蛸散方药组成特点是以温补心肾，固精止遗为主，辨治病证以心肾两虚为主。

菟丝子散方药组成特点是以温肾固涩，缩尿止遗为主，辨治病证以虚寒不固为主。

补中益气汤与缩泉丸方药组成特点是以补中益气，温肾缩泉为主，辨治病证以脾肾不固为主。

桑螵蛸散(《本草衍义》)

【导读】桑螵蛸散辨治大脑发育不全或迟缓、神经系统损害（遗尿）等；针对病变证机是心气虚弱，清窍失主，肾气虚弱，精气失固；病变证型是心肾两虚证，症状以遗尿、神疲为主，桑螵蛸散治疗作用特点是益心开窍安神，益肾固精止遗。

【组成】桑螵蛸 远志 菖蒲 龙骨 人参 茯神 当归 龟甲_{酥炙,以上各一两}（各30 g）

【用法】将药研为细散状，睡卧前以人参汤送服 6 g；亦可做汤剂，汤剂可用原方量 1/3，每日分 6 次服。

【功效】温补心肾，固精止遗。

【适用病症】

主要症状：遗尿，心神恍惚。

辨证要点：口淡不渴，舌质淡、苔薄白，脉细弱。

可能伴随的症状：面色萎黄，或小便频数，或尿如米泔色，或手足不温，或面色不荣，或小便清长等。

【解读方药】方中桑螵蛸补肾固遗；人参大补元气；远志、菖蒲、龙骨、茯神安神，远志偏于化痰，石菖蒲偏于开窍，龙骨偏于潜镇，茯神偏于益气渗利；当归补血活血；龟板潜阳益阴。方药功用是温补心肾，固精止遗。

【配伍用药】若遗尿者，加大桑螵蛸用量，再加山茱萸、山药、人参，以益气固遗；若心神恍惚者，加大人参用量，再加黄芪、酸枣仁，以益气养心；若手足不温者，加干姜、附子、吴茱萸，以温阳散寒；若血虚者，加大当归用量，再加白芍，以滋补阴血；若小便清长者，加沙苑子、芡实，以固涩止遗等。

【临证验案】曹某，女，7 岁。其母代诉，每周夜间尿床至少 4 次，活动过度或劳累即每晚均尿床，经检查未发现明显器质病变，近由同事介绍前来诊治。刻诊：尿床，嗜卧，手足不温，记忆力不集中，小便频数，舌质淡，苔薄白，脉浮弱。辨为心肾不交，精气不固证，治当温补心肾，固精止遗，给予桑螵蛸散与天雄散合方加味：桑螵蛸 10 g，远志 10 g，菖蒲 10 g，龙骨 10 g，红参 10 g，茯神 10 g，当归 10 g，龟甲 10 g，附子 10 g，白术 24 g，桂枝 18 g，沙苑子 15 g，炙甘草 6 g。6 剂，第 1 次煎 30 min，第 2 次煎 25 min，合并药液，每日 1 剂，每次服 40 mL，每日服 6 次。二诊：手足不温好转，以前方 6 剂继服。三诊：1 周尿床 2 次，以前方 6 剂继服。四诊：仍 1 周尿床 2 次，以前方 6 剂继服。之后，以前方治疗 80 余剂。随访半年，一切尚好。

用方体会：根据尿床、因活动加重辨为气虚，再根据手足不温、舌质淡辨为寒，因记忆力不集中、小便频数辨为心肾不交，以此辨为心肾不交，精气不固证。方以桑螵蛸散温补心肾，固精止遗，天雄散温阳健脾，固涩止遗。方药相互为用，以奏其效。

菟丝子散(《太平圣惠方》)

【导读】菟丝子散辨治大脑发育不全或迟缓、神经系统损害（遗尿）等；针对病变证机是肾阳不固，阴寒内生，阴津失敛；病变证型是虚寒不固证，症状以遗尿、神疲为主，菟丝子散治疗作用特点是温补肾气，壮阳散寒，固涩止遗。

【组成】菟丝子_{酒浸三日晒干,别捣为末,二两}（60 g）　牡蛎_{烧为粉,一两}（30 g）　肉苁蓉_{酒浸一宿,刮去粗皮,炙干用,二两}（60 g）　附子_{炮裂,去皮脐,一两}（30 g）　五味子_{一两}（30 g）　鸡膍胵中黄皮_{(鸡内金)微炙,二两}（60 g）

【用法】上药捣细罗为散，每于空腹时用粥饮调下 3 g，每日分 6 次服。

【功效】温肾固涩，缩尿止遗。

【适用病症】

主要症状：遗尿，倦怠。

辨证要点：口淡不渴，手足不温，舌质淡、苔薄白，脉细弱。

可能伴随的症状：面色萎黄，或下肢无力，或腰膝酸软，或智力迟钝，或精神萎靡不振，或小便清长等。

【解读方药】方中菟丝子、肉苁蓉补肾，菟丝子偏于固精，肉苁蓉偏于益精；牡蛎、五味子、鸡内金固敛，牡蛎偏于益阴，五味子偏于益气，鸡内金偏于止遗；附子温壮阳气。方药功用是温肾固涩，缩尿止遗。

【配伍用药】若遗尿者，加大菟丝子用量，再加山茱萸、桑螵蛸、人参，以益气固遗；若倦怠者，加人参、山药，以补益中气；若下肢无力者，加大肉苁蓉用量，再加黄芪、牛膝，以益气强筋；若手足不温者，加大附子用量，再加干姜，以温壮阳气；若腰酸者，加杜仲、续断，以强健筋骨；若大便溏泻者，加茯苓、山药，以渗湿固涩止泻等。

补中益气汤(《脾胃论》)与
缩泉丸(《妇人良方》)合方

【导读】补中益气汤与缩泉丸合方辨治大脑发育不全或迟缓、神经系统损害（遗尿）等；针对病变证机是脾气不运，肾精不固，清气下陷，膀胱失守；病变证型是脾肾不固证，症状以尿频、神疲乏力为主，补中益气汤与缩泉丸合方治疗作用特点是补益脾气，固涩肾气，升举清气，气化水津。

【组成】补中益气汤［黄芪_{病甚劳役热甚者一钱}（3 g）　甘草_{炙,各五分}（1.5 g）人参_{去芦,三分}（0.9 g）　当归_{酒焙干或晒干,二分}（3 g）　橘皮_{不去白,二分或三分}（0.9 g）升麻_{二分或三分}（0.9 g）　柴胡_{二分或三分}（0.9 g）　白术_{三分}（0.9 g）］　缩泉丸［乌药　益智仁_{各等份}（各12 g）］

【用法】水煎服，每日分6次服。

【功效】补中益气，温肾缩泉。

【适用病症】

主要症状：遗尿，神疲乏力。

辨证要点：面色萎黄，手足不温，舌质淡、苔薄白，脉虚弱。

可能伴随的症状：小便频数，或淋漓不尽，或遗尿不止，或尿液混浊，或少气懒言，或大便溏泻，或眼睑水肿，或腰膝酸软，或精神萎靡不振等。

【解读方药】方中人参、黄芪、白术、甘草益气，人参偏于峻补，甘草偏于平补，白术偏于燥湿，黄芪偏于固表；柴胡、升麻升举，柴胡偏于疏散，升麻偏于透散；当归补血活血；陈皮理气和中；乌药温肾止遗，益智仁温肾涩精。方药功用是补中益气，温肾缩泉。

【配伍用药】若气虚甚者，加大人参、黄芪用量，以补益中气固遗；若阳虚者，加大益智仁、乌药用量，再加鹿茸，以温补阳气；若小便频数者，加沙苑子、芡实，以温涩止遗；若夹血虚者，加大当归用量，再加白芍，以补益阴血；若大便溏泻者，加大白术用量，再加山药、茯苓，以健脾益气止泻；若眼睑水肿者，加车前子、防己、桂枝，以温化渗利水气等。

六、汗症

从中医认识汗症的病因病机主要有心为汗之液，肺为汗之卫，脾为汗之源，肾为汗之本，肝为汗之疏，五脏失调均可引起汗症；从中医辨治汗症，若是先天之汗多症，一般无须治疗。辨治汗症的选方用药基本要求与应用准则如下：

牡蛎散方药组成特点是以益气固表，敛阴止汗为主，辨治病证以气阴两虚为主。

玉屏风散与牡蛎散方药组成特点是以补益卫气，固表止汗为主，辨治病证是气阴两虚以气虚为主。

黄芪桂枝五物汤方药组成特点是以益气和营，温经通痹为主，辨治病证以营卫气血虚为主。

生脉散方药组成特点是以益气生津，敛阴止汗为主，辨治病证以气阴两虚为主。又，牡蛎散益阴之中偏于固涩，生脉散益阴之中偏于补益。

牡蛎散(《太平惠民和剂局方》)

【导读】牡蛎散辨治内分泌失调、代谢障碍、周围血管病变等；针对病变证机是气虚不摄，卫气失守，阴虚不收，津液外泄；病变证型是气阴两虚证，症状以自汗、盗汗为主，牡蛎散治疗作用特点是益气固卫，益阴敛营。

【组成】黄芪_{去苗土} 麻黄_{根洗} 牡蛎_{米泔浸,刷去土,火烧通赤,各一两}（各30 g）

【用法】将药研为细散状，每次服9 g，用水煎时加入小麦100粒同煎，温热服用，每日分6次服，或不拘时候。

【功效】益气固表，敛阴止汗。

【适用病症】

主要症状：自汗，盗汗。

辨证要点：口淡，或渴欲饮水，舌红少苔，或舌质淡，苔薄白，脉虚弱。

可能伴随的症状：心悸，或头晕目眩，或心烦，或不思饮食，或心胸烦闷等。

【解读方药】方中牡蛎益阴敛阴；黄芪益气固表；麻黄根固涩止汗。方药功用是益气固表，敛阴止汗。

【配伍用药】若自汗多者，加大黄芪用量、再加五味子，以益气收敛止汗；若盗汗多者，加大牡蛎用量，再加生白芍，以敛阴止汗；若心悸者，加酸枣仁、柏子仁，以养心安神；若心烦者，加黄连、麦冬，以清热除烦；若不思饮

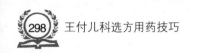

食者，加山楂、神曲，以消食和胃等。

玉屏风散(《妇人大全良方》)与
牡蛎散(《太平惠民和剂局方》)合方

【导读】玉屏风散与牡蛎散合方辨治代谢功能紊乱、内分泌失调等；针对病变证机是气虚不摄，卫虚不固，阴虚不守，营阴外泄；病变证型是气阴两虚证，症状以自汗、盗汗为主，玉屏风散与牡蛎散合方治疗作用特点是益气固表，敛阴固营。

【组成】玉屏风散［防风一两（30 g）　黄芪蜜炙　白术各二两（各60 g）］

牡蛎散［黄芪去苗土　麻黄根洗　牡蛎米泔浸,刷去土,火烧通赤,各一两（各30 g）］

两方相重复的药，只选其中用量较大的一个。

【用法】将药研为细散状，每次服6 g，用水煎煮，加入大枣1 枚，饭后热服。用汤剂可用原方量的1/5，每日分6 服。

【功效】补益卫气，固表止汗。

【适用病症】

主要症状：恶风，自汗，盗汗。

辨证要点：口淡不渴，舌质淡红，苔薄白，脉虚弱。

可能伴随的症状：面色萎黄，或语声低微，或神疲少语，或心悸，或头晕目眩，或易感冒等。

【解读方药】方中黄芪、白术益气，黄芪偏于固表，白术偏于健脾；牡蛎益阴敛阴；麻黄根固涩止汗；防风辛散透达。方药功用是补益卫气，固表止汗。

【配伍用药】若气虚甚者，加大黄芪、白术用量，再加人参、山药，以益气止汗；若盗汗者，加大牡蛎、麻黄根用量，再加五味子，以固涩止汗；若恶风者，加桂枝、白芍，以调护营卫；若心悸者，加酸枣仁、人参，以养心安神；若头晕目眩者，加枸杞子、菊花，以滋利头目；若面色萎黄者，加人参、当归，以补益气血等。

黄芪桂枝五物汤(《伤寒杂病论》)

【导读】 黄芪桂枝五物汤辨治代谢功能紊乱、内分泌失调等；针对病变证机是营卫虚弱，卫虚不固，营虚不守；病变证型是营卫气血虚证，症状以肌肤麻木为主，黄芪桂枝五物汤治疗作用特点是补益卫气，固守营气。

【组成】 黄芪三两（9 g）　芍药三两（9 g）　桂枝三两（9 g）　生姜六两（18 g）大枣十二枚（12 枚）

【用法】 用水 420 mL，煮取药液 150 mL，每次服 50 mL，每日分 6 次服。

【功效】 益气和营，温经通痹。

【适用病症】

主要症状：肌肤麻木，汗多。

辨证要点：口淡不渴，舌质淡、苔薄白，脉虚弱。

可能伴随的症状：四肢无力，或面色不荣，或肌肉颤动，或肌肉抽搐，或心悸，或头晕目眩等。

【解读方药】 方中黄芪、大枣益气，黄芪偏于固表，大枣偏于补血；桂枝、生姜辛温，桂枝偏于通经，生姜偏于降逆；芍药补血缓急。方药功用是益气和营，温经通痹。

【配伍用药】 若肌肤麻木甚者，加大黄芪、桂枝用量，再加白术，以益气通痹；若汗多者，加大黄芪、芍药用量，再加牡蛎、五味子，以益气固涩止汗；若肌肉颤动者，加大芍药用量，再加龙骨、牡蛎，以敛阴潜阳；若肌肉抽搐者，加全蝎、白僵蚕，以息风止痉等。

【临证验案】 商某，女，7 岁。其母代诉，1 年前出现口眼㖞斜，服用中西药但未能有效改善症状表现，近由病友介绍前来诊治。刻诊：口眼㖞斜，口水较多，睁眼无力，面肌麻木，舌质暗淡夹瘀紫，苔白厚腻，脉沉弱。辨为气虚风痰夹瘀证，治当益气固表，化痰息风，活血化瘀，给予黄芪桂枝五物汤、蛀虻归草汤与藜芦甘草汤合方加味：黄芪 10 g，白芍 10 g，桂枝 10 g，生姜 20 g，大枣 12 枚，当归 10 g，水蛭 6 g，虻虫 5 g，藜芦 1.5 g，红参 6 g，炙甘草 6 g。6 剂，以水浸泡 30 min，大火烧开，小火煎 40 min，每日 1 剂，每次服 50 mL，每日服 6 次。二诊：面肌麻木略有减轻，以前方 6 剂继服。三诊：面肌麻木较前又有减轻，仍睁眼无力，以前方变红参 10 g，6 剂。四诊：口眼㖞斜略有好转，面肌麻木明显减轻，以前方 6 剂继服。五诊：口眼㖞斜较前又有好转，面肌麻木基本消除，以前方 6 剂继服。六诊：诸证较前均好转，又以前方治疗 100 余剂，口眼㖞斜消除。随访 1 年半，一切正常。

用方体会：根据口眼㖞斜、睁眼无力辨为气虚，再根据口水多、苔厚腻辨为痰湿，因面肌麻木辨为风，又因舌质暗淡瘀紫辨为瘀，以此辨为气虚风痰夹瘀证，方以黄芪桂枝五物汤益气固表，通透经气；以蛭虻归草汤活血破瘀，益气补血；以藜芦甘草汤益气化痰息风，方药相互为用，以奏其效。

生脉散（《医学启源》）

【导读】 生脉散辨治代谢功能紊乱、内分泌失调等；针对病变证机是气虚不固，阴虚不守；病变证型是气阴两虚证，症状以短气、口渴为主，生脉散治疗作用特点是益气固摄，滋阴敛阴。

【组成】 人参五分（1.5 g）　麦冬五分（1.5 g）　五味子七粒（3 g）

【用法】 水煎服，每日分 6 次服。用汤剂可在原方用量基础上加大 4 倍。

【功效】 益气生津，敛阴止汗。

【适用病症】

主要症状：多汗，或自汗，或盗汗。

辨证要点：口渴，短气，舌质淡红、苔薄，脉细弱。

可能伴随的症状：咽干舌燥，或面色不荣，或倦怠乏力，或五心烦热，或心悸等。

【解读方药】 方中人参补益中气，兼以生津；五味子、麦冬益阴，五味子偏于收敛，麦冬偏于清热。方药功用是益气生津，敛阴止汗。

【配伍用药】 若气虚甚者，加大人参用量，再加大枣、山药，以益气止汗；若盗汗者，加大五味子用量，再加牡蛎、龙骨，以收敛固涩止汗；若阴虚甚者，加大麦冬用量，再加天冬、生地黄，以滋补阴津；若血热者，加生地黄、玄参，以清热凉血；若夹阳虚者，加附子、干姜，以温暖阳气；若心悸者，加大人参用量，再加酸枣仁，以养心安神止汗等。

七、夜啼

中医认为小儿夜啼的病因病机有脾虚、心热、胆怯、食积。辨治夜啼的选方用药基本要求与应用准则如下：

桂枝加龙骨牡蛎汤方药组成特点是以调和阴阳，固摄心肾为主，辨治病证以阴阳营卫不和为主。

乌药散方药组成特点是以温阳散寒，通阳行气为主，辨治病证以阴寒肆虐心神为主。

朱砂安神丸方药组成特点是以清热养血，重镇安神为主，辨治病证以心热血虚为主。

另外，辨治夜啼的方药还有黄连阿胶汤、酸枣仁汤、导赤散等，临证均可因病变证机而以法选用。

桂枝加龙骨牡蛎汤（《伤寒杂病论》）

【导读】桂枝加龙骨牡蛎汤辨治睡眠障碍（夜啼）等；针对病变证机是卫虚不摄，营虚失守，心神失藏，肾精失固；病变证型是阴阳营卫不固证，症状以夜啼烦躁为主，桂枝加龙骨牡蛎汤治疗作用特点是调和营卫，交通心肾，心神固藏，肾气固藏。

【组成】桂枝　芍药　生姜_{各三两}（各9 g）　甘草_{二两}（6 g）　大枣_{十二枚}（12枚）　龙骨　牡蛎_{各三两}（各9 g）

【用法】用水490 mL，煮取药液210 mL，每日分6次温服。

【功效】调和阴阳，固摄心肾。

【适用病症】

主要症状：夜啼，烦躁不安。

辨证要点：手足不温，舌质淡、苔薄白，脉虚弱。

可能伴随的症状：面色不荣，或头晕目眩，或畏寒怕冷，或头发稀少，或

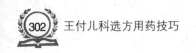

易惊等。

【解读方药】 方中桂枝、生姜辛温,桂枝偏于温通,生姜偏于温中;芍药益血敛阴;大枣、甘草益气和中;龙骨、牡蛎固涩,龙骨偏于安神,牡蛎偏于固精。方药功用是调和阴阳,固摄心肾。

【配伍用药】 若夜啼甚者,加酸枣仁、柏子仁,以安神止啼;若烦躁不安者,加磁石、紫石英,以重镇除烦;若头发稀少者,加枸杞子、菟丝子、何首乌,以滋补阴血;若气虚者,加黄芪、白术、山药,以健脾益气固表等。

【临证验案】

1. **小儿夜间啼哭**

邱某,女,7个月。其母代诉,3个月来只有夜间啼哭不止,经检查未发现其他任何病变,近由朋友介绍前来诊治。刻诊:夜间啼哭不止,烦躁不安,手足不温,口唇红赤,舌质淡红,苔薄黄,指纹色淡滞。辨为营卫不调,寒热夹杂证,治当调和阴阳,平调寒热,给予桂枝加龙骨牡蛎汤与酸枣仁汤合方:桂枝 10 g,白芍 10 g,生姜 10 g,大枣 12 枚,龙骨 10 g,牡蛎 10 g,酸枣仁 45 g,知母 6 g,茯苓 6 g,川芎 6 g,炙甘草 6 g。6 剂,第 1 次煎 30 min,第 2 次煎 25 min,合并药液,每日 1 剂,每次服 10 mL,每日服 6 次。二诊:夜间啼哭减少,以前方 6 剂继服。三诊:夜间啼哭基本消除,烦躁不安止,以前方 6 剂继服。四诊:诸症趋于消除,以前方 6 剂继服。随访 3 个月,一切正常。

用方体会:根据夜啼、手足不温辨为寒,再根据口唇红赤、舌质淡红辨为热,因烦躁不安辨为心肾不交,以此辨为营卫不调,寒热夹杂证。方以桂枝加龙骨牡蛎汤调和阴阳,平调寒热;以酸枣仁汤养心安神,清热除烦。方药相互为用,以奏其效。

2. **小儿尿床**

郑某,女,6岁。其母代诉,每天夜间至少尿床 1 次,服用中西药但未能取得预期治疗目的,近由病友介绍前来诊治。刻诊:尿床,白天多动,夜间睡眠烦躁不安,经常挤眼,自汗,易感冒,手足不温,怕冷,舌质淡,苔白厚腻,脉沉弱。辨为心肾不交夹寒痰证,治当交通心肾,温化寒痰,息风止抽,给予桂枝加龙骨牡蛎汤、藜芦甘草汤与赤丸合方加味:桂枝 10 g,白芍 10 g,生姜 10 g,大枣 12 枚,龙骨 10 g,牡蛎 10 g,制川乌 6 g,生半夏 12 g,茯苓 12 g,细辛 3 g,藜芦 1.5 g,红参 6 g,炙甘草 6 g。6 剂,以水浸泡 30 min,大火烧开，小火煎 40 min，每日 1 剂，每次服 50 mL，每日服 6 次。二诊：烦躁不安略有好转，以前方 6 剂继服。三诊：烦躁不安较前又有减轻，一周有两天晚上未尿床，以前方 6 剂继服。四诊：挤眼明显减少，烦躁不安基本消除，仍自汗，以前方变龙骨、牡蛎各为 24 g，6 剂。五诊：挤眼较前又有减少，一周仅尿床 2 次，以前方 6 剂继服。六诊：一周尿床仅有一次，其余诸症均有明显好转，以前方 6 剂继服。七诊：一周未尿床一次，为了巩固疗效，又以前方治疗 50 余剂，未再出现尿床。随访 1 年半，一切正常。

用方体会：根据尿床、烦躁不安辨为心肾不交，再根据多动、挤眼辨为风痰，因易感冒辨为营卫不固，又因手足不温、怕冷辨为阴寒，以此辨为心肾不交夹寒痰证，方以桂枝加龙骨牡蛎汤益气敛阴，交通心肾，固护营卫；以赤丸温阳化痰，益气渗浊；以藜芦甘草汤益气化痰息风，加红参益气化阳。方药相互为用，以奏其效。

乌药散(《小儿药证直诀》)

【导读】乌药散辨治睡眠障碍（夜啼）等；针对病变证机是阴寒内盛，气机壅滞，阳气不固，心神不安；病变证型是阴寒内盛，心神失藏证，症状以夜啼、肢冷为主，乌药散治疗作用特点是温阳散寒，行气散结，安神固藏。

【组成】天台乌药　香附子破，用白者　高良姜　赤芍药各等份

【用法】上药研末。每服 3 g，用水 160 mL，煎取 100 mL，温服。如心腹痛，入酒煎，水泻，米饮调下，不拘时。

【功效】温阳散寒，通阳行气。

【适用病症】

主要症状：夜啼。

辨证要点：手足不温，舌质淡红、苔薄白，脉虚弱。

可能伴随的症状：面色青白，或吮乳无力，或畏寒怕冷，或睡喜蜷卧，或大便溏泻等。

【解读方药】方中乌药、高良姜散寒，乌药偏于行气温肾，高良姜偏于温胃降逆；香附行气透达；赤芍寒凉兼防温热药燥化伤血。方药功用是温阳散寒，通阳行气。

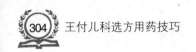

【配伍用药】若夜啼甚者，加酸枣仁、远志，以安神开窍；若手足不温者，加大附子、吴茱萸用量，以温暖阳气；若烦躁者，加茯苓、干姜，以温阳渗利安神；若大便溏泻者，加人参、白术、山药，以健脾益气止泻等。

朱砂安神丸(《医学发明》)

【导读】朱砂安神丸辨治睡眠障碍（夜啼）等；针对病变证机是郁热扰神，心神失藏；病变证型是热扰心神，阴血亏虚证，症状以夜啼不寐为主，朱砂安神丸治疗作用特点是清解郁热，凉血解毒，益阴安神。

【组成】朱砂半两（15 g）　黄连六钱（18 g）　炙甘草五钱半（17 g）　当归二钱半（8 g）　生地黄二钱半（8 g）

【用法】将药研为细散状，每次服 3 g，口腔口腔含化，饭后服用。

【功效】清热养血，重镇安神。

【适用病症】

主要症状：夜啼，不寐。

辨证要点：手足心热，舌质红、苔薄黄，脉细数。

可能伴随的症状：睡中惊惕，或身热，或烦躁不安，或胆小易惊，或大便干结等。

【解读方药】方中朱砂、黄连清热，朱砂偏于安神，黄连偏于燥湿；生地黄、当归益血，生地黄偏于凉血、当归偏于活血；甘草益气和中。方药功用是清热养血，重镇安神。

【配伍用药】若夜啼甚者，加大黄连用量，再加黄芩，以清泻郁热；若不寐者，加酸枣仁、知母，以养心清热；若手足心热者，加大生地黄用量，再加玄参，以清热凉血；若睡中惊悸者，加酸枣仁、远志、柏子仁，以养心安神；若身热者，加石膏、知母，以清热泻火；若大便干结者，加大黄、芒硝，以泻热通便等。

八、多动症

多动症的致病原因主要有遗传因素、神经生理学因素、轻微脑损伤、神经生化因素、神经解剖学因素、心理社会因素及其他因素如锌、铁缺乏、血铅增高等；中医认为多动症的病因病机有瘀热、痰瘀、阳虚夹痰。辨治多动症的选方用药基本要求与应用准则如下：

桃核承气汤与朱砂安神丸合方组成特点是以逐瘀泻热，养心安神为主，辨治病证以瘀热扰心为主。

桃核承气汤与小陷胸汤合方组成特点是以逐瘀泻热，涤痰开结为主，辨治病证以瘀热夹痰为主。

茯苓四逆汤与安神定志丸合方组成特点是以温阳散寒，益气安神为主，辨治病证以阳虚痰扰为主。

桃核承气汤(《伤寒杂病论》)与
朱砂安神丸(《杨氏家藏方》)合方

【导读】桃核承气汤与朱砂安神丸合方辨治注意缺陷与多动障碍（多动症）等；针对病变证机是郁热内生，瘀阻脉络，热扰心神；病变证型是瘀热扰心证，症状以多动、身热、舌暗为主，桃核承气汤与朱砂安神丸合方治疗作用特点清泻瘀热，重镇安神，兼益阴血。

【组成】桃核承气汤［桃仁_{去皮尖，五十个}（8.5 g） 大黄_{四两}（12 g） 桂枝_{去皮，二两}（6 g） 甘草_{炙，二两}（6 g） 芒硝_{二两}（6 g）］ 朱砂安神丸［朱砂_{半两}（15 g） 黄连_{六钱}（18 g） 炙甘草_{五钱半}（17 g） 当归_{二钱半}（8 g） 生地黄_{二钱半}（8 g）］

两方相重复的药，只选其中用量较大的一个。

【用法】水煎服，每日分6次服。

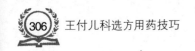
【功效】逐瘀泻热，养心安神。

【适用病症】

主要症状：注意力不集中，躁扰不宁。

辨证要点：口干，舌质暗红或夹瘀紫、苔薄黄，指纹紫暗，或脉沉数略涩。

可能伴随的症状：智力水平不对称，或记忆力较差，或头痛，或全身肌肉关节疼痛，或面目暗赤等。

【解读方药】方中桃仁活血逐瘀；桂枝通经散瘀；大黄、芒硝泻热祛瘀，大黄偏于硬攻，芒硝偏于软坚；朱砂、黄连清热，朱砂偏于安神，黄连偏于燥湿；生地黄、当归益血，生地黄偏于凉血、当归偏于活血；甘草益气和中。方药功用是逐瘀泻热，养心安神。

【配伍用药】若瘀甚者，加大桃仁用量，再加红花，以活血化瘀；若热甚者，加大黄连用量，再加黄芩，以清热除烦；若躁扰不宁甚者，加酸枣仁、远志，以养心开窍安神；若头痛者，加川芎、葱白，以通阳止痛。

【临证验案】蒋某，男，5岁。其母代诉，从2岁起即发现其日常活动有别于同龄人，经中西药治疗未有明显治疗效果，近由亲戚介绍前来诊治。刻诊：躁扰不宁，注意力不集中，时有头痛，身热，口干，舌质暗红边略紫，苔薄黄，脉沉数涩。辨为瘀热扰神证，治当逐瘀泻热，养心安神，给予桃核承气汤与朱砂安神丸合方：桃仁10 g，大黄12 g，桂枝6 g，芒硝6 g，朱砂（冲服）3 g，黄连18 g，当归8 g，生地黄8 g，炙甘草17 g。6剂，第1次煎35 min，第2次煎25 min，合并药液，每日1剂，每次服30 mL，每日服8次。二诊：躁扰不宁略有好转，大便溏泻，减大黄为6 g，以前方6剂继服。三诊：大便基本成形，躁扰较前又好转，减朱砂为1.5 g，以前方6剂继服。四诊：诸症趋于缓解，以前方治疗140余剂。随访1年，一切正常。

用方体会：根据身热，口干辨为热，再根据舌质暗红边略紫，脉沉略涩辨为瘀，因躁扰不宁辨为热扰于心，以此辨为瘀热扰神证。方以桃核承气汤泻热祛瘀；以朱砂安神丸养心安神，重镇安神。方药相互为用，以奏其效。

桃核承气汤与小陷胸汤(《伤寒杂病论》)合方

【导读】桃核承气汤与小陷胸汤合方辨治注意缺陷与多动障碍（多动症）等；针对病变证机是郁热内生，瘀血阻滞，痰浊内生，痰瘀胶结，壅滞经气；病变证型是瘀热夹痰证，症状以多动肢困舌暗为主，桃核承气汤与小陷胸汤合方治疗作用特点是清泻瘀热，燥湿化痰，行气通阳。

【组成】桃核承气汤［桃仁去皮尖,五十个（8.5 g）　大黄四两（12 g）　桂枝去皮,二两（6 g）　甘草炙,二两（6 g）　芒硝二两（6 g）］　小陷胸汤［黄连一两（3 g）　半夏洗,半升（12 g）　瓜蒌实大者一枚（30 g）］

【用法】水煎服，每日分6次服。

【功效】逐瘀泻热，涤痰开结。

【适用病症】

主要症状：注意力不集中，躁扰不宁。

辨证要点：口苦，肢体困重，舌质暗红或夹瘀紫，苔黄腻或厚，指纹较暗，或沉略滑。

可能伴随的症状：智力水平不对称，或记忆力较差，或头沉，或全身肌肉关节酸困，或大便不畅等。

【解读方药】方中桃仁活血逐瘀；桂枝通经散瘀；大黄、芒硝泻热祛瘀，大黄偏于硬攻，芒硝偏于软坚；黄连、瓜蒌实清热，黄连偏于燥湿；瓜蒌实偏于化痰；半夏温降燥湿化痰；甘草益气和中。方药功用是逐瘀泻热，涤痰开结。

【配伍用药】若注意力不集中甚者，加远志、石菖蒲，以化痰开窍；若躁扰不宁甚者，加大黄连用量，再加磁石，以清热除烦安神；若瘀血甚者，加牡丹皮、赤芍，以凉血散瘀；若头沉甚者，加茯苓、薏苡仁，以渗利湿浊。

【临证验案】李某，男，8岁。其母代诉，2年前出现多动症，经检查未发现明显器质性病变，服用中西药但未能有效控制症状表现，近由病友介绍前来诊治。刻诊：揉眼，挤眼，摸耳，口唇抽动，摇头，大便干结，舌质暗红夹瘀紫，苔黄厚腻，脉沉弱。辨为瘀热风痰证，治当清泻瘀热，燥湿化痰，息风止动，给予桃核承气汤、藜芦甘草汤与小陷胸汤合方加味：桂枝6 g，桃仁10 g，大黄 12 g，芒硝（烊化冲服）6 g，黄连 3 g，全瓜蒌 30 g，生半夏 12 g，藜芦 1.5 g，红参 6 g，炙甘草 6 g。6 剂，以水浸泡 30 min，大火烧开，小火煎 40 min，每日 1 剂，每次服 50 mL，每天服 6 次。二诊：大便较前通畅，其余诸证未有明显变化，以前方 6 剂继服。三诊：大便正常，揉眼次数较前略有减少，以前方 6 剂继服。四诊：挤眼较前又有减少，苔仍黄厚腻，以前方变黄连为 10 g，6 剂。五诊：多动诸症状较前有改善，以前方 6 剂继服。六诊：诸症较前均有减轻，为了巩固疗效，又以前方治疗 100 余剂，诸症悉除。随访 1 年，一切正常。

用方体会：根据多动、舌质暗红夹瘀紫辨为瘀夹风，再根据多动、苔黄腻辨为痰夹风，以此辨为瘀热风痰证，方以桃核承气汤清泻瘀热；以小陷胸汤清热燥湿化痰；以藜芦甘草汤益气息风化痰，方药相互为用，以奏其效。

茯苓四逆汤(《伤寒杂病论》)与
安神定志丸(《医学心悟》)合方

【导读】茯苓四逆汤与安神定志丸合方辨治注意缺陷与多动障碍（多动症）等；针对病变证机是阳气虚弱，阴寒内盛，痰浊内生，寒痰阻滞，心神不守；病变证型是阳虚痰扰心神证，症状以多动、心悸为主，茯苓四逆汤与安神定志丸合方治疗作用特点是温壮阳气，开窍化痰，益气安神。

【组成】茯苓四逆汤［茯苓四两（12 g）　人参一两（3 g）　附子生用,去皮,破八片,一枚（5 g）　甘草炙,二两（6 g）　干姜一两半（4.5 g）］　安神定志丸［人参一两（30 g）　茯苓一两（30 g）　茯神一两（30 g）　远志一两（30 g）　石菖蒲五钱（15 g）　龙齿五钱（15 g）］

两方相重复的药，只选其中用量较大的一个。

【用法】水煎服，每日分 6 次服。

【功效】温阳散寒，益气安神。

【适用病症】

主要症状：注意力不集中，烦躁不安。

辨证要点：面色不荣，手足不温，舌质淡、苔白腻或厚，脉虚弱。

可能伴随的症状：智力水平不对称，或记忆力较差，或头昏头沉，或头晕目眩，或全身肌肉酸软，或畏寒，或小便清长，或大便不爽等。

【解读方药】方中附子、干姜温阳，附子偏于温壮阳气，干姜偏于温暖脾胃；人参、茯苓、茯神、甘草补益中气，人参偏于大补元气，茯苓偏于渗利湿浊，茯神偏于安神，甘草偏于平补缓急；远志、石菖蒲、龙齿祛邪安神，远志偏于化痰，石菖蒲偏于开窍，龙齿偏于重镇。方药功用是温阳散寒，益气安神。

【配伍用药】若寒甚者，加大干姜用量，再加吴茱萸，以温阳散寒；若气虚甚者，加白术、山药，以健脾益气；若心烦甚者，加酸枣仁、朱砂，以养心重镇安神；若夹痰者，加半夏、天南星，以燥湿化痰。

【临证验案】许某，男，8岁。其母代诉，多动症已3年余，近因病症加重前来诊治。刻诊：注意力不集中，烦躁不安，面色不荣，头昏头沉，手足不温，口不渴，夜间小便3~4次，舌质淡，苔白腻，脉虚弱。辨为阳虚痰扰心神证，治当温阳散寒，益气安神，给予茯苓四逆汤与安神定志丸合方加味：茯苓12 g，红参10 g，生川乌5 g，干姜5 g，茯神10 g，远志10 g，石菖蒲5 g，龙骨5 g，牡蛎15 g，白芍30 g，炙甘草6 g。6剂，第1次煎35 min，第2次煎25 min，合并药液，每日1剂，每次服50 mL，每日分6次服。二诊：苔白腻减轻，手足较前温和，以前方6剂继服。三诊：烦躁减轻，夜间小便减为2次，以前方6剂继服。四诊：诸症趋于缓解，以前方治疗120余剂。随访1年，一切正常。

用方体会：根据手足不温、口不渴辨为阳虚，再根据面色不荣、脉虚弱辨为气虚，因烦躁不安辨为阳虚不固，又因头沉、苔白腻辨为痰，以此辨为阳虚痰扰心神证。方以茯苓四逆汤温阳散寒；以安神定志丸益气养心安神，加牡蛎潜阳安神，白芍益血缓急。方药相互为用，以奏其效。

九、抽动症

抽动症（抽动障碍）是指儿童少年期以运动肌肉和发声肌肉抽动的一种疾

病，致病原因目前尚不十分清楚，可能与遗传因素，心理因素，围产期并发症等有关；病理改变主要与脑脊液中去甲肾上腺素的代谢产物 3-甲氧基-4-羟基苯二醇水平增高有关。辨治多动症的选方用药基本要求与应用准则如下：

桃核承气汤与牵正散合方组成特点是以逐瘀泻热，息风止抽为主，辨治病证以瘀热夹风为主。

小陷胸汤与牵正散合方组成特点是以清热涤痰，息风止抽为主，辨治病证以痰热夹风为主。

茯苓四逆汤与牵正散合方组成特点是以温阳散寒，息风化痰为主，辨治病证以阳虚风痰为主。

桃核承气汤(《伤寒杂病论》)与
牵正散(《杨氏家藏方》)合方

【导读】桃核承气汤与牵正散合方辨治抽动障碍（抽动症）等；针对病变证机是郁热内生，瘀血阻滞，痰郁生风；病变证型是瘀热夹风证，症状以身热抽动舌紫为主，桃核承气汤与牵正散合方治疗作用特点是清泻瘀热，通阳化痰，息风止抽。

【组成】桃核承气汤［桃仁_{去皮尖,五十个}（8.5 g） 大黄_{四两}（12 g） 桂枝_{去皮,二两}（6 g） 甘草_{炙,二两}（6 g） 芒硝_{二两}（6 g）］ 牵正散［白附子 白僵蚕 全蝎_{去毒,并生用,各等份}（各10 g）］

【用法】水煎服，每日分 6 次服。

【功效】逐瘀泻热，息风止抽。

【适用病症】

主要症状：抽动。

辨证要点：口渴，舌质暗红边夹瘀紫、苔薄黄，指纹紫暗，或脉沉涩。

可能伴随的症状：频频眨眼，或吸鼻，或咬唇，或耸肩，或频频吞咽，或两脚频频跳动，或两手频频揉搓等。

【解读方药】方中桃仁活血逐瘀；桂枝通经散瘀；大黄、芒硝泻热祛瘀，大黄偏于硬攻，芒硝偏于软坚；白附子、僵蚕、全蝎止痉，白附子偏于祛风，僵蚕偏于化痰，全蝎偏于通络；甘草益气和中。方药功用是逐瘀泻热，息风止抽。

【配伍用药】 若抽动甚者，加蜈蚣、紫石英，以息风止抽；若瘀甚者，加红花、丹皮、赤芍，以活血化瘀；若热甚者，加黄连、栀子，以清热除烦；若不思饮食者，加山楂、麦芽，以消食和胃等。

【临证验案】

夏某，男，6岁。其母代诉，3岁时频频眨眼及吸鼻，半年后症状加重，经多地医院检查并未发现明显器质性病变，诊断为小儿抽动症，服用中西药但病情仍未有效控制，近因病症加重前来诊治。刻诊：频频眨眼及吸鼻，时时耸肩及咬唇，大便干结，小便黄赤，口渴，舌质暗红边夹瘀紫，苔薄黄，脉沉涩。辨为瘀热夹风证，治当逐瘀泻热，息风止抽，给予桃核承气汤与牵正散合方加味：桃仁10 g，大黄12 g，桂枝6 g，芒硝6 g，白附子6 g，白僵蚕6 g，全蝎6 g，蜈蚣10 g，紫石英24 g，炙甘草6 g。6剂，第1次煎35 min，第2次煎25 min，合并药液，每日1剂，每次服50 mL，每日分6次服。二诊：眨眼较前减少，大便溏泻，减大黄为10 g，以前方6剂继服。三诊：咬唇似减少，大便仍溏泻，减大黄为6 g，以前方6剂继服。四诊：大便正常，其余诸证较前均有减轻，以前方6剂继服。之后，以前方治疗100余剂。随访1年，一切正常。

用方体会：根据大便干结、小便黄赤辨为热，再根据舌质暗红边夹瘀紫，脉沉涩辨为瘀热，因频频眨眼及吸鼻辨为风，以此辨为瘀热夹风证。方以桃核承气汤泻热祛瘀；以牵正散息风止痉，加蜈蚣增强息风止抽，紫石英清热止痉。方药相互为用，以奏其效。

小陷胸汤(《伤寒杂病论》) 与牵正散(《杨氏家藏方》)合方

【导读】 小陷胸汤与牵正散合方辨治抽动障碍（抽动症）、面神经炎（面神经麻痹）等；针对病变证机是痰浊内生，痰郁化热，痰热化风；病变证型是痰热夹风证，症状以身热抽动、苔腻为主，小陷胸汤与牵正散合方治疗作用特点是清热燥湿，行气化痰，息风止抽。

【组成】 小陷胸汤［黄连一两（3 g）　　半夏洗,半升（12 g）　　瓜蒌实大者一枚

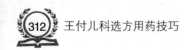
（30 g）］　　牵正散［白附子　白僵蚕　全蝎_{去毒,并生用,各等份}（各 10 g）］

【用法】水煎服，每日分 6 次服。

【功效】清热涤痰，息风止抽。

【适用病症】

主要症状：抽动，或面肌抽动。

辨证要点：口腻，舌质红、苔黄腻，指纹紫，或脉沉滑。

可能伴随的症状：肢体困重，或频频眨眼，或吸鼻，或咬唇，或耸肩，或频频吞咽，或两脚频频跳动，或两手频频揉搓等。

【解读方药】方中黄连、瓜蒌实清热，黄连偏于燥湿；瓜蒌实偏于化痰；半夏温降燥湿化痰；白附子、僵蚕、全蝎止痉，白附子偏于祛风，僵蚕偏于化痰，全蝎偏于通络。方药功用是清热涤痰，息风止抽。

【配伍用药】若热甚者，加大黄连用量，再加黄芩，以清热燥湿；若痰甚者，加胆南星、贝母，以清热化痰；若抽动甚者，加天麻、羚羊角，以清热息风；若频频眨眼甚者，加青葙子、菊花，以清热益目等。

【临证验案】夏某，女，8 岁。其母代诉，1 年前出现面肌抽动，服用中西药但未能有效控制症状表现，近由病友介绍前来诊治。刻诊：面肌抽动麻木，右眼经常半闭，面肌发热，大便干结，舌质红，苔黄厚腻，脉沉弱。辨为痰热风夹虚证，治当清热燥湿，化痰息风，给予小陷胸汤、藜芦甘草汤与牵正散合方：黄连 3 g，全瓜蒌 30 g，生半夏 12 g，全蝎（冲服）0.5 g，白僵蚕（冲服）0.5 g，白附子（冲服）0.5 g，藜芦 1.5 g，红参 6 g，炙甘草 6 g。6 剂，以水浸泡 30 min，大火烧开，小火煎 40 min，每日 1 剂，每次服 50 mL，每日服 6 次。二诊：面肌麻木减轻，以前方 6 剂继服。三诊：面肌麻木较前又有减轻，面肌抽动次数减少，以前方 6 剂继服。四诊：面肌麻木抽动较前好转，大便溏泻，以前方变全瓜蒌为 15 g，6 剂。五诊：诸症状较前又有好转，以前方 6 剂继服。六诊：诸证较前又有好转，为了巩固疗效，又以前方治疗 30 余剂，诸证恢复正常。随访 1 年，一切正常。

用方体会：根据面肌麻木抽动辨为风，再根据面肌抽动、苔黄腻辨为风痰，因脉沉弱辨为气虚，以此辨为痰热风夹虚证。方以小陷胸汤清热燥湿化痰；以藜芦甘草汤益气息风化痰；以牵正散化痰息风止痉，加红参益气固摄。方药相互为用，以奏其效。

茯苓四逆汤(《伤寒杂病论》)与
半夏白术天麻汤(《医学心悟》)合方

【导读】茯苓四逆汤与半夏白术天麻汤合方辨治抽动障碍（抽动症）等；针对病变证机是阳气虚弱，阴寒内盛，痰浊内生，痰郁化风；病变证型是阳虚风痰证，症状以怕冷、抽动、苔腻为主，茯苓四逆汤与半夏白术天麻汤合方治疗作用特点是温壮阳气，调理气机，化痰息风。

【组成】茯苓四逆汤［茯苓_{四两}（12 g）　人参_{一两}（3 g）　附子_{生用,去皮,破八片,一枚}（5 g）　甘草_{炙,二两}（6 g）　干姜_{一两半}（4.5 g）］　半夏白术天麻汤［半夏_{一钱五分}（4.5 g）　天麻　茯苓　橘红_{各一钱}（各3 g）　白术_{三钱}（9 g）　甘草_{五分}（1.5 g）］

两方相重复的药，只选其中用量较大的一个。

【用法】水煎服，每日分6次服。

【功效】温阳散寒，息风化痰。

【适用病症】

主要症状：抽动。

辨证要点：口腻，舌质淡、苔白腻，指纹淡暗，或脉沉。

可能伴随的症状：肢体困重，或手足不温，或怕冷，或频频眨眼，或吸鼻，或咬唇，或耸肩，或频频吞咽，或两脚频频跳动，或两手频频揉搓等。

【解读方药】方中附子、干姜温阳，附子偏于温壮阳气，干姜偏于温暖脾胃；人参、白术、茯苓、甘草补益中气，人参偏于大补元气，白术偏于健脾燥湿，茯苓偏于渗利湿浊，甘草偏于平补缓急；半夏、橘红化痰，半夏偏于降逆燥湿，橘红偏于理气和中；天麻平肝息风。方药功用是温阳散寒，息风化痰。

【配伍用药】若寒甚者，加大干姜用量，再加吴茱萸，以温阳散寒；若气虚甚者，加大人参、白术用量，以补益中气；若痰甚者，加大半夏用量，再加天南星，以燥湿化痰；若抽动甚者，加全蝎、蜈蚣，以息风止抽等。

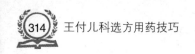

十、痴呆症

　　小儿痴呆症（智力迟缓）是多种高级皮层功能紊乱（包括记忆、思维、定向、理解、计算、判断、言语和学习能力等），出现认知损害的一种疾病，致病原因目前尚不十分清楚，可能与遗传因素，社会环境因素等有关；病理改变主要与神经元纤维缠结、神经元减少及轴索和突触异常、颗粒空泡变性、星形细胞和小胶质细胞反应和血管淀粉样改变。辨治痴呆症的选方用药基本要求与应用准则如下：

　　茯苓四逆汤与小陷胸汤合方组成特点是以温阳益气，清热化痰为主，辨治病证以阳虚痰热为主。

　　酸枣仁汤与四物汤合方组成特点是以补血安神，清热益智为主，辨治病证以心肝血虚夹热为主。

　　天雄散与赤丸合方组成特点是以温阳益气，燥湿化痰为主，辨治病证以阳虚痰湿为主。

　　天雄散与通窍活血汤合方组成特点是以温阳益气，活血化瘀为主，辨治病证以阳虚瘀阻为主。

　　天雄散与龟胶二仙胶合方组成特点是以温阳益气，化生精血为主，辨治病证以阳虚精亏为主。

　　百合地黄汤与小陷胸汤合方组成特点是以滋阴生津，清热化痰为主，辨治病证以阴虚痰热为主。

茯苓四逆汤与小陷胸汤(《伤寒杂病论》)合方

　　【导读】 茯苓四逆汤与小陷胸汤合方辨治智力迟缓等；针对病变证机是阳气虚弱，痰热内生，气机郁滞；病变证型是阳虚痰热证，症状以神志痴呆为主，茯苓四逆汤与小陷胸汤合方治疗作用特点是温壮阳气，清热化痰，益气安神。

【组成】茯苓四逆汤［茯苓_{四两}（12 g）　人参_{一两}（3 g）　附子_{生用,去皮,破八片,一枚}（5 g）　甘草_{炙,二两}（6 g）　干姜_{一两半}（4.5 g）］　小陷胸汤［黄连_{一两}（3 g）　半夏_{洗,半升}（12 g）　瓜蒌实_{大者一枚}（30 g）］

【用法】水煎服，每日分 6 次服。

【功效】温阳益气，清热化痰。

【适用病症】

主要症状：神志痴呆，目光无神。

辨证要点：口角流水，舌质红、苔黄腻，脉沉弱。

可能伴随的症状：手足不温，或嗜卧，或四肢软弱，或面色不荣，或大便不畅等。

【解读方药】方中附子、干姜温阳，附子偏于温壮阳气，干姜偏于温暖脾胃；人参、茯苓、甘草补益中气，人参偏于大补元气，茯苓偏于渗利湿浊，甘草偏于平补缓急；黄连清热燥湿；半夏、全瓜蒌化痰，半夏偏于温化，全瓜蒌偏于清化。方药功用是温阳益气，清热化痰。

【配伍用药】若脉弱者，加大人参用量，再加白术，以健脾益气；若神志痴呆者，加远志、石菖蒲，以开窍化痰；若口角流涎者，加大茯苓用量，再加半夏，以燥湿化痰；若四肢软弱者，加大人参用量，再加黄芪，以大补元气；若寒甚者，加大附子、干姜用量，以温壮阳气等。

【临证验案】景某，男，2 岁。其母代诉，智力发育迟缓，在江西等地经中西药治疗但未能取得明显效果，近由病友介绍前来诊治。刻诊：神志痴呆，目光无神，手足反应迟钝且不温，嗜睡，四肢软弱，面色不荣，口角流水，舌质红，苔黄腻，脉沉弱。辨为阳虚痰热证，治当温阳益气，清热化痰，给予茯苓四逆汤与小陷胸汤合方加味：茯苓 12 g，红参 3 g，生川乌 5 g，炙甘草 6 g，干姜 5 g，黄连 3 g，生半夏 12 g，远志 10 g，全瓜蒌 30 g。30 剂，第 1 次煎 25 min，第 2 次煎 15 min，合并药液，每日 1 剂，每次服 10 mL，每日服 15 次。二诊：口角流涎明显减少，目光无神明显好转，以前方 30 剂。三诊：手脚活动较前灵活，黄腻苔消失，以前方减全瓜蒌为 20 g，以前方 30 剂。四诊：诸症较前又有好转，以前方 30 剂继服。之后，以前方治疗 180 余剂，诸证基本消除。随访 1 年，小儿发育基本正常。

用方体会：根据手足不温、口角流水辨为阳虚，再根据舌质红、苔黄腻辨

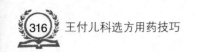

为痰热，因脉沉弱辨为气虚，以此辨为阳虚痰热证。方以茯苓四逆汤温阳益气散寒；以小陷胸汤清热涤痰散结，加远志开窍化痰。方药相互为用，以奏其效。

酸枣仁汤（《伤寒杂病论》）与四物汤（《仙授理伤续断秘方》）合方

【导读】酸枣仁汤与四物汤合方辨治智力迟缓等；针对病变证机是心肝阴血虚弱，心神失养失守，郁热内生；病变证型是心肝血虚夹热证，症状以语迟、目神痴呆为主，酸枣仁汤与四物汤合方治疗作用特点是滋养心肝，养血舍魂，养心安神。

【组成】酸枣仁汤［酸枣仁二升（48 g）　甘草一两（3 g）　知母二两（6 g）　茯苓二两（6 g）　川芎二两（6 g）］　四物汤［生地黄　当归　白芍　川芎各等份（各12 g）］

两方相重复的药，只选其中用量较大的一个。

【用法】水煎服，每日分6次服。

【功效】补血安神，清热益智。

【适用病症】

主要症状：语言有障碍，目光无神。

辨证要点：面黄无泽，口渴，舌质淡红、苔薄黄，脉虚弱。

可能伴随的症状：发育迟缓，或神情呆滞，或烦躁，或手足不宁，或口角流涎，或发稀萎黄，或指甲无泽，或发音异常等。

【解读方药】方中酸枣仁、茯苓安神，酸枣仁偏于养心益血，茯苓偏于益气渗利；知母清热滋阴；熟地黄、当归、白芍补血，熟地黄偏于滋阴，属于静补，当归偏于活血，属于动补，白芍偏于敛补缓急；川芎理血行气，甘草益气和中。方药功用是补血安神，清热益智。

【配伍用药】若语言不清者，加冰片、麝香，以芳香开窍；若目光无神者，加人参、鹿茸，以益气壮阳；若口角流涎者，加半夏、吴茱萸，以燥湿降逆；若手足不宁者，加朱砂、磁石，以重镇安神；若热甚者，加黄连、栀子，以清热除烦等。

天雄散与赤丸(《伤寒杂病论》)合方

【导读】天雄散与赤丸合方辨治智力迟缓等；针对病变证机是阳虚生痰，阴寒内盛，心神失守；病变证型是阳虚痰湿证，症状以语迟、目神痴呆为主，天雄散与赤丸合方治疗作用特点是温阳散寒，燥湿化痰，健脾益气。

【组成】天雄散 [天雄炮,三两（9 g） 白术八两（24 g） 桂枝六两（18 g）龙骨三两（9 g）] 赤丸 [茯苓四两（12 g） 乌头炮,二两（6 g） 半夏洗,四两（12 g） 细辛一两（3 g）]

【用法】水煎服，以酒调服；每日分6次服。

【功效】温阳益气，燥湿化痰。

【适用病症】

主要症状：语言障碍，目光无神。

辨证要点：手足不温，舌质淡、苔白厚腻，指纹淡滞，脉沉弱。

可能伴随的症状：发育迟缓，或神情呆滞，或畏寒，或手足躁扰，或口角流涎，或头沉，或肢体沉重，或发音异常，或大便溏泻等。

【解读方药】方中天雄、乌头、细辛、桂枝温阳，天雄偏于通阳，乌头偏于攻逐，细辛偏于温化，桂枝偏于通经；白术、半夏、茯苓治湿，白术偏于健脾燥湿，半夏偏于醒脾燥湿，茯苓偏于渗利湿浊；龙骨安神，兼防温化伤阴伤津。方药功用是温阳益气，燥湿化痰。

【配伍用药】若手足不温者，加干姜、吴茱萸，以温阳散寒；若大便溏泻者，加山药、薏苡仁，以益气利湿止泻；若口角流涎者，加益智仁、乌药，以温化固摄；若目光无神者，加人参、鹿茸，以补阳益气；若痰甚者，加天南星、雄黄，以温化痰浊等。

【临证验案】刘某，男，2岁6个月。其母代诉，语言有障碍，神情呆滞，曾被诊断为智力迟缓症，并经刘某外祖父治疗年余，因疗效不佳故前来诊治。刻诊：语言障碍，神情呆滞，手足不温，大便溏泻，口角流涎，舌质淡，苔白厚腻，指纹淡滞。辨为阳虚痰湿证，治当温阳益气，燥湿化痰，给予天雄散与赤丸合方加味：附子10 g，白术24 g，桂枝18 g，龙骨10 g，茯苓12 g，生川乌 6 g，生半夏 12 g，细辛 3 g，红参 10 g，炙甘草 10 g。30 剂，第 1 次煎 45 min，第 2 次煎 30 min，合并药液，每日 1 剂，每次服 10 mL，每日服 15 次。二诊：神情呆滞略有好转，口角流涎减少，手足较前温和，以前方 30 剂。三诊：语言表达较前有好转，大便正常，以前方 30 剂。四诊：诸症较前又有好转，以前方 30 剂。之后，以前方治疗 160 余剂。随访 1 年，智力发育基本较近正常儿童。

　　用方体会：根据手足不温、舌质淡辨为阳虚，再根据口角流涎、苔白厚腻辨为痰湿，因大便溏泻、指纹淡滞辨为气虚，以此辨为阳虚痰湿证。方以天雄散（因药房无天雄，以附子代）温阳益气，通阳安神；以赤丸温阳燥湿，益气化饮，加红参大补元气，炙甘草益气和中，兼制约附子、川乌、细辛之峻性。方药相互为用，以奏其效。

天雄散(《伤寒杂病论》)与通窍活血汤(《医林改错》)合方

　　【导读】 天雄散与通窍活血汤合方辨治智力迟缓等；针对病变证机是阳气虚弱，痰浊内生，瘀血阻滞，清窍壅滞；病变证型是阳虚瘀阻证，症状以语迟目神痴呆为主，天雄散与通窍活血汤合方治疗作用特点是温阳散寒，燥湿化痰，活血化瘀，芳香通窍。

　　【组成】 天雄散［天雄炮,三两（9 g）　白术八两（24 g）　桂枝六两（18 g）　龙骨三两（9 g）］　通窍活血汤［赤芍一钱（3 g）　川芎一钱（3 g）　桃仁研泥,二钱（6 g）　红花三钱（9 g）　老葱切研,三根（3 根，45 g）　生姜切片,三钱（9 g）　大枣去核,七个（7 个）　麝香绢包,五厘（0.15 g）　黄酒半斤（250 g）］

　　【用法】 水煎服，以酒调服；每日分 6 次服。

　　【功效】 温阳益气，活血化瘀。

　　【适用病症】

主要症状：语言有障碍，目光无神。

辨证要点：手足不温，舌质暗淡夹瘀紫、苔薄白，指纹暗紫，脉沉弱涩。

可能伴随的症状：发育迟缓，或反应迟钝，或畏寒，或肌肉软弱，或关节强硬，或口角流涎，或头痛，或肢体疼痛，或发音异常，或大便溏泻等。

【解读方药】方中天雄、桂枝温阳，天雄偏于通阳，桂枝偏于通经；桃仁、红花、黄酒、赤芍、川芎活血，桃仁偏于破血，红花偏于通经，黄酒偏于行散，赤芍偏于凉血，川芎偏于行气；生姜、老葱辛散，生姜偏于行散，老葱偏于开窍；麝香芳香开窍醒神；白术、大枣益气，白术偏于健脾燥湿，大枣偏于生血缓急，龙骨固涩安神，兼防温热药耗散。方药功用是温阳益气，活血化瘀。

【配伍用药】若手足不温者，加干姜、吴茱萸，以温阳散寒；若关节强硬者，加川牛膝、杜仲，以活血舒筋；若肌肉软弱者，加黄芪、当归，以益气补血；若发音异常者，加桔梗、牛蒡子，以通咽利声等。

天雄散(《伤寒杂病论》)与
龟鹿二仙胶(《医林改错》)合方

【导读】天雄散与龟鹿二仙胶合方辨治智力迟缓等；针对病变证机是阳气虚弱，痰浊内生，精血亏损，心肾失养；病变证型是阳虚精亏证，症状以语迟目神痴呆为主，天雄散与龟鹿二仙胶合方治疗作用特点是温阳散寒，燥湿化痰，滋补心肾，安神定志。

【组成】天雄散［天雄炮,三两（9 g） 白术八两（24 g） 桂枝六两（18 g）龙骨三两（9 g）］ 龟鹿二仙胶［枸杞子三十两（90 g） 鹿角十斤（5 000 g）龟板五斤（2 500 g） 人参十五两（450 g）］

【用法】水煎服，每日分6次服。

【功效】温阳益气，化生精血。

【适用病症】

主要症状：语言有障碍，目光无神。

辨证要点：手足不温，筋骨软弱，舌质淡、苔薄白，指纹淡滞，脉沉弱。

可能伴随的症状：发育迟缓，或反应迟钝，或畏寒，或肌肉软弱，或形体消瘦，或口角流涎，或面容焦枯，或发音异常，或大便溏泻等。

【解读方药】方中天雄、桂枝温阳，天雄偏于通阳，桂枝偏于通经；枸杞子、龟板滋阴，枸杞子偏于益精，龟板偏于固阴；鹿角温补阳气；白术、人参补气，人参偏于大补，白术偏于健脾燥湿；龙骨固涩安神，兼防温热药耗散。方药功用是温阳益气，化生精血。

【配伍用药】若阴虚甚者，加麦冬、天冬，以滋补阴津；若阳虚甚者，加巴戟天、鹿角，以温补阳气；若寒甚者，加干姜、吴茱萸，以温阳散寒；若大便溏泻者，加山药、白术，以健脾止泻等。

天雄散与四逆散(《伤寒杂病论》)合方

【导读】天雄散与四逆散合方辨治智力迟缓等；针对病变证机是阳气虚弱，阴寒内盛，气机郁滞；病变证型是阳虚气郁证，症状以语迟、目神痴呆为主，天雄散与四逆散合方治疗作用特点是温壮阳气，益气化痰，疏理气机，潜阳安神。

【组成】天雄散［天雄 炮,三两（9 g）　白术 八两（24 g）　桂枝 六两（18 g）龙骨 三两（9 g）］　四逆散［柴胡　枳实 破,水渍,炙干　芍药　甘草 炙（各12 g）］

【用法】水煎服，每日分6次服。

【功效】温阳益气，疏肝解郁。

【适用病症】

主要症状：语言有障碍，目光无神。

辨证要点：手足不温，情绪异常，舌质淡、苔薄白，指纹淡暗，脉沉弱。

可能伴随的症状：发育迟缓，或反应迟钝，或畏寒，或急躁易怒，或口角流涎，或面容焦枯，或发音异常，或大便干结等。

【解读方药】方中天雄、桂枝温阳，天雄偏于通阳，桂枝偏于通经；柴胡、枳实行气，柴胡偏于升散，枳实偏于降泄；芍药益血敛肝；白术健脾燥湿；龙骨固涩安神，兼防温热药耗散；甘草益气缓急。方药功用是温阳益气，疏肝解郁。

【配伍用药】若情绪异常者，加木香、青皮，以行气解郁；若阳虚甚者，加鹿茸、巴戟天，以温补阳气；若急躁易怒者，加白芍、甘草，以益气缓急；若大便干结者，加大黄、附子，以温阳通便等。

【临证验案】许某，男，4岁。其母代诉，小儿发育迟缓，反应迟钝，服用中西药，但未能有效改善病情，近由病友介绍前来诊治。刻诊：语言不利，目光无神，身材偏瘦小，口水多，夜间小便多，手足不温，怕冷，急躁易怒，舌质淡，苔薄，脉沉弱。辨为阳虚不固，肝气郁滞证，治当温阳固摄，调理气机，给予天雄散、理中丸与四逆散合方：制附子 10 g，白术 24 g，桂枝 20 g，龙骨 10 g，柴胡 12 g，枳实 12 g，白芍 12 g，干姜 10 g，红参 10 g，炙甘草 10 g。6 剂，以水浸泡 30 min，大火烧开，小火煎 40 min，每日 1 剂，每次服 30 mL，每日服 8 次。二诊：手足不温较前好转，以前方 6 剂继服。三诊：手足不温、怕冷较前又有好转，仍夜间小便多，以前方加山茱萸 12 g，罂粟壳 3 g，6 剂。四诊：手足不温、怕冷较前又有好转，急躁易怒明显减轻，小便多减少，以前方 6 剂继服。五诊：目光无神较前好转，以前方 6 剂继服。六诊：诸证较前均有好转，为了巩固疗效，又以前方治疗 80 余剂，语言不利基本消除。又以前方变汤剂为丸剂，每次 2 g，每日分早中晚服。随访 1 年，发育正常，一切正常。

用方体会：根据语言不利、怕冷辨为阳虚，再根据口水多、小便多辨为阳虚不固，因急躁易怒辨为气郁，又因舌质淡，脉沉弱辨为气虚，以此辨为阳虚不固，肝气郁滞证。方以天雄散温阳益气固摄；以理中丸温阳散寒，健脾益气；以四逆散疏肝理气，调理气机。方药相互为用，以奏其效。

百合地黄汤与小陷胸汤(《伤寒杂病论》)合方

【导读】百合地黄汤与小陷胸汤合方辨治智力迟缓等；针对病变证机是阴血亏损，虚热内生，热灼阴津，痰热内生；病变证型是阴虚痰热证，症状以语迟、目神痴呆为主，百合地黄汤与小陷胸汤合方治疗作用特点是滋补阴血，清热化痰，行气醒神。

【组成】百合地黄汤[生地黄 50 g　百合 14 g]　小陷胸汤[黄连一两（3 g）半夏洗,半升（12 g）　瓜蒌实大者一枚（30 g）]

【用法】水煎服，每日分 6 次服。

【功效】滋阴生津，清热化痰。

【适用病症】

主要症状：语言有障碍，目光无神。

辨证要点：口干咽燥，舌红少苔，或苔黄腻，指纹络紫红，脉沉细滑。

可能伴随的症状：发育迟缓，或反应迟钝，或盗汗，或五心烦热，或口角流涎，或面容焦枯，或声音嘶哑，或大便干结等。

【解读方药】方中百合、生地黄滋阴，百合偏于清心安神，生地黄偏于凉血补血；黄连、全瓜蒌清热，黄连偏于燥湿；全瓜蒌偏于化痰；半夏燥湿化痰，兼防寒凉药凝滞。方药功用是滋阴生津，清热化痰。

【配伍用药】若语言有障碍者，加冰片、麝香，以芳香开窍；若目光无神者，加菊花、枸杞子、人参，以明目醒神；若盗汗者，加五味子、牡蛎，以敛阴止汗；若五心烦热者，加地骨皮、牡丹皮，以凉血除烦等。

【临证验案】孙某，男，5岁。其母代诉，小儿发育迟缓，反应迟钝，虽服用中西药但未能有效改善病情，近由病友介绍前来诊治。刻诊：语言不利，目光无神，身材偏瘦小，口唇干燥，小便少，手足心热，盗汗，潮热，急躁易怒，大便干结，头沉，舌质红，苔黄厚腻，脉沉弱。辨为阴虚不荣，肝郁痰热证，治当滋阴生津，清热化痰，疏理气机，给予百合地黄汤、小陷胸汤与四逆散合方：百合15 g，生地黄50 g，黄连3 g，全瓜蒌30 g，生半夏12 g，柴胡12 g，枳实12 g，白芍12 g，炙甘草12 g。6剂，以水浸泡30 min，大火烧开，小火煎40 min，每日1剂，每次服30 mL，每日服8次。二诊：盗汗减少，潮热减轻，以前方6剂继服。三诊：手足心热减轻，仍大便干结，以前方加玄参24 g，6剂。四诊：手足心热基本消除，大便正常，以前方6剂继服。五诊：语言较前略有改善，以前方6剂继服。六诊：盗汗、潮热未再出现，为了巩固疗效。又以前方治疗60余剂，诸症较前均有好转。又以前方治疗100余剂，诸证基本消除。随访1年，发育正常，一切正常。

用方体会：根据语言不利、盗汗辨为阴虚，再根据口唇干燥、小便少辨为津亏，因急躁易怒辨为气郁，又因头沉、苔黄腻辨为痰热，以此辨为阴虚不荣，肝郁痰热证。方以百合地黄滋补阴津，清热凉血；以小陷胸汤清热化痰，行气宽胸；以四逆散疏肝理气，调理气机。方药相互为用，以奏其效。

第九章　新生儿疾病用方

一、胎黄

　　胎黄指婴儿出生后皮肤面目出现黄疸，根据临床特征分为生理性和病理性，生理性胎黄在生后 2～3 天出现，4～6 天达高峰，7～10 天消退，一般无其他明显临床症状表现；若生后 24 小时内出现黄疸，3 周后仍不消退，或持续加深，或消退后复现，为病理性黄疸，如溶血性黄疸、胆管畸形、胆汁瘀阻、肝细胞性黄疸。辨治胎黄的选方用药基本要求与应用准则如下：

　　茵陈蒿汤方药组成特点是以清热利湿退黄为主，辨治病证以湿热蕴结为主。

　　犀角散方药组成特点是以清热凉血，燥湿利湿为主，辨治病证以血热夹湿为主。

　　茵陈蒿汤与犀角散合方组成特点是以清热燥湿，凉血解毒为主，辨治病证以湿热迫血为主。又，茵陈蒿汤与犀角散合方较犀角散治疗作用显著。

　　茵陈理中汤方药组成特点是以温阳散寒，利湿退黄为主，辨治病证以寒湿阻滞为主。

　　抵当汤方药组成特点是以泻热破血，逐瘀退黄为主，辨治病证以瘀热迫血为主。

茵陈蒿汤(《伤寒杂病论》)

　　【导读】茵陈蒿汤辨治新生儿黄疸如新生儿生理性黄疸、溶血性黄疸、胆管畸形、胆汁瘀阻、肝细胞性黄疸等（胎黄）等；针对病变证机是湿浊内生，

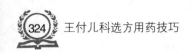

湿郁化热，湿热蕴结；病变证型是湿热蕴结证，症状以身目发黄为主，茵陈蒿汤治疗作用特点是清泻郁热，燥湿利湿。

【组成】茵陈蒿_{六两}（18 g）　栀子_{擘，十四枚}（14 g）　大黄_{去皮，二两}（6 g）

【用法】用水 840 mL，先煎茵陈 30 min，煮取药液 210 mL，每日分 6 次温服。

【功效】清热利湿退黄。

【适用病症】

主要症状：身目发黄，黄色鲜明。

辨证要点：口渴欲饮，舌质红、苔黄腻，脉滑数。

可能伴随的症状：发热，或无汗，或但头汗出，或腹微满，或胁胀，或恶心呕吐，或食则头昏，或大便不爽，或便秘，或小便黄赤等。

【解读方药】方中茵陈疏泄利湿清热；大黄、栀子泻热，大黄偏于导热泻大便，栀子偏于泻热利小便。方药功用是清热利湿退黄。

【配伍用药】若湿甚者，加大茵陈用量，再加黄柏，以清利湿热；若热甚者，加大栀子用量，再加知母、淡豆豉，以清解郁热；若腹满者，加枳实、厚朴，以行气除满；若恶心呕吐者，加半夏、竹茹，以降逆止呕；若食则头昏者，加山楂、神曲，以消食和胃；若大便干结者，加大大黄用量，再加芒硝，以泻热通便；若大便溏泻者，加茯苓、薏苡仁，以渗湿止泻等。

【临证验案】许某，男，24 天。其母代诉，出生第 2 天出现黄疸，经住院治疗 10 天未有明显好转，近由亲戚介绍前来诊治。刻诊：全身发黄，甚于面部，大便干结 2~3 天 1 次，手足心热且汗多，吐乳，舌质红，苔薄黄，指纹紫。辨为湿热气逆证，治当清热利湿，和胃降逆，给予茵陈蒿汤与橘皮汤合方加味：茵陈蒿 20 g，栀子 15 g，大黄 6 g，橘皮 12 g，生姜 24 g，生甘草 6 g。6 剂，第 1 次煎 45 min，第 2 次煎 30 min，合并药液，每日 1 剂，每次服 5 mL，每日服 15 次。二诊：全身发黄减轻，以前方 6 剂继服。三诊：全身发黄基本消除，以前方 3 剂，每 2 日 1 剂，一切正常。

用方体会：根据全身发黄、舌质红辨为热，再根据手足心热且汗多辨为湿热，因大便干结辨为热结，又因吐乳辨为胃气上逆，以此辨为湿热气逆证。方以茵陈蒿汤清热利湿；橘皮汤理气和胃降逆，加生甘草清热益气和中。方药相互为用，以奏其效。

犀角散(《千金要方》)

【导读】 犀角散辨治新生儿黄疸如新生儿生理性黄疸、溶血性黄疸、胆管畸形、胆汁瘀阻、肝细胞性黄疸等（胎黄）等；针对病变证机是湿热内生，热迫血脉，清阳郁滞；病变证型是血热夹湿证，症状以身目黄色鲜明为主，犀角散治疗作用特点是清热燥湿，凉血解毒，升透郁阳。

【组成】 犀角_{水牛角代}（30 g）　黄连（10 g）　升麻（6 g）　山栀（15 g）茵陈（30 g）

【用法】 水煎温服，每日分6次服。

【功效】 清热凉血，燥湿利湿。

【适用病症】

主要症状：身目发黄，烦躁不安。

辨证要点：黄色鲜明，舌质红绛、苔薄黄，脉细数。

可能伴随的症状：发热，或面赤，或口舌溃烂，或头汗出，或腹微满，或胁胀，或睡卧不安，或筋脉抽掣，或大便不爽，或烦喘闷乱等。

【解读方药】 方中犀角清热解毒，凉血退黄；茵陈疏泄利湿，清热退黄；黄连、栀子清热燥湿，黄连偏于清心胃积热，栀子偏于泻三焦郁热；升麻辛散透热。方药功用是清热凉血，燥湿利湿。

【配伍用药】 若血热甚者，加大水牛角用量，再加生地黄、牡丹皮，以清热凉血；若湿热甚者，加大黄连、栀子用量，再加黄柏，以清热燥湿；若湿甚者，加大茵陈用量，再加茯苓，以渗利湿浊；若身热者，加大升麻用量，再加柴胡，以透解郁热；若筋脉抽掣者，加白芍，甘草，以缓急止抽；若大便干结者，加大黄、芒硝，以泻热通便等。

茵陈蒿汤(《伤寒杂病论》)与犀角散(《千金方》)合方

【导读】 茵陈蒿汤与犀角散合方辨治新生儿黄疸如新生儿生理性黄疸、溶血性黄疸、胆管畸形、胆汁瘀阻、肝细胞性黄疸等（胎黄）等；针对病变证机是湿热蕴结，热毒迫血，阳郁不通；病变证型是湿热迫血证，症状以身目发黄为主，茵陈蒿汤与犀角散合方治疗作用特点是清热燥湿，凉血解毒，通阳利湿。

【组成】 茵陈蒿汤［茵陈蒿_{六两}（18 g）　栀子_{擘，十四枚}（14 g）　大黄_{去皮，二两}（6 g）］　犀角散［犀角（水牛角代，30 g）　黄连（10 g）　升麻（6 g）　山栀（15 g）　茵陈（30 g）］

两方相重复的药，只选其中用量较大的一个。

【用法】 用水 840 mL，先煎茵陈 30 min，煮取药液 210 mL，每日分 6 次温服。

【功效】 清热燥湿，凉血解毒。

【适用病症】

主要症状：身目发黄，黄色鲜明，烦躁不安。

辨证要点：面赤，舌质红、苔黄腻，脉滑数。

可能伴随的症状：发热，或口舌溃烂，或头汗出，或腹微满，或胁胀，或睡卧不安，或筋脉抽掣，或大便不爽，或烦喘闷乱等。

【解读方药】 方中犀角清热解毒，凉血退黄；茵陈疏泄利湿，清热退黄；大黄、黄连、栀子泻热，大黄偏于导热泻大便，黄连偏于清心胃积热，栀子偏于泻热利小便；升麻辛散透热。方药功用是清热燥湿，凉血解毒。

【配伍用药】 若烦躁不安者，加黄连、朱砂，以清热除烦；若血热甚者，加大水牛角、大黄用量，再加生地黄、牡丹皮，以清泻凉血；若湿热甚者，加大黄连、栀子用量，再加黄柏，以清热燥湿；若湿甚者，加大茵陈用量，再加茯苓、泽泻，以渗利湿浊；若口舌生疮者，加大黄连用量，再加苦参，以清热燥湿；若筋脉抽掣者，加全蝎、白芍，甘草，以缓急止抽；若大便干结者，加大大黄用量，再加芒硝，以泻热通便等。

茵陈理中汤(《伤寒广要》)

【导读】 茵陈理中汤辨治新生儿黄疸如新生儿生理性黄疸、溶血性黄疸、胆管畸形、胆汁瘀阻、肝细胞性黄疸等（胎黄）等；针对病变证机是脾胃虚弱，寒湿内生，寒湿化热；病变证型是寒湿夹热证，症状以身目发黄为主，茵陈理中汤治疗作用特点是健脾益气，温中散寒，清热利湿。

【组成】茵陈一钱（3 g）　白术　人参　干姜　炙甘草各三钱（各9 g）

【用法】水煎服，每日分6次服。

【功效】温阳散寒，利湿退黄。

【适用病症】

主要症状：身目发黄，黄色晦暗。

辨证要点：口淡不渴，舌质淡、苔白腻，脉沉滑。

可能伴随的症状：身体困倦，或腹微满，或胁胀，或食后即吐，或手足不温，或大便不爽，或小便短少等。

【解读方药】方中茵陈利湿退黄；干姜温暖脾胃；人参、白术、甘草益气，人参偏于大补，白术偏于燥湿，甘草偏于平补。方药功用是温阳散寒，利湿退黄。

【配伍用药】若湿甚者，加大茵陈用量，再加茯苓，以渗利湿浊；若寒甚者，加大干姜用量，再加吴茱萸，以温阳散寒；若腹满者，加砂仁、木香，以行气除满；若恶心呕吐者，加半夏、陈皮，以理气降逆止呕；若食则头昏者，加山楂、神曲，以消食和胃；若胁胀者，加柴胡、枳实，以行气解郁；若手足不温者，加大干姜用量，再加附子，以温阳散寒等。

抵当汤（《伤寒杂病论》）

【导读】抵当汤辨治新生儿黄疸如新生儿生理性黄疸、溶血性黄疸、胆管畸形、胆汁瘀阻、肝细胞性黄疸等（胎黄）等；针对病变证机是瘀阻经脉，瘀郁化热，瘀热阻结；病变证型是瘀热迫血证，症状以身目发黄为主，抵当汤治疗作用特点是活血化瘀，清泻郁热。

【组成】水蛭熬（60 g）　虻虫去翅足,熬,三十个（6 g）　桃仁去皮尖,二十个（4 g）大黄酒洗,三两（9 g）

【用法】用水350 mL，煮取药液210 mL，每次温服70 mL，视病情决定服药次数。

【功效】泻热破血，逐瘀退黄。

【适用病症】

主要症状：身目发黄，大便干结。

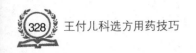

辨证要点：烦躁不安，舌质暗红夹瘀紫、苔薄黄，指纹紫暗。

可能伴随的症状：大便干结，或腹微满，或腹痛，或手足发热，或小便短少等。

【解读方药】方中桃仁、水蛭、虻虫破血，桃仁偏于消结，水蛭偏于消癥，虻虫偏于消积；大黄泻热通瘀。方药功用是泻热破血，逐瘀退黄。

【配伍用药】若发黄甚者，加茵陈、茯苓，以利湿退黄；若大便干结甚者，加芒硝，以泻热通便；若腹满者，加枳实、厚朴，以行气除满；若腹痛者，加白芍、甘草，以缓急止痛；若手足心热者，加地骨皮、牡丹皮，以清热凉血；若烦躁不安者，加黄连、栀子，以清热除烦等。

【临证验案】杨某，男，22天。其母代诉，出生第2天即出现黄疸，经住院治疗10余天未有明显好转，近由病友介绍前来诊治。刻诊：全身发黄，甚于面部，大便干结3～4天1次，身热（体温基本正常），吐乳，舌质暗红夹紫，苔黄略腻，指纹暗紫。辨为瘀血夹湿热证，治当活血化瘀，清热利湿，给予抵当汤与茵陈蒿汤合方加味：水蛭3g，虻虫3g，桃仁10g，茵陈蒿20g，栀子15g，大黄9g，红参3g，生甘草6g。6剂，以水浸泡30 min，大火烧开，小火煎30 min，每日1剂，每次服5 mL，每日服15次；婴儿母亲每日分早中晚服，每次150 mL。二诊：全身发黄明显消退，大便正常，以前方6剂继服。三诊：全身发黄消除，大便略溏，以前方变大黄为3g，6剂。四诊：一切正常，为了巩固疗效，又以前方2剂，每2天1剂。随访3个月，一切正常。

用方体会：根据全身发黄、舌质红辨为热，再根据苔黄腻辨为湿热，因舌质暗红夹瘀紫辨为瘀，又因吐乳辨为胃气上逆，以此辨为瘀血夹湿热证。方以抵当汤活血化瘀，利湿退黄；以茵陈蒿汤清热利湿，加红参益气和中，兼防苦寒药伤胃气。方药相互为用，以奏其效。

二、赤游丹

丹毒（赤游丹）是一种由溶血性链球菌感染累及真皮浅层淋巴管的急性皮肤传染病，病变以局部皮肤红赤如丹，状如片云，游走不定为主。辨治赤游丹的选方用药基本要求与应用准则如下：

犀角解毒饮方药组成特点是以疏散郁热，凉血解毒为主，辨治病证以郁热疫毒为主。

神犀丹方药组成特点是以清热解毒，凉血消斑为主，辨治病证以血热疫毒为主。

犀角解毒饮(《医宗金鉴》)

【导读】犀角解毒饮辨治丹毒（赤游风）等；针对病变证机是热毒蕴结，郁热迫血，湿因热生，营卫郁滞；病变证型是郁热疫毒证，症状以发热恶寒、红肿焮痛为主，犀角解毒饮治疗作用特点是清热解毒，凉血散瘀，透散郁热。

【组成】牛蒡子炒 犀角(水牛角代) 荆芥穗 防风 连翘去心 金银花 赤芍药 生甘草 川黄连 生地黄 灯心各等份

【用法】水煎服，每日分6次服。

【功效】疏散郁热，凉血解毒。

【适用病症】

主要症状：发热恶寒，红肿焮痛。

辨证要点：口渴欲饮，舌质红、苔薄黄，指纹红紫，或脉浮数。

可能伴随的症状：烦躁，或哭啼不休，或红肿如云片，或肿痛游走不定，或大便干结，或小便短赤等。

【解读方药】方中水牛角、赤芍、生地黄凉血，水牛角偏于解毒，赤芍偏于散瘀，生地黄偏于益阴；黄连、灯心、连翘、金银花清热，黄连偏于燥湿，灯心偏于通利，连翘偏于散结，金银花偏于消肿；牛蒡子、荆芥、防风辛散透达，牛蒡子偏于辛凉疏散，荆芥、防风偏于辛温透达，兼防寒药凝滞；生甘草清热益气和中。方药功用是疏散郁热，凉血解毒。

【配伍用药】若发热甚者，加大连翘、金银花用量，以清热解毒；若红肿甚者，加大赤芍用量，再加牡丹皮、丹参，以清热活血消肿；若疼痛甚者，加玄胡索、川楝子，以行气活血止痛；若烦躁者，加大水牛角用量，再加黄连，以清热除烦；若大便干结者，加大黄、芒硝，以泻热通便；若恶寒者，加大荆芥、防风用量，以辛散透达；若热伤阴者，加大生地黄用量，再加麦冬，以清

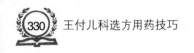

热生津等。

神犀丹(《温热经纬》引叶天士方)

【导读】神犀丹辨治丹毒（赤游风）等；针对病变证机是热毒蕴结，湿因热生，湿热迫血，灼伤阴津，壅闭清窍；病变证型是血热疫毒证，症状以高热、红肿焮痛为主，神犀丹治疗作用特点是清热解毒，凉血透热，开窍安神。

【组成】犀角（水牛角代）　石菖蒲　黄芩各六两（各180g）　真怀生地黄绞汁金银花各一斤（各500g）　金汁　连翘各十两（各300g）　板蓝根九两（270g）香豉八两（240g）　元参七两（210g）　花粉　紫草各四两（各120g）

【用法】将药研为细散状，以水牛角代、地黄汁、金汁和药制为丸，每丸2g，凉开水化服，每日分6次服，小儿减半。用汤剂可用原方量的1/50。

【功效】清热解毒，凉血消斑。

【适用病症】

主要症状：高热，红肿焮痛。

辨证要点：口渴欲饮，舌质红、苔薄黄，指纹红紫，或脉浮数。

可能伴随的症状：口咽糜烂，或目赤烦躁，或哭啼不休，或昏厥，或谵语，或斑疹色紫，或大便干结，或小便短赤等。

【解读方药】方中黄芩、金银花、金汁、连翘、板蓝根清热解毒；水牛角、生地黄、玄参、紫草清热凉血；天花粉清热益阴；石菖蒲开窍化湿；香豉（淡豆豉）辛散透达。方药功用是清热解毒，凉血消斑。

【配伍用药】若高热甚者，加石膏、知母，以清热泻火；若红肿甚者，加牡丹皮、赤芍，以清热活血消肿；若烦躁甚者，加黄连、栀子，以清热除烦；若大便干结者，加大黄、芒硝，以泻热通便；若昏厥者，加冰片、石菖蒲，以芳香开窍等。

三、脐风（小儿抽搐）

新生儿破伤风（脐风）是由破伤风杆菌侵入所引起的一种急性感染性疾

病；中医认识"脐风"不能局限于"破伤风"，均可从脐风。辨治脐风的选方用药基本要求与应用准则如下：

撮风散方药组成特点是以息风化痰，醒神止痉为主，辨治病证以风痰郁窍为主。

玉真散方药组成特点是以祛风化痰，定搐止痉为主，辨治病证以风痰扰筋为主。

撮风散(《证治准绳》)

【导读】撮风散辨治小儿抽搐、破伤风（脐风）等；针对病变证机是痰郁生内，热闭心窍；病变证型是风痰热郁窍证，症状以舌强、神昏为主，撮风散治疗作用特点是化痰息风，清热解毒，开窍醒神。

【组成】蜈蚣炙，半条（3 g）　钩藤一分（0.3 g）　朱砂一钱（3 g）　直僵蚕焙，一钱（3 g）　蝎梢一钱（3 g）　麝一字（0.1 g）

【用法】水煎服，每日分6次服。

【功效】息风化痰，醒神止痉。

【适用病症】

主要症状：舌体强硬，神志昏迷。

辨证要点：口渴欲饮，舌质淡红、苔厚腻，指纹暗紫，或脉弦。

可能伴随的症状：撮口唇紧，或肢体抽搐，或面青目黄，或颈项僵硬，或角弓反张，或神昏，或吞咽困难，或不能吮乳等。

【解读方药】方中蜈蚣、僵蚕、蝎梢、钩藤息风止痉，蜈蚣偏于解毒，僵蚕偏于化痰，蝎梢偏于通络，钩藤偏于清热；麝香芳香开窍醒神；朱砂清热解毒，重镇安神。方药功用是息风化痰，醒神止痉。

【配伍用药】若舌体强硬甚者，加大僵蚕用量，再加白芍，以缓急柔筋；若昏迷甚者，加大麝香用量，再加冰片，以芳香开窍；若抽搐甚者，加大全蝎、蜈蚣，以息风止痉；若吞咽困难者，加桔梗、半夏，以宣降咽喉；若面青目黄者，加柴胡、当归、茵陈，以疏肝退黄，活血补血等。

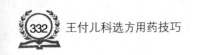

玉真散(《外科正宗》)

【导读】玉真散辨治小儿抽搐、破伤风（脐风）等；针对病变证机是痰郁生风，内浸筋脉；病变证型是风痰扰筋证，症状以舌强、肢搐为主，玉真散治疗作用特点是化痰息风，舒达筋脉。

【组成】天南星　防风　白芷　天麻　羌活　白附子_{各等份}（10 g）

【用法】将药研为细散状，每次服 3～6 g，以热酒或童便调服；外用适量，涂患处。

【功效】祛风化痰，定搐止痉。

【适用病症】

主要症状：撮口唇紧，肢体抽搐。

辨证要点：口淡不渴，舌质暗淡、苔薄白，指纹暗紫，或脉弦。

可能伴随的症状：牙关紧闭，或咬牙缩舌，或面青目黄，或颈项僵硬，或角弓反张，或神昏，或吞咽困难，或不能吮乳等。

【解读方药】方中天南星、天麻、白附子息风，天南星偏于涤痰，天麻偏于止痉，白附子偏于通络；防风、羌活、白芷辛散祛风，防风偏于止痉，羌活偏于通利，白芷偏于通窍。方药功用是祛风化痰，定搐止痉。

【配伍用药】若撮口唇紧甚者，加大天南星、天麻用量，以息风解痉；若肢体抽搐甚者，加大白附子用量，再加全蝎、白僵蚕，以祛风息风止痉；若牙关紧闭甚者，加蜈蚣、白僵蚕，以通络止痉；若舌质暗淡者，加当归、川芎，以行气活血等。

四、脐部病证

脐部病证主要包括脐疮、脐疮、脐痒、脐出血、脐突等。辨治脐部病证的选方用药基本要求与应用准则如下：

龙骨散方药组成特点是以收敛固涩愈疮为主，辨治病证以湿毒郁结为主。

犀角消毒饮方药组成特点是以疏风透散，凉血解毒为主，辨治病证以血热风毒为主。

茜根散方药组成特点是以清热凉血止血为主，辨治病证以血热出血为主。

二豆散方药组成特点是以辛散透达，化痰消肿为主，辨治病证以痰浊蕴结为主。

苦参矾石汤方药组成特点是以清热燥湿，温化止痒为主，辨治病证以湿热浸淫为主。

龙骨散(《杂病源流犀烛》)

【导读】龙骨散辨治脐湿、脐疮、湿疹等；针对病变证机是湿结，蚀腐肌肤；病变证型是湿毒郁结证，症状以脐周渗水为主，龙骨散治疗作用特点是燥湿解毒，收敛固涩。

【组成】龙骨煅（30 g）　枯矾少许（10 g）

【用法】研为细粉，局部外涂。

【功效】收敛固涩愈疮。

【适用病症】

主要症状：脐部渗水。

辨证要点：舌质淡、苔腻，指纹暗淡。

可能伴随的症状：脐部红肿，或脐部瘙痒等。

【解读方药】方中龙骨固涩生肌敛疮；枯矾敛疮燥湿解毒。方药功用是收敛固涩愈疮。

【配伍用药】若湿热者，加黄连、黄芩用量，以清热燥湿；若脐部渗水甚者，加滑石、车前子，以渗利水湿；若红肿甚者，加赤芍、牡丹皮，以凉血活血消肿；若痛痒者，加苦参、黄连，以清热除烦止痒等。

犀角消毒饮(《张氏医通》)

【导读】犀角消毒饮辨治脐湿、脐疮等；针对病变证机是郁热迫血，浸淫肌肤；病变证型是血热风毒证，症状以脐部红肿热痛为主，犀角消毒饮治疗作

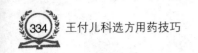

用特点是清热解毒，益气凉血，疏散郁热。

【组成】犀角(水牛角)七分（2.1 g）　连翘　鼠粘子(牛蒡子)各一钱（各3 g）　荆芥六分（1.8 g）　甘草　防风各五分（各1.5 g）　忍冬一钱五分（4.5 g）

【用法】水煎服，不拘时候服。

【功效】疏风透散，凉血解毒。

【适用病症】

主要症状：脐部红肿热痛。

辨证要点：舌质红、苔黄，指纹暗红。

可能伴随的症状：脐部糜烂，或脐部流黄水，或高热，或抽搐等。

【解读方药】方中水牛角、连翘、忍冬藤清热，水牛角偏于凉血，连翘偏于消疮，忍冬偏于通透，牛蒡子、荆芥、防风辛散通透，牛蒡子偏于辛凉透达，荆芥、防风辛温透达。方药功用是疏风透散，凉血解毒。

【配伍用药】若血热甚者，加大水牛角用量，再加生地黄、玄参，以清热凉血；若红肿甚者，加大连翘用量，再加蒲公英、紫花地丁，以清热解毒消肿；若脐部糜烂甚者，加苦参、雄黄，以清热燥湿，温化湿毒；若高热者，加大连翘、牛蒡子用量，再加黄连，以清透郁热；若抽搐者，加全蝎、白僵蚕，以息风止痉等。

茜根散(《重订严氏济生方》)

【导读】茜根散辨治脐出血、鼻出血等；针对病变证机是湿热蕴结，热毒迫血，血热妄行；病变证型是血热出血证，症状以脐部或鼻部渗血为主，茜根散治疗作用特点是清热燥湿，凉血补血，化瘀止血。

【组成】茜根　黄芩　阿胶蛤粉炒　侧柏叶　生地黄各一两（各30 g）　甘草炙,五钱（15 g）

【用法】将药研为散状，每服12 g，以水230 mL，加生姜三片，煎至150 mL，去滓温服，不拘时候。

【功效】清热凉血止血。

【适用病症】

主要症状：脐部渗血。

辨证要点：舌质红、少苔，或苔黄，指纹暗红。

可能伴随的症状：面热唇焦，或身热，或便血，或鼻衄，或肌衄，或大便干结，或烦躁不安等。

【解读方药】方中茜根、阿胶、侧柏叶止血，茜根偏于化瘀，阿胶偏于补血，侧柏叶偏于收敛；黄芩、生地黄清热，黄芩偏于燥湿，生地黄偏于生津；甘草益气和中。方药功用是清热凉血止血。

【配伍用药】若血热甚者，加大生地黄用量，再加玄参、水牛角，以清热凉血；若身热甚者，加石膏、知母，以清泻盛热；若出血多者，加大蓟、小蓟、白茅根，以清热凉血止血；若烦躁不安者，加黄连、朱砂，以清热安神；若大便干结者，加大黄、芒硝，以泻热通便。

二豆散(《医宗金鉴》)

【导读】二豆散辨治脐突等；针对病变证机是湿热生痰，痰结壅滞；病变证型是痰浊蕴结证，症状以脐部半球状突出为主，二豆散治疗作用特点是燥湿化痰，利湿消肿。

【组成】赤小豆_{不去皮}　豆豉　天南星_{去皮、脐}　白蔹_{各一钱}（各3 g）

【用法】药研为细末，用芭蕉汁1.5 mL，调敷肚脐四周，每日2次。

【功效】辛散透达，化痰消肿。

【适用病症】

主要症状：脐部半球状突出。

辨证要点：舌质淡红、苔薄，指纹淡红。

可能伴随的症状：囊状突出，或身热，或脐部色泽光浮等。

【解读方药】方中白蔹、赤小豆清热，白蔹偏于解毒散结，赤小豆偏于通经消肿；天南星通络燥湿解毒；豆豉透散郁结。方药功用是辛散透达，化痰消肿。

【配伍用药】若痰热甚者，加贝母、全瓜蒌，以清热燥湿化痰；若寒痰者，加大天南星用量，再加半夏，以温化燥湿化痰；若夹瘀热者，加牡丹皮、赤芍、大黄，以泻热祛瘀；若寒瘀者，加三棱、莪术，以温化破血逐瘀；若寒凝者，加附子、干姜，以温阳散寒；若气滞者，加柴胡、枳实，以疏达气机等。

苦参矾石汤(《治法与选方用药》)

【导读】苦参矾石汤辨治脐疹、脐痒、脐疮、脚气等；针对病变证机是湿郁化热，湿热胶结，壅滞肌肤营卫；病变证型是湿热浸淫证，症状以脐部溃烂流水为主，苦参矾石汤治疗作用特点是清热燥湿，温化软坚，收敛止痒。

【组成】苦参（24 g）　矾石（10 g）　芒硝（12 g）　花椒（12 g）　土茯苓（30 g）

【用法】本方既可做汤剂，又可做散剂。汤剂制法是：将上述 5 味药置于砂锅内，加浆水（即发面所制酸浆水）约 1 500 mL 左右，煎煮约 30 min，取药汁去药渣，即可外洗，浸洗约 30 min 左右，每天外用 2 次或 3 次。用药 7 日为 1 个疗程，一般外洗 2~3 个疗程。又，为了巩固疗效，用药约 15 日后再用 1 个疗程，再过 15 日后，继用 1 个疗程，常常能达到预期治疗目的。散剂制法是：将上述 5 味药研为粉状，根据病变部位每次用药粉覆盖于患处，每日外用 1~2 次，用药 7 日为 1 个疗程，一般需要外用 3~5 个疗程。

【功效】清热燥湿，温化止痒。

【适用病症】

主要症状：脐部糜烂潮湿，或瘙痒。

辨证要点：口苦口腻，舌质淡，苔黄腻，指纹紫红，或脉沉滑。

可能伴随的症状：脐部浸淫流水，或脐部红肿溃烂蜕皮，或脐部色泽光浮，或肿胀等。

【解读方药】方中苦参、矾石、芒硝清热化湿，苦参偏于消肿，矾石偏于收敛，芒硝偏于软坚散结；土茯苓化湿解毒；花椒温化湿浊，兼防寒药凝滞。方药功用是清热燥湿，温化止痒。

【配伍用药】若湿甚者，加车前子、通草，以利湿通脉；若热甚者，加黄连、黄柏，以清热燥湿；若夹血虚者，加当归、白芍，以补血缓急；若夹气虚者，加人参、白术，以健脾益气；若瘙痒甚者，加牛蒡子、蝉蜕，以疏散止痒等。

【临证验案】

1. **脐周炎**

刘某，女，3 岁。其母代诉，从 9 个月即有脐周流水，经检查被诊断为脐周炎，数经治疗但未能达到有效控制，近因病症加重前来诊治。刻诊：脐部糜烂，流黄水，瘙痒，红肿疼痛，舌质红，苔黄腻，指纹紫红。辨为湿热浸淫证，治当清热燥湿，温化止痒，给予苦参矾石汤与薏苡附子败酱散合方：苦参24 g，矾石10 g，芒硝12 g，花椒12 g，土茯苓30 g，薏苡仁30 g，附子6 g，败酱草15 g，生甘草10 g。6剂，第1次煎35 min，第2次煎25 min，合并药液，每日1剂，每次服5 mL，每日服8次；另外，每天外洗3次，每次外洗15 min。二诊：糜烂减轻，流黄水减少，以前方6剂继服。三诊：红肿疼痛及瘙痒基本消除，以前方6剂继服。四诊：诸症基本解除，以前方6剂继服。随访1年，一切正常。

用方体会：根据脐部糜烂，流黄水辨为湿，再根据红肿疼痛，舌质红绛辨为热，因苔黄腻辨为湿热，以此辨为湿热浸淫证。方以苦参矾石汤清热燥湿，温化止痒；以薏苡附子败酱散清热利湿，兼制约寒凉药凝滞。方药相互为用，以奏其效。

2. 脚气

赵某，男，11岁。其母代诉，脚气已5年余，反复发作不愈，近因病症加重前来诊治。刻诊：脚趾溃烂麻木，流黄水，瘙痒，舌质红，苔黄腻，脉沉。辨为湿热下注证，治当清热燥湿，温化止痒，给予苦参矾石汤与四妙丸合方：苦参24 g，矾石10 g，芒硝12 g，花椒12 g，土茯苓30 g，黄柏24 g，苍术24 g，薏苡仁30 g，川牛膝30 g。6剂，第1次煎35 min，第2次煎25 min，合并药液，每日1剂，每次服15 mL，每日服3次；另外，每天外洗2次约20 min。二诊：瘙痒减轻，流黄水减少，以前方6剂继服。三诊：溃烂麻木基本消除，以前方6剂继服。随访1年，一切正常。

用方体会：根据脚趾溃烂，流黄水辨为湿，再根据舌质红、苔黄腻辨为湿热，以此辨为湿热下注证。方以苦参矾石汤清热燥湿，温化止痒；以四妙丸清热燥湿，活血消肿。方药相互为用，以奏其效。

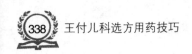

第十章　外感及传染疾病用方

一、风寒营卫证

营卫居肌表，以固护为主，由太阳所统摄；肺为营卫之宣发，心为营卫之本，脾胃为营卫之源，肝为营卫之疏泄，肾为营卫之根，五脏六腑失调均可影响营卫之气健全，风寒之邪可乘机或乘虚而侵入，以此演变为风寒侵袭之以发热、恶寒、头痛、身体疼痛、肌肉疼痛，以及咳嗽、不食等。辨治风寒侵袭的选方用药基本要求与应用准则如下：

葱豉汤方药组成特点是以疏散风寒为主，辨治病证以风寒感冒为主。

杏苏散方药组成特点是以轻宣疏散，理肺化痰为主，辨治病证以肺卫风寒为主。

荆防败毒散方药组成特点是以发汗解表，祛风胜湿为主，辨治病证以风寒夹湿为主。

另外，辨治风寒侵袭的方药还有麻黄汤、桂枝汤等，均有很好的治疗作用，临证可参考使用。

葱豉汤(《肘后备急方》)

【导读】葱豉汤辨治感冒、流行性感冒、呼吸道感染等；针对病变证机是风寒侵袭营卫，营卫闭滞不通；病变证型是风寒感冒证，症状以发热恶寒为主，葱豉汤治疗作用特点是疏散透达风寒。

【组成】葱白—虎口（12 cm 或 30 g）　豉—升（24 g）

【用法】以水 210 mL，煮取 70 mL，一次服用，取轻微出汗；若未汗出，加葛根 6 g，升麻 9 g，用水 350 mL，煎取 140 mL，分 2 次服；仍无汗出，再加麻黄 6 g，加用葱汤研米 14 g，用水 70 mL，煎煮加少量盐、豉，再加入葱白四茎，分 5 次服，取汗。

【功效】疏散风寒。

【适用病症】

主要症状：发热，恶寒，或喷嚏。

辨证要点：无汗，口淡不渴，舌质淡、苔薄白，脉浮。

可能伴随的症状：咳嗽，或鼻塞，或咽痒，或头痛，或咯痰等。

【解读方药】方中葱白、豆豉辛温发表，葱白偏于通阳解毒，豆豉偏于解肌宣透。方药功用是疏散风寒。

【配伍用药】若发热甚者，加麻黄、桂枝，以辛温透达；若喷嚏者，加白芷、辛夷、以开窍止嚏；若咳嗽者，加麻黄、紫菀，以宣降止逆；若咽痒者，加桔梗、牛蒡子，以宣利咽喉；若头痛者，加川芎、白芷，以辛散止痛；若咯痰者，加陈皮、半夏，以行气燥湿化痰等。

杏苏散(《温病条辨》)

【导读】杏苏散辨治感冒、流行性感冒、呼吸道感染等；针对病变证机是风寒犯肺，肺气不降，浊气上逆，或风寒侵袭营卫，营卫闭滞不通，杏苏散治疗作用特点是宣肺散寒，降肺止逆，或疏散风寒。

【组成】苏叶（9 g） 杏仁（9 g） 生姜 桔梗 半夏（各 6 g） 甘草（3 g） 前胡 茯苓（各 9 g） 橘皮 枳壳（各 6 g） 大枣（2 枚）（原方未注用量）

【用法】水煎服，每日分 6 次服。

【功效】轻宣疏散，理肺化痰。

1. 辨治感冒、流行性感冒、呼吸道感染属于肺卫风寒证，以发热恶寒、痰稀为基本特征

【适用病症】

主要症状：发热，恶寒，咳嗽痰稀。

辨证要点：无汗，咽干口燥，舌质淡、苔薄白，脉浮。

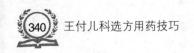

可能伴随的症状：喷嚏，或头微痛，或鼻塞，或咽痒，或不欲多饮水等。

2. 辨治支气管炎、百日咳属于风寒犯肺证，以咳嗽、痰稀量多为基本特征

【适用病症】

主要症状：咳嗽，胸闷，痰多。

辨证要点：喉痒声重，口淡不渴，舌质淡、苔白腻，脉浮。

可能伴随的症状：鼻塞流涕，或发热，或恶寒，胸闷，或胸满。

【解读方药】方中苏叶、生姜辛散，苏叶偏于行气，生姜偏于温中；化痰药7味如桔梗、前胡、杏仁、半夏、陈皮、枳壳、茯苓祛痰湿，桔梗、前胡偏于宣肺，杏仁、半夏偏于降肺，陈皮、枳壳偏于理气，茯苓偏于健脾渗湿；甘草、大枣益气，甘草偏于和中，大枣偏于生血。方药功用是轻宣疏散，理肺化痰。

【配伍用药】若发热恶寒甚者，加荆芥、防风，以辛散透达；若咳嗽者，加大半夏、陈皮、桔梗用量，以宣降肺气；若头痛者，加川芎、细辛，以辛散止痛；若胸闷者，加木香、薤白，以行气宽胸；若大便溏泻者，加山药、白术，以健脾止泻；若咯痰者，加大陈皮、枳壳、半夏、茯苓用量，以理气化痰等。

荆防败毒散(《太平惠民和剂局方》)

【导读】荆防败毒散辨治感冒、流行性感冒、呼吸道感染等；针对病变证机是风寒侵袭，湿浊夹杂，营卫郁滞，肺气不利；病变证型是风寒夹湿证，症状以肢体酸困为主，荆防败毒散治疗作用特点是疏散风寒，胜湿利湿，宣畅营卫，调理肺气。

【组成】羌活　独活　柴胡　前胡　枳壳　茯苓　荆芥　防风　桔梗　川芎_{各一钱五分}（各5 g）　甘草_{五分}（2 g）

【用法】水煎服，每日分6次服。用汤剂可在原方用量基础上加大1倍。

【功效】发汗解表，祛风胜湿。

【适用病症】

主要症状：发热，恶寒，胸闷不饥。

辨证要点：无汗，肢体酸困，舌质淡、苔薄白，脉浮。

可能伴随的症状：喷嚏，或头痛，或鼻塞，或咳嗽痰稀，或头沉，或头昏等。

【解读方药】方中荆芥、防风、羌活、独活辛温，荆芥偏于辛燥，防风偏于辛润，羌活偏于祛一身在上风寒湿，独活偏于祛一身在下风寒湿；柴胡、枳壳理气，柴胡偏于升举，枳壳偏于降泄；甘草、茯苓益气，茯苓偏于渗利，甘草偏于生津；桔梗、前胡化痰止咳，桔梗偏于宣肺，前胡偏于降肺；川芎理血行气；又，柴胡与辛散药配伍以解表，与枳壳配伍以理气。方药功用是发汗解表，祛风胜湿，宣降肺气。

【配伍用药】若无汗者，加麻黄、桂枝，以辛散发汗；若胸闷不饥者，加山楂、莱菔子，以消食和胃；若咳嗽者，加大前胡、桔梗用量，以宣降肺气；若痰多者，加半夏、天南星，以燥湿化痰；若头昏者，加蔓荆子、白芷、冰片，以辛散开窍；若头痛者，加大甘草用量，再加白芍，以缓急止痛等。

二、风热营卫证

风热之邪乘机或乘虚而侵入，营卫受邪而发病，以此可演变为风热侵袭之发热、恶寒、咽痛，咽肿，头痛、身体疼痛、肌肉疼痛，以及咳嗽、不食等。辨治风热侵袭的选方用药基本要求与应用准则如下：

宣毒发表汤方药组成特点是以疏散风热，宣发透疹为主，辨治病证以营卫郁热夹湿为主。

升麻葛根汤方药组成特点是以解肌透疹，补益气血为主，辨治病证以营卫郁热夹虚为主。

竹叶柳蒡汤方药组成特点是以透疹解毒，清热益阴为主，辨治病证以营卫郁热伤阴为主。

清解透表汤方药组成特点是以清热解毒，疏散透疹为主，辨治病证以营卫郁热为主。

透疹凉解汤方药组成特点是以清热透疹，凉血活血为主，辨治病证以营卫

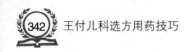

郁热夹瘀为主。

解肌透痧汤方药组成特点是以解肌透痧，宣利咽喉为主，辨治病证以郁热丹痧为主。

凉营清气汤方药组成特点是以清热凉血，益阴生津为主，辨治病证以血热丹痧为主。

宣毒发表汤(《医宗金鉴》)

【导读】宣毒发表汤辨治麻疹、风疹、湿疹等；针对病变证机是郁热内生，风寒侵袭，营卫化热，肺气不利，宣降不调，湿浊夹杂；病变证型是营卫郁热夹湿证，症状以口腔两颊黏膜红赤为主，宣毒发表汤治疗作用特点是清透郁热，疏散风寒，宣降肺气，透发营卫，兼以化湿。

【组成】葛根三钱（9 g）　木通　连翘　牛蒡子各二钱（6 g）　升麻　桔梗　竹叶各一钱五分(4.5 g)　前胡　枳壳　荆芥　防风各一钱（3 g）　薄荷五分(1.5 g)　甘草五钱（15 g）

【用法】水煎服，每日分6次服。

【功效】疏散风热，宣发透疹。

【适用病症】

主要症状：发热，恶寒，口腔两颊黏膜红赤。

辨证要点：口干，舌质红、苔薄黄，脉浮略数。

可能伴随的症状：口腔两颊黏膜周围红晕，或烦躁，或咽痛，或头痛，或鼻塞，或眼睑红赤，或泪水汪汪，或喷嚏，或麻疹黏膜斑等。

【解读方药】方中葛根、牛蒡子、升麻、薄荷、荆芥、防风辛散，葛根偏于生津，牛蒡子偏于疏利，升麻偏于解毒，薄荷偏于利咽，荆芥偏于疏散，防风偏于辛润；连翘、竹叶清热，连翘偏于散结，竹叶偏于渗利；桔梗、前胡治肺，桔梗偏于宣发，前胡偏于降泄；枳壳行气降逆；木通渗利湿浊；甘草益气和中。方药功用是疏散风热，宣发透疹。

【配伍用药】若发热明显者，加大连翘、竹叶用量；若咽痛者，加大薄荷、桔梗用量，再加马勃、射干，以清热利咽；若咳嗽甚者，加大前胡、桔梗用量；若烦躁者，加生地黄、黄连，以清热凉血除烦；若鼻塞者，加荆芥、防风，以疏散透达；若疹透不畅者，加大葛根、升麻、薄荷用量，以疏散透疹等。

升麻葛根汤(《太平惠民和剂局方》)

【导读】升麻葛根汤辨治麻疹、风疹、湿疹等；针对病变证机是热郁营卫，气血不足；病变证型是营卫热郁夹虚证，症状以疹出不畅为主，升麻葛根汤治疗作用特点是疏散风热，透发营卫，补益气血。

【组成】升麻　芍药　甘草炙,各十两（各300 g）　葛根十五两（450 g）

【用法】将药研为细散状，每次煎9 g，温热服之，或不拘时服，或每日2~3次服；达到治疗目的为止。用汤剂可用原方量的1/10，每日分6次服。

【功效】解肌透疹，补益气血。

【适用病症】

主要症状：疹出不畅，或口腔两颊黏膜红赤。

辨证要点：口渴，面色不荣，舌质红、苔薄黄，脉浮弱数。

可能伴随的症状：发热，或恶寒，倦怠乏力，或头痛，或目赤流泪，或口腔两颊黏膜周围红晕，或鼻塞，或眼睑红赤，或泪水汪汪，或喷嚏，或麻疹黏膜斑等。

【解读方药】方中升麻、葛根辛凉透疹，升麻偏于解毒，葛根偏于生津；芍药补血敛阴；甘草益气和中。方药功用是解肌透疹，补益气血。

【配伍用药】若疹出不畅者，加薄荷、牛蒡子、柴胡，辛凉透疹；若口腔黏膜红赤者，加生地黄、玄参，以清热凉血；若口渴者，加麦冬、玉竹，以生津止渴；若头痛者，加大葛根用量，再加菊花、川芎，以辛散止痛；若眼睑红赤者，加青葙子、木贼，以清利头目等。

【临证验案】詹某，男，10岁。其母代诉，2年来风疹反复不愈，近由病友介绍前来诊治。刻诊：上肢下肢及胸背多处皮疹，上肢下肢最多，瘙痒明显，遇风加重，大便干结3~4日1次，身热（体温正常），舌质红，苔薄黄，脉浮。辨为郁热内结夹风证，治当清透郁热，疏散透风，给予麻杏石甘汤、大黄甘草汤与升麻葛根汤合方加味：麻黄12 g，杏仁10 g，石膏24 g，葛根30 g，升麻15 g，白芍12 g，大黄12 g，生甘草6 g。6剂，以水浸泡30 min，大火烧开，小火煎 35 min，每日 1 剂，每次服 70 mL，每日服 4 次。二诊：皮疹减轻，瘙痒好转，以前方 6 剂继服。三诊：皮疹及瘙痒较前好转，大便略溏，以前方变大黄为 6 g，6 剂。四诊：风疹消退，一切正常，为了巩固疗效，又以前方治疗 20 余剂。随访 1 年，一切正常。

用方体会：根据皮疹、舌质红辨为热，再根据大便干结辨为热结，因遇风加重辨为热夹寒，以此辨为郁热内结夹风证。方以麻杏石甘汤清宣透热，兼以散寒；以大黄甘草汤清泻积热内结；以升麻葛根汤透散郁热，消疹止痒。方药相互为用，以奏其效。

竹叶柳蒡汤(《先醒斋医学广笔记》)

【导读】竹叶柳蒡汤辨治麻疹、风疹、湿疹等；针对病变证机是郁热蕴结，风寒郁滞，营卫郁闭，郁热迫血，损伤阴血；病变证型是营卫郁热伤阴证，症状以烦闷躁乱为主，竹叶柳蒡汤治疗作用特点是清泻郁热，透发营卫，疏散风寒，滋阴凉血，益气和中。

【组成】西河柳_{五钱}（15 g） 荆芥穗_{一钱}（3 g） 干葛_{一钱五分}（5 g） 蝉蜕_{一钱}（3 g） 牛蒡_{炒，一钱五分}（5 g） 知母_{蜜炙，一钱}（3 g） 薄荷叶_{一钱}（3 g） 玄参_{二钱}（6 g） 甘草_{一钱}（3 g） 麦冬_{去心，三钱}（9 g） 淡竹叶_{三十片}（3 g）

【用法】水煎服，每日分 6 次服。

【功效】透疹解毒，清热益阴。

【适用病症】

主要症状：疹随热出，先红后暗，疹起先耳后然及全身。

辨证要点：口渴欲饮，舌质红、苔薄黄，脉细数。

可能伴随的症状：发热，或烦闷躁乱，或咽喉肿痛，或目赤眵多，或喘咳，或头痛，或触疹碍手，或眼睑红赤等。

【解读方药】方中蝉蜕、葛根、牛蒡子、薄荷、西河柳、荆芥透疹，蝉蜕偏于透发，葛根偏于升散，牛蒡子偏于透散，薄荷偏于清透，西河柳偏于消疹，荆芥偏于辛温透散；知母、竹叶清热，知母偏于养阴，竹叶偏于利水；玄参、麦冬滋阴，玄参偏于凉血，麦冬偏于生津；甘草益气和中。方药功用是透疹解毒，清热益阴。

【配伍用药】若疹出不畅者，加大薄荷、牛蒡子、蝉蜕用量，再加柴胡，以辛凉透疹；若烦闷躁乱者，加大知母、玄参用量，再加生地黄、黄连，以清热除烦；若咽喉肿痛者，加大牛蒡子、玄参用量，再加桔梗，以利咽解毒止痛；若头痛者，加大葛根、荆芥穗用量，再加桑叶、川芎，以辛散通透止痛；若眼睑红赤者，加青葙子、木贼、生地黄、牡丹皮，以清热凉血明目；若阴伤明显者，加大麦冬用量，再加沙参，以清热生津养阴；若血热者，加大玄参、生地黄，以清热凉血等。

清解透表汤(《中医儿科学》)

【导读】清解透表汤辨治麻疹、风疹、湿疹等；针对病变证机是郁热蕴结，浸淫营卫，肆虐肌肤；病变证型是营卫郁热证，症状以疹透全身为主，清解透表汤治疗作用特点是清热解毒，疏散风热，益气消疹。

【组成】西河柳（12 g） 蝉蜕（12 g） 葛根（12 g） 升麻（15 g）紫草根（6 g） 桑叶（15 g） 菊花（15 g） 牛蒡子（24 g） 金银花（15 g）连翘（15 g） 甘草（10 g）

【用法】水煎服，每日分6次服。

【功效】清热解毒，疏散透疹。

【适用病症】

主要症状：疹随热出，先红后暗，遍及全身。

辨证要点：口渴引饮，舌质红、苔薄黄，脉数。

可能伴随的症状：发热不止，或目赤眵多，或咳嗽，或烦躁不安，或嗜睡，或触疹碍手等。

【解读方药】方中西河柳、蝉蜕、葛根、升麻、桑叶、菊花、牛蒡子透疹，西河柳偏于消疹，蝉蜕偏于透发，葛根偏于升散，升麻偏于透散解毒，桑叶偏于疏散，菊花偏于宣透，牛蒡子偏于透散；金银花、连翘清热，金银花偏于消疹，连翘偏于散结；紫草根清热凉血消疹；甘草益气和中。方药功用是清热解毒，疏散透疹。

【配伍用药】若疹点成片者，加生地黄、玄参，以清热凉血；若咳嗽甚者，加桔梗、桑白皮、贝母，以清热止咳；若烦躁不安者，加石膏、黄连，以清热

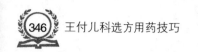

泻火除烦；若发热甚者，加大金银花、连翘用量，以清热解毒；若疹色暗红者，加赤芍、牡丹皮，以凉血散瘀；若口渴甚者，加麦冬、玉竹，以益阴生津等。

透疹凉解汤(《中医儿科学》)

【导读】透疹凉解汤辨治麻疹、风疹、湿疹等；针对病变证机是郁热生湿，湿热夹瘀，营卫气血郁滞；病变证型是营卫风热夹瘀证，症状以疹色鲜红为主，透疹凉解汤治疗作用特点是清热解毒，透散郁热，活血化瘀。

【组成】桑叶（12 g） 甘菊（12 g） 薄荷（12 g） 连翘（24 g） 牛蒡子（12 g） 赤芍（15 g） 蝉衣（12 g） 紫花地丁（24 g） 黄连（10 g） 藏红花（12 g）

【用法】水煎服，每日分6次服。

【功效】清热透疹，凉血活血。

【适用病症】

主要症状：疹色鲜红，或紫暗。

辨证要点：口渴引饮，舌质红、苔薄黄，脉数。

可能伴随的症状：咽喉肿痛，或高热，或疹点较密，或心烦不宁，或声音嘶哑，或小便黄少等。

【解读方药】方中桑叶、菊花、薄荷、牛蒡子、蝉蜕透疹，桑叶偏于疏散，菊花偏于宣透，薄荷偏于清散，牛蒡子偏于透散，蝉蜕偏于透发；紫花地丁、黄连清热，紫花地丁偏于消痈溃疹，黄连偏于燥湿解毒；藏红花活血化瘀消疹。方药功用是清热透疹，凉血活血。

【配伍用药】若疹色鲜红者，加大赤芍用量，再加生地黄、玄参，以清热凉血散瘀；若疹色紫暗者，加大赤芍用量，再加牡丹皮、丹参，以清热化瘀散结；若咽喉肿痛者，加大薄荷、牛蒡子用量，再加桔梗，射干，以清热解毒利咽；若心烦者，加大黄连、连翘用量，再加朱砂，以清热除烦安神；若声音嘶哑者，加大薄荷用量，再加桔梗，以清热利咽通声等。

解肌透痧汤(《喉痧症治概要》)

【导读】 解肌透痧汤辨治猩红热、麻疹等；针对病变证机是郁热内生，风寒侵袭，郁而化热，郁结营卫，肆虐咽喉；病变证型是郁热丹痧证，症状以皮红如锦纹为主，解肌透痧汤治疗作用特点是清解郁热，疏散风寒，透达营卫，清利咽喉。

【组成】 荆芥穗_钱半_（4.5 g） 净蝉蜕_八分_（2.4 g） 嫩射干_一钱_（3 g）
生甘草_五分_（1.5 g） 粉葛根_二钱_（6 g） 熟牛蒡_二钱_（6 g） 轻马勃_八分_（2.4 g）
苦桔梗_一钱_（3 g） 前胡_钱半_（4.5 g） 连翘壳_二钱_（6 g） 炙僵蚕_三钱_（9 g）
淡豆豉_三钱_（9 g） 鲜竹茹_二钱_（6 g） 紫背浮萍_三钱_（9 g）

【用法】 水煎服，每日分6次服。

【功效】 解肌透痧，宣利咽喉。

【适用病症】

主要症状：猩红色皮疹，发热，恶寒。

辨证要点：口渴，舌质红、苔薄黄，脉数。

可能伴随的症状：咽喉肿痛，或心烦意乱，或呕吐，或恶心，或咽喉不利，或肢体酸痛等。

【解读方药】 方中蝉蜕、葛根、牛蒡子、淡豆豉、紫背浮萍、荆芥透疹，蝉蜕偏于透发，葛根偏于升散，牛蒡子偏于透散，淡豆豉偏于宣透，紫背浮萍偏于清透，荆芥偏于辛温透散；射干、马勃、桔梗、连翘利咽清热，射干偏于降逆，马勃偏于清肺，桔梗偏于宣肺，连翘偏于散结消肿；前胡、僵蚕、竹茹化痰，前胡偏于宣降，僵蚕偏于解痉，竹茹偏于降逆；生甘草清热利咽，益气和中。方药功用是解肌透痧，宣利咽喉。

【配伍用药】 若咽肿痛甚者，加大马勃、桔梗用量，以利咽止痛；若疹透不畅者，加大葛根、牛蒡子、蝉蜕用量，以辛散透疹；若热毒盛者，加大连翘用量，再加石膏、知母，以清热泻火；若恶心者，加大竹茹用量，再加生姜，以降逆止恶；若心烦者，加黄连、栀子，以清热除烦等。

凉营清气汤(《喉痧症治概要》)

【导读】凉营清气汤辨治猩红热、麻疹等；针对病变证机是郁热内生，损伤阴津，郁热迫血，肆虐营卫，浸淫肌肤；病变证型是血热丹痧证，症状以皮疹、咽痛腐烂为主，凉营清气汤治疗作用特点是清热解毒，凉血消斑，滋阴生津。

【组成】犀角尖(水牛角代)磨冲，五分（1.5 g）　鲜石斛八钱（24 g）　黑山栀二钱（6 g）　牡丹皮二钱（6 g）　鲜生地八钱（24 g）　薄荷叶八分（2.4 g）　川雅连五分（1.5 g）　京赤芍二钱（6 g）　京元参三钱（9 g）　生石膏八钱（24 g）　生甘草八分（2.4 g）　连翘壳三钱（9 g）　鲜竹叶三十张（30 张）　茅芦根一两（30 g）　金汁冲服，一两（30 g）

【用法】水煎服，每日分6次服。

【功效】清热凉血，益阴生津。

【适用病症】

主要症状：皮疹如丹，咽喉肿痛腐烂。

辨证要点：渴欲冷饮，舌质红绛、苔薄黄，脉细数。

可能伴随的症状：谵语妄言，或面赤，或壮热，或烦躁，或抽搐等。

【解读方药】方中水牛角、牡丹皮、赤芍、生地黄、玄参清热凉血，水牛角偏于解毒，赤芍、牡丹皮偏于散瘀，生地黄偏于滋阴，玄参偏于利咽；栀子、黄连、石膏、连翘、竹叶、金汁、茅芦根清热，栀子偏于泻热，黄连偏于清热，石膏、茅芦根偏于生津，连翘偏于散结，竹叶偏于渗利，金汁偏于清泻；石斛清热生津益阴；薄荷辛凉利咽；生甘草清热利咽，益气和中。方药功用是清热凉血，益阴生津。

【配伍用药】若血热者，加大水牛角、生地黄、玄参用量，以清热凉血；若口渴者，加大石斛用量，再加麦冬，以清热滋阴；若热盛者，加大石膏、连翘用量，以清热解毒；若疹色紫暗者，加大赤芍用量，再加牡丹皮，以凉血散瘀；若疹透不畅者，加大薄荷、升麻、牛蒡子用量，以清热利咽解毒等。

三、风热咽痛证

风热之邪乘机或乘虚而侵入咽喉，以此演变为风热咽痛之发热、咽痛，咽肿，头痛、咳嗽等。辨治风热咽痛的选方用药基本要求与应用准则如下：

六神丸方药组成特点是以清热解毒，消肿止痛为主，辨治病证以咽喉热毒灼腐为主。

贝母瓜蒌散与六神丸合方组成特点是以清热解毒，益阴涤痰为主，辨治病证是以热毒阴伤夹痰为主。

清咽下痰汤方药组成特点是以清热解毒，化痰利咽为主，辨治病证以热毒夹痰为主。

清咽下痰汤与六神丸合方组成特点是以清解热毒，涤痰利咽为主，辨治病证以热毒痰郁为主。

如意金黄散方药组成特点是以清热解毒，行气消肿为主，辨治病证以热毒气郁为主。

普济消毒饮汤方药组成特点是以清热解毒，疏风散邪为主，辨治病证以腮咽热毒为主。

六神丸(《雷允上诵芬堂方》)

【导读】六神丸辨治麻疹、风疹、湿疹、咽炎、急性扁桃体炎、痈疖、猩红热等；针对病变证机是热毒迫血，灼腐咽喉，阳郁不通；病变证型是咽喉热毒灼腐证，症状以咽喉肿痛为主，六神丸治疗作用特点是凉血解毒，芳香开窍，温通阳气，消散溃烂。

【组成】珍珠粉　犀牛黄　麝香（各4.5 g）　雄黄　蟾酥　冰片各（各3 g）

【用法】丸如芥子大，每服2~3丸，每日分2~3次服。以温开水送服六神丸。

【功效】清热解毒，消肿止痛。

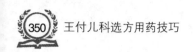

【适用病症】

主要症状：发热，烂喉肿痛，疹起先耳后然及全身。

辨证要点：口渴引饮，舌质红、苔薄黄，脉数。

可能伴随的症状：咽喉不利，或痰少而黏，或咯痰不爽，或声音嘶哑，或咳声重着，或痈疡疔疮，或咽烂音哑，或单/乳蛾，或乳痈发背，或咳声重着等。

【解读方药】方中牛黄、冰片、珍珠粉清热开窍，牛黄偏于豁痰解毒，冰片偏于消肿散结；珍珠粉偏于解毒生肌；雄黄、蟾酥、麝香温化痰浊，蟾酥偏于溃痈消肿，雄黄偏于燥湿解毒，麝香偏于开窍活血。方药功用是清热解毒，消肿止痛。

【配伍用药】若咽痛甚者，加薄荷、牛蒡子，以清利咽喉；若热毒盛者，加金银花、连翘，以清热解毒；若心烦者，加黄连、栀子，淡豆豉，以清热除烦等。

贝母瓜蒌散（《医学心悟》）与
六神丸（《雷允上诵芬堂方》）合方

【导读】贝母瓜蒌散与六神丸合方辨治麻疹、风疹、湿疹、腮腺炎、咽炎、急性扁桃体炎、痈疖、猩红热等；针对病变证机是阴津亏损，燥热伤津，热毒迫血，灼腐咽喉；病变证型是热毒阴伤夹痰证，症状以咽溃肿痛为主，贝母瓜蒌散与六神丸合主治疗作用特点是滋阴润燥，凉血解毒，温通阳气，清利咽喉，芳香消肿。

【组成】贝母瓜蒌散［贝母_一钱五分（4.5 g）　瓜蒌_一钱（3 g）　天花粉　茯苓　橘红　桔梗_各八分（各2.4 g）］　六神丸［珍珠粉　犀牛黄　麝香（各4.5 g）　雄黄　蟾酥　冰片（各3 g）］

【用法】水煎贝母瓜蒌散，取药汤，并以汤送服六神丸。

【功效】清热解毒，益阴涤痰。

【适用病症】

主要症状：发热，咽喉肿痛，疹起先耳后然及全身。

辨证要点：口渴引饮，咽喉干燥，舌质红、苔薄黄，脉数。

可能伴随的症状：咽喉肿痛，或痰少而黏，或咯痰不爽，或声音嘶哑，或咳声重着等。

【解读方药】方中瓜蒌、天花粉、贝母、桔梗清热，瓜蒌偏于化痰润肺，天花粉偏于益阴化痰，贝母偏于降肺化痰，桔梗偏于宣降化痰；橘红理气化痰；茯苓健脾益气渗利湿浊；牛黄、冰片、珍珠粉清热开窍，牛黄偏于豁痰解毒，冰片偏于消肿散结，珍珠粉偏于解毒生肌；雄黄、蟾酥、麝香温化痰浊，蟾酥偏于溃痈消肿，雄黄偏于燥湿解毒，麝香偏于开窍活血。方药功用是清热解毒，益阴涤痰。

【配伍用药】若咽痛甚者，加大桔梗用量，再加薄荷、牛蒡子，以清利咽喉；若阴伤明显者，加麦冬、天冬，以滋补阴津；若疹透不畅者，加桑叶、升麻、薄荷，以辛散透疹；若咯痰不利者，加大贝母、桔梗用量，以宣降化痰；若热毒盛者，加金银花、连翘，以清热解毒；若心烦者，加黄连、栀子、淡豆豉，以清热除烦等。

清咽下痰汤（《中医儿科学》）

【导读】清咽下痰汤辨治麻疹、风疹、湿疹、腮腺炎、咽炎、急性扁桃体炎等；针对病变证机是郁热内生，热郁生痰，痰热相结，灼腐咽喉；病变证型是热毒夹痰证，症状以咳喘声哑咽、喉肿痛为主，清咽下痰汤治疗作用特点是清热解毒，利咽消肿，化痰散结。

【组成】马兜铃　射干　牛蒡子　桔梗（各15 g）　玄参（18 g）　瓜蒌贝母（各10 g）　荆芥（6 g）　甘草（12 g）

【用法】水煎服，每日分6次服。

【功效】清热解毒，化痰利咽。

【适用病症】

主要症状：疹色暗红，咳喘，咽喉肿痛。

辨证要点：口渴口腻，舌质红、苔黄略腻，脉浮数。

可能伴随的症状：咳嗽声浊，或高热，或疹点较密，或心烦不宁，或声音嘶哑，或小便黄少等。

【解读方药】方中牛蒡子、荆芥透疹，牛蒡子偏于辛凉透散，荆芥偏于辛

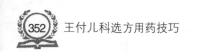

温透发；射干、桔梗利咽，射干偏于降利，桔梗偏于宣发；马兜铃、贝母、瓜蒌止逆，马兜铃偏于宣肺，贝母偏于降肺，瓜蒌偏于化痰；甘草清热益气和中。方药功用是清热解毒，化痰利咽。

【配伍用药】若疹色暗红者，加大玄参用量，再加赤芍、牡丹皮，以清热凉血散瘀；若声音嘶哑者，加大桔梗、牛蒡子、贝母、射干用量，以清热利咽；若口腻甚者，加茯苓、薏苡仁，以渗利湿浊；若高热者，加连翘、石膏、黄连，以清热泻火除烦；若痰多者，加大贝母、瓜蒌用量，以清热化痰；若咳嗽甚者，加大马兜铃、桔梗用量，再加桑叶、百部，以止咳降逆等。

清咽下痰汤(《中医儿科学》)与
六神丸(《雷允上诵芬堂方》)合方

【导读】清咽下痰汤与六神丸合方辨治麻疹、风疹、湿疹、腮腺炎、咽炎、急性扁桃体炎等；针对病变证机是郁热生痰，痰热灼咽，阳郁不畅；病变证型是热毒痰郁证，症状以咽喉肿痛为主，清咽下痰汤与六神丸合方治疗作用特点是清热解毒，化痰利咽，开窍消肿。

【组成】清咽下痰汤［马兜铃　射干　牛蒡子　桔梗（各15 g）　玄参（18 g）　瓜蒌　贝母（各10 g）　荆芥（6 g）　甘草（12 g）］　六神丸［珍珠粉　犀牛黄　麝香（各4.5 g）　雄黄　蟾酥　冰片（各3 g）］

【用法】水煎服，每日分6次服；以汤送服六神丸。

【功效】清解热毒，涤痰利咽。

【适用病症】

主要症状：咽喉肿痛，疹色暗红。

辨证要点：口渴，舌质红、苔黄腻，脉数。

可能伴随的症状：咳嗽声浊，或咽喉溃烂，或高热，或疹点较密，或心烦不宁，或声音嘶哑，或大便干结等。

【解读方药】方中牛蒡子、荆芥透疹，牛蒡子偏于辛凉透散，荆芥偏于辛温透发；射干、桔梗利咽，射干偏于降利，桔梗偏于宣发；马兜铃、贝母、瓜萎止逆，马兜铃偏于宣肺，贝母偏于降肺，瓜蒌偏于化痰；甘草清热益气和中；牛黄、冰片、珍珠粉清热开窍，牛黄偏于豁痰解毒，冰片偏于消肿散结；珍珠粉偏于解毒生肌；雄黄、蟾酥、麝香温化痰浊，蟾酥偏于溃痈消肿，雄黄偏于燥湿解毒，麝香偏于开窍活血。方药功用是清解热毒，涤痰利咽。

【配伍用药】若咽肿者，加大冰片、牛黄用量，以清热解毒消肿；若咽喉溃烂者，加大雄黄、蟾酥用量，以化痰通络生肌；若疹色暗红者，加大玄参用量，再加赤芍、牡丹皮，以清热凉血散瘀；若声音嘶哑者，加大桔梗、牛蒡子、贝母、射干用量，以清热利咽；若口腻甚者，加茯苓、薏苡仁，以渗利湿浊；若高热者，加连翘、石膏、黄连，以清热泻火除烦；若痰多者，加大贝母、瓜蒌用量，以清热化痰；若咳嗽甚者，加大马兜铃、桔梗用量，再加桑叶、百部，以止咳降逆等。

如意金黄散（《外科正宗》）

【导读】如意金黄散辨治腮腺炎、咽炎、急性扁桃体炎（痄腮）等；针对病变证机是湿热蕴结，痰热内生，浊气壅滞，经脉不通；病变证型是热毒气郁证，症状以腮部胀痛为主，如意金黄散治疗作用特点是清热解毒，燥湿化痰，行散降逆。

【组成】天花粉_{上白,十斤}（5 000 g）　　黄柏_{色重者,五斤}（2 500 g）　　大黄_{五斤}（2 500 g）　姜黄_{五斤}（2 500 g）　　白芷_{五斤}（2 500 g）　　紫厚朴_{二斤}（1 000 g）陈皮_{二斤}（1 000 g）　　甘草_{二斤}（1 000 g）　　苍术_{二斤}（1 000 g）　天南星_{二斤}（1 000 g）

【用法】水煎服，每日分6次服。汤剂用原方量的1/500。

【功效】清热解毒，行气消肿。

【适用病症】

主要症状：腮腺漫肿，咽喉胀痛。

辨证要点：渴欲饮水，舌质红、苔薄黄，脉数。

可能伴随的症状：腮肿较硬，或吞咽困难，或头痛，或身热，或烦躁不安，或大便干结等。

【解读方药】方中大黄、黄柏、天花粉清热，大黄偏于通泻，黄柏偏于燥湿，天花粉偏于益阴；厚朴、陈皮理气，厚朴偏于和胃，陈皮偏于理脾；苍术、天南星化痰，苍术偏于燥湿，天南星偏于消肿；姜黄活血通经消肿；白芷辛温透达消散；甘草清热解毒，益气和中。方药功用是清热解毒，行气消肿。

【配伍用药】若腮腺漫肿者，加赤芍、牡丹皮，以凉血消肿；若咽喉胀痛者，加桔梗、青皮、射干，以宣利咽喉；若口渴者，加麦冬、芦根，以清热生津；若吞咽困难者，加薄荷、牛蒡子，以通利咽喉；若大便干结者，加芒硝，以泻热软坚等。

普济消毒饮(《东垣试效方》)

【导读】普济消毒饮辨治腮腺炎（痄腮）；针对病变证机是郁热内生，湿热蕴结，热郁营卫，灼腐肌肤，搏结咽喉；病变证型是腮咽毒热证，症状以腮咽肿痛为主，普济消毒饮治疗作用特点是清热燥湿，利咽解毒，疏散透达，行气化痰。

【组成】黄芩酒炒 黄连酒炒,各五钱 （各15 g） 陈皮去白 甘草生用 玄参 柴胡 桔梗各二钱 （各6 g） 连翘 板蓝根 马勃 牛蒡子 薄荷各一钱 （各3 g） 僵蚕 升麻各七分 （各2 g）

【用法】将药研为细散状，用热汤调服，不拘时服用，或用蜜拌为丸噙化。亦可做汤剂，每日分6次服。

【功效】清热解毒，疏散透邪。

【适用病症】

主要症状：腮腺漫肿，咽喉肿痛。

辨证要点：口渴欲饮，舌质红、苔黄糙，脉数。

可能伴随的症状：烦躁不安，或壮热，或头痛，或呕吐，或吞咽困难，或大便干结，或小便短赤等。

【解读方药】方中黄连、黄芩、连翘、板蓝根、马勃清热，黄连、黄芩偏于燥湿，连翘、板蓝根偏于消肿，马勃偏于利咽；牛蒡子、薄荷、柴胡、升麻辛凉透达，牛蒡子、薄荷偏于利咽，柴胡、升麻偏于升散；玄参清热凉血；桔梗、僵蚕化痰，桔梗偏于宣利，僵蚕偏于解痉；陈皮理气散结；甘草益气和中；又，柴胡与薄荷、牛蒡子、升麻配伍，旨在透散，与陈皮配伍，旨在理气。方药功用是清热解毒，疏散透邪。

【配伍用药】若腮腺漫肿者，加夏枯草、海藻，以消肿软坚；若热盛者，加大连翘、板蓝根用量，以清热解毒；若咽喉疼痛者，加大马勃、牛蒡子、薄荷用量，以清热利咽消肿；若湿热盛者，加大黄连、黄芩用量，以清热燥湿；若血热者，加大玄参用量，再加生地黄，以清热凉血等。

四、寒热夹杂证

风热侵袭而伤阳，阳伤而生寒，或风寒侵袭而郁结，郁久不解而生热，以此可演变为寒热夹杂。辨治寒热夹杂的选方用药基本要求与应用准则如下：

小柴胡汤方药组成特点是以清热调气，温补益气为主，辨治病证以寒热夹虚为主。

达原饮方药组成特点是以清热燥湿，温化痰浊为主，辨治病证以寒热夹湿为主。

新加香薷饮方药组成特点是以清热燥湿，温化痰浊为主，辨治病证以暑湿夹外寒为主。

小柴胡汤(《伤寒杂病论》)

【导读】小柴胡汤辨治感冒、流行性感冒、呼吸道感染、免疫功能低下等；针对病变证机是郁热内结，气机郁滞，正气不足，寒热夹杂；病变证型是寒热夹虚证，症状以往来寒热为主，小柴胡汤治疗作用特点是清解郁热，调理气机，补益正气。

【组成】柴胡半斤（24 g）　黄芩三两（9 g）　人参三两（9 g）　半夏洗,半升（12 g）　甘草炙,三两（9 g）　生姜切,三两（9 g）　大枣擘,十二枚（12枚）

【用法】用水 840 mL，煮取药液 210 mL，每日分 6 次温服。

【功效】清热调气，温补益气。

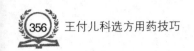

【适用病症】

主要症状：往来寒热，胸胁苦满，心烦。

辨证要点：口苦，咽干不欲多饮，舌质红、苔薄黄，脉细弦或沉紧。

可能伴随的症状：目眩，或发热，或恶寒，或倦怠乏力，或表情沉默，或不欲言语，或不思饮食，或手足不温，或头痛，或小便不利，或大便不畅等。

【解读方药】方中柴胡、黄芩清热，柴胡偏于辛散透热，疏理气机；黄芩偏于苦寒清热；半夏、生姜调理气机，半夏偏于降逆；生姜偏于宣散；人参、大枣、甘草益气，人参、甘草偏于生津，大枣偏于生血。方药功用是清热调气，温补益气。

【配伍用药】若口苦者，加栀子、黄连，以清泻郁热；若心烦者，加黄连、竹叶，以清热除烦；若目眩者，加菊花、薄荷，以清利头目；若不思饮食者，加麦芽、山楂，以消食和胃；若呕吐者，加竹茹、陈皮，以和胃降逆等。

【临证验案】

1. 小儿经常感冒

罗某，女，8岁。其母代诉，3年来经常感冒，反复发作，近因感冒月余前来诊治。刻诊：发热（38.6℃），喜温怕冷，不喜凉食，手足温和，大便干结，倦怠乏力，口渴，舌质红，苔薄黄，脉沉细。辨为寒热夹虚证，治当清热调气，温补益气，给予小柴胡汤、桂枝汤与白虎汤合方：柴胡24 g，黄芩10 g，生半夏12 g，红参10 g，大枣12枚，生姜10 g，石膏48 g，知母20 g，粳米15 g，桂枝10 g，白芍10 g，炙甘草10 g。6剂，第1次煎35 min，第2次煎25 min，合并药液，每日1剂，每次服50 mL，每日服6次。二诊：怕冷止，仍有发热，以前方6剂继服。三诊：大便通畅，减去白虎汤，以前方6剂继服。四诊：诸症基本消除，以前方6剂继服。五诊：为了巩固疗效，又以前方6剂继服。随访1年，一切尚好。

用方体会：根据口渴、舌质红辨为热，再根据喜温怕冷、不喜冷食辨为寒，因倦怠乏力辨为气虚，又因大便干结辨为热郁，以此辨为寒热夹虚证。方以小柴胡汤清热调气，温补益气；以桂枝汤调和营卫，固护肌表，以白虎汤清泻郁热。方药相互为用，以奏其效。

2. 小儿鼻炎

肖某，男，11岁。其母代诉，多年来鼻炎反复发作，近由病友介绍前来诊治。刻诊：鼻塞，鼻痒，鼻涕黄稠量多，遇风寒加重，倦怠乏力，情绪低落，不喜言语，口苦，口渴不欲多饮，舌质红，苔薄黄，脉浮弱。辨为郁热气虚夹风寒证，治当清解郁热，疏散风寒，给予小柴胡汤与大青龙汤合方：柴胡24 g，黄芩10 g，生半夏12 g，红参10 g，生姜10 g，大枣12 枚，麻黄18 g，桂枝6 g，杏仁7 g，石膏45 g，炙甘草6 g。6 剂，以水浸泡30 min，大火烧开，小火煎40 min，每日1 剂，每次服80 mL，每日服4 次。二诊：鼻塞减轻，以前方6 剂继服。三诊：鼻塞较前又有减轻，仍情绪低落，以前方加枳实12 g，6 剂。四诊：鼻塞基本消除，以前方6 剂继服。五诊：诸症基本消除，为了巩固疗效，又以前方治疗30 余剂。随访1 年，一切正常。

用方体会：根据鼻塞、鼻涕黄稠辨为郁热，再根据倦怠乏力辨为气虚，因遇风加重辨为寒，又因情绪低落辨为气郁，以此辨为郁热气虚夹风寒证。方以小柴胡汤清热调气，补益中气；以大青龙汤疏散风寒，清泻郁热，通达鼻窍。方药相互为用，以奏其效。

达原饮(《温疫论》)

【导读】达原饮辨治感冒、流行性感冒、呼吸道感染、免疫功能低下等；针对病变证机是湿热蕴结，痰湿阻滞，经气壅滞，郁遏营卫；病变证型是寒热夹湿证，症状以憎寒壮热、苔垢腻为主，达原饮治疗作用特点是清热燥湿，温化痰浊，行气解郁，透发营卫。

【组成】槟榔_二钱_(6 g)　厚朴_一钱_(3 g)　草果仁_五分_(2 g)　知母_一钱_（3 g）芍药_一钱_（3 g）　黄芩_一钱_（3 g）　甘草_五分_（2 g）

【用法】水煎服，每日分6 次服。用汤剂可在原方用量基础上加大3 倍。

【功效】清热燥湿，温化痰浊。

【适用病症】

主要症状：憎寒壮热，头痛。

辨证要点：口干不欲多饮，舌质红、苔垢腻或如积粉，脉沉弦。

可能伴随的症状：头沉，或恶心，或呕吐，或胸闷，或肢体困重，或嗜卧，或不思饮食，或头痛，或烦躁，或大便不畅等。

【解读方药】方中黄芩、知母、芍药清热，黄芩偏于燥湿，知母偏于滋润、芍药偏于敛阴补血；槟榔、厚朴、草果仁温化湿浊，槟榔偏于导滞，厚朴偏于下气，草果仁偏于除痰截疟；甘草益气和中。方药功用是开达膜原，辟秽化浊。

【配伍用药】 若热甚者，加大知母、黄芩用量，以清泻郁热；若寒甚者，加附子、生姜，以温阳散寒；若胸闷者，加薤白、全瓜蒌，以宽胸行气；若不思饮食者，加麦芽、山楂，以消食和胃；若头痛者，加川芎、柴胡，以辛散行气通阳等。

【临证验案】 袁某，男，9岁。其母代诉，2年来经常头痛，近因头痛加重前来诊治。刻诊：头痛头沉，不思饮食，手足不温，舌质红，苔厚腻黄白夹杂，脉沉。辨为寒热夹痰证，治当清热燥湿，温化痰浊，给予达原饮、小陷胸汤合方加味：槟榔12 g，厚朴6 g，草果仁4 g，知母6 g，白芍6 g，黄芩6 g，黄连3 g，生半夏12 g，全瓜蒌30 g，薄荷10 g，生甘草4 g。6剂，第1次煎35 min，第2次煎25 min，合并药液，每日1剂，每次服45 mL，每日服6次。二诊：头痛减轻，仍头沉，加白芷12 g，以前方6剂继服。三诊：苔厚腻基本消退，以前方6剂继服。四诊：诸症基本消除，以前方12剂巩固疗效。随访1年，一切尚好。

用方体会：根据头痛头沉辨为痰湿，再根据舌质红辨为热，因手足不温辨为寒，又因苔黄白夹杂辨为寒热夹杂，以此辨为寒热夹痰证。方以达原饮清热燥湿，温化痰浊；以小陷胸汤清热涤痰开结，加薄荷清利头目，白芷芳香化湿止痛。方药相互为用，以奏其效。

新加香薷饮（《温病条辨》）

【导读】 新加香薷散辨治感冒、流行性感冒、呼吸道感染、免疫功能低下，或辨治流行性乙型脑炎、流行性脑脊髓膜炎、中暑、感染性疾病、发热性疾病等；针对病变证机是郁热生湿，风寒外袭，郁结营卫，新加香薷散治疗作用特点是清泻郁热，行气化湿，疏散风寒。

【组成】 香薷_二钱_（6 g）　金银花_三钱_（9 g）　鲜扁豆花_三钱_（9 g）　厚朴_二钱_（6 g）　连翘_二钱_（6 g）

【用法】 水煎服，视病情决定服药次数。

【功效】解表散寒，清热祛湿。

1. 辨治感冒、流行性感冒、呼吸道感染属于暑湿夹外寒证，以发热恶寒为基本特征

【适用病症】

主要症状：发热，恶寒，胸闷不饥。

辨证要点：无汗，肢体酸困，舌质红、苔薄黄，脉浮或数。

可能伴随的症状：口渴，或头痛，或心烦，或腹痛，或上吐下泻，或头沉，或头昏等。

2. 辨治流行性乙型脑炎、流行性脑脊髓膜炎、中暑、感染性疾病、发热性疾病属于暑温夹寒证，以头痛项强为基本特征

【适用病症】

主要症状：发热，恶寒，头痛项强。

辨证要点：口渴不欲多饮，舌质淡红、苔薄黄，脉浮或数。

可能伴随的症状：烦躁不安，或嗜睡，或恶心呕吐，或但热不寒，或无汗，或少汗，或头沉，或头昏等。

【解读方药】方中扁豆花健脾益气，祛暑化湿；香薷辛温解表；厚朴苦温化湿下气；金银花、连翘清热泻火解毒。方药功用是解表散寒，清热祛湿

【配伍用药】若发热恶寒甚者，加荆芥、防风，以辛温透达；若胸闷不饥者，加桂枝、山楂、以通阳消食；若肢体困重者，加苍术、羌活，以燥湿胜湿；若烦躁者，加黄连、栀子，以清热除烦；若头昏夹寒者，加桂枝、川芎、白芷，以辛温通阳；若头昏夹热者，加柴胡、薄荷、菊花，以辛凉透窍等。

五、热入厥阴证

肝为厥阴而主筋，肝为阳脏易化热，或外邪侵袭而化热，郁热不解而生风，以此可演变为热入厥阴之惊厥、抽搐、烦躁。辨治热入厥阴的选方用药基本要求与应用准则如下：

小儿回春丹方药组成特点是以清热化痰，行气止惊为主，辨治病证以痰热

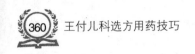

夹郁为主。

琥珀抱龙汤方药组成特点是以清热镇惊，健脾化痰为主，辨治病证以风痰热夹虚为主。

止痉散方药组成特点是以息风止痉，化痰通络为主，辨治病证以风痰筋急为主。

牵正散方药组成特点是以祛风化痰，通络止痉为主，辨治病证以风痰侵络为主。

小儿回春丹(《敬修堂药说》)

【导读】小儿回春丹辨治流行性乙型脑炎、流行性脑脊髓膜炎、中暑、感染性疾病、发热性疾病等；针对病变证机是痰浊内生，痰郁化热，热郁化风，痰热郁闭，痰风阻窍，气机郁滞；病变证型是痰热扰肝证，症状以烦躁惊厥为主，小儿回春丹治疗作用特点是清热化痰，芳香开窍，息风止痉。

【组成】川贝母　陈皮　木香　白豆蔻　枳壳　法半夏　沉香　天竺黄　僵蚕　全蝎　檀香_{各十二钱半}（各37.5 g）　牛黄　麝香_{各四钱}（12 g）　　胆南星（60 g）钩藤_{八钱}（24 g）　　大黄_{二十钱}（60 g）　　天麻_{十二钱半}（37.5 g）　　甘草_{八钱}（24 g）朱砂_{适量}

【用法】上药共制为丸，每丸重0.1 g；周岁以下，每次1丸；1至2岁，每次2丸，每日2~3次；亦可水煎服，视病情决定服药次数。

【功效】清热化痰，行气止惊。

【适用病症】

主要症状：惊厥，或烦躁。

辨证要点：口苦口腻，舌质红、苔黄腻，脉滑数。

可能伴随的症状：神昏，或头痛，或口渴心烦，或呕吐腹痛，或腹泻，或哮喘，或咳嗽等。

【解读方药】方中牛黄、天竺黄、川贝母、大黄清热，牛黄偏于开窍，天竺黄偏于解毒定惊，川贝母散结消肿，大黄偏于泻热；陈皮、木香、沉香、檀香、麝香、枳壳、白豆蔻理气，陈皮偏于理脾，木香偏于导滞，沉香偏于纳气，檀香偏于通窍，麝香偏于活血开窍，枳壳偏于破气，白豆蔻偏于化湿；僵蚕、全蝎、天麻、钩藤止惊，僵蚕偏于化痰，全蝎偏于解痉，天麻偏于息风，钩藤偏于止惊；半夏、天南星化痰，半夏偏于醒脾，天南星偏于通透；朱砂清热解毒定惊，甘草清热益气和中。方药功用是清热化痰，行气止惊。

琥珀抱龙汤(《证治准绳·幼科》)

【导读】琥珀抱龙汤辨治流行性乙型脑炎、流行性脑脊髓膜炎、中暑、感染性疾病、发热性疾病，或辨治睡眠障碍（夜啼）等；针对病变证机是正气不足，痰浊内生，痰郁化热，热郁化风，痰热扰神，痰风阻窍，痰壅气机，琥珀抱龙汤治疗作用特点是健脾益气，清热化痰，重镇安神，行气降逆。

【组成】琥珀_{研,一两五钱}（45 g）　牛黄_{研,一钱}（3 g）　人参_{一两半}（45 g）　檀香_{一两半}（45 g）　白茯苓_{一两半}（45 g）　朱砂_{研,五钱}（15 g）　珍珠_{研,五钱}（15 g）　枳壳_{一两}（30 g）　枳实_{一两}（30 g）　牛胆_{一两}（30 g）　南星_{一两}（30 g）　天竺黄_{一两}（30 g）　山药_{十两}（300 g）　甘草_{三两}（90 g）　_{以上各为细末}　金箔_{400片}　蜂蜜_{2斤}　黄蜡_{25斤}

【用法】诸药共为细末，以胆星烊化，加曲糊为丸，约 1 g，朱砂为衣，每日分 6 次服。

【功效】清热镇惊，健脾化痰。

1. 辨治流行性乙型脑炎、流行性脑脊髓膜炎、中暑、感染性疾病、发热性疾病属于风痰热夹虚证，以惊厥、烦躁为基本特征

【适用病症】

主要症状：惊厥，或烦躁，或抽搐。

辨证要点：口渴，舌质红、苔黄腻，脉滑数。

可能伴随的症状：四时感冒，或瘟疫身热，或头痛面赤，或痰喘气急，或牙关紧闭，或神昏，或睡卧不宁，或小便短赤等。

2. 辨治睡眠障碍（夜啼）属于气虚痰热证，以夜啼、烦躁为基本特征

【适用病症】

主要症状：夜啼，睡中惊惕，烦躁。

辨证要点：面红唇赤，舌质红、苔黄腻或厚，指纹红紫。

可能伴随的症状：身热，或面色暗红，或形体肥胖，或见光即哭，或手足

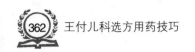

心热，或小便短赤，或大便不爽等。

【解读方药】方中琥珀、牛黄、朱砂、金箔、珍珠清热安神，琥珀偏于化瘀，牛黄偏于豁痰，朱砂偏于重镇，金箔偏于镇惊；人参、白茯苓、山药、甘草、蜂蜜益气，人参偏于大补，白术偏于健脾，茯苓偏于渗利，山药偏于化阴，甘草、蜂蜜偏于平补中气；枳实、枳壳、檀香理气，枳实、枳壳偏于降泄，檀香偏于散结；牛胆、南星、天竺黄化痰，牛胆偏于清热，南星偏于温化，天竺黄偏于清化。方药功用是清热镇惊，健脾化痰。

止痉散(《中医儿科学》)

【导读】止痉散辨治流行性乙型脑炎、流行性脑脊髓膜炎、中暑、感染性疾病、发热性疾病等；针对病变证机是痰阻经脉，风淫经气；病变证型是风痰筋急证，症状以痰鸣、抽搐为主，止痉散治疗作用特点是化痰通络，息风止痉。

【组成】全蝎　蜈蚣　天麻　僵蚕（各6 g）

【用法】共为细粉状，每次服1～2 g，每日分4～6次服。

【功效】息风止痉，化痰通络。

【适用病症】

主要症状：昏迷，喉中痰鸣，抽搐。

辨证要点：口淡不渴，舌质淡，苔薄白，脉沉。

可能伴随的症状：震颤，或肢体僵硬，或牙关紧闭，或吞咽困难，或大便不畅等。

【解读方药】方中全蝎、蜈蚣、天麻、僵蚕止痉，全蝎偏于息风，蜈蚣偏于通络，天麻偏于平息，僵蚕偏于化痰。方药功用是息风止痉，化痰通络。

【配伍用药】若昏迷者，加冰片、远志，以芳香开窍；若喉中痰鸣者，加大僵蚕用量、天南星，以燥湿化痰；若震颤者，加天麻、钩藤，以息风止颤；若大便干结者，加大黄、附子，以通阳泻下等。

牵正散(《杨氏家藏方》)

【导读】牵正散辨治流行性乙型脑炎、流行性脑脊髓膜炎、中暑、感染性疾病、发热性疾病等；针对病变证机是痰郁夹风，痰风肆虐，脉络失和；病变证型是风痰侵络证，症状以络脉拘急抽搐为主，牵正散治疗作用特点是化痰息风止痉。

【组成】白附子　白僵蚕　全蝎去毒,并生用,各等份（各 10 g）

【用法】将药研为细散状，每次服 3 g，以热酒调服，可不拘时候。

【功效】祛风化痰，通络止痉。

【适用病症】

主要症状：筋脉挛急，抽搐。

辨证要点：口淡不渴，舌质淡、苔薄白，脉沉弦。

可能伴随的症状：震颤，或面肌痉挛，或肢体僵硬，或牙关紧闭，或吞咽困难等。

【解读方药】方中白附子、僵蚕、全蝎止痉，白附子偏于祛风，僵蚕偏于化痰，全蝎偏于通络。方药功用是祛风化痰，通络止痉。

【配伍用药】若筋脉挛急者，加白芍、甘草，以缓急柔筋；若抽搐者，加蜈蚣、天麻，以息内止抽；若阳虚者，加巴戟天、干姜，以温阳补阳散寒；若阴虚者，加麦冬、天冬，以滋补阴津；若夹热者，加石膏、知母，以清泻郁热；若夹气虚者，加人参、白术，以健脾益气等。

六、热蕴阳明证

邪热侵袭阳明，肆虐肌肉，浸淫营卫，攻充于外，以此可演变为热蕴阳明之痘疹。辨治热蕴阳明的选方用药基本要求与应用准则如下：

调胃承气汤方药组成特点是以清泻积热，兼以益气为主，辨治病证以热结阳明为主。

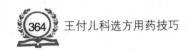

清胃解毒汤方药组成特点是以清热解毒，凉血益阴为主，辨治病证以阳明血热伤阴为主。

白头翁汤方药组成特点是以清热凉血，解毒燥湿为主，辨治病证以阳明血热夹湿为主。

调胃承气汤(《伤寒杂病论》)

【导读】调胃承气汤辨治水痘、丹毒，或小儿饮食积滞，小儿消化不良等；针对病变证机是郁热内结，或浸淫肌肤，或肆虐营卫；病变证型是热结阳明证，症状以痘疹紫暗为主，调胃承气汤治疗作用特点是清泻积热，兼益中气。

【组成】大黄_{酒洗,四两}（12 g）　芒硝_{半升}（12 g）　甘草_{炙,二两}（6 g）

【用法】用水210 mL，先煎大黄、甘草煮取药液70 mL，再加入芒硝煎2～3秒，每次少量温服。

【功效】清泻积热，兼以益气。

【适用病症】

主要症状：痘疹紫红，疱浆混浊，蒸蒸发热。

辨证要点：口渴欲饮，舌质红、苔黄腻，脉数。

可能伴随的症状：腹胀满，或腹痛，或烦躁不安，或呕吐，或心烦，或大便干结，或小便短赤等。

【解读方药】方中大黄、芒硝泻热，大黄偏于泻瘀热，芒硝偏于泻坚积；甘草益气和中。方药功用是清泻积热，兼以益气。

【配伍用药】若痘疹紫红者，加赤芍、牡丹皮、地骨皮，以清热凉血散瘀；若疱浆混浊者，加栀子、黄连、黄芩，以清热燥湿；若蒸蒸发热者，加薄荷、桑叶，以清透郁热；若腹痛者，加大甘草用量，再加白芍，以缓急止痛；若腹胀者，加木香、砂仁，以行气除胀；若夹气虚明显者，加黄芪、山药、白术，以健脾益气等。

【临证验案】许某，女，6岁。其母代诉，多年来经常饮食积滞，虽服用中西药但治疗效果不理想，近由病友介绍前来诊治。刻诊：腹胀，时时腹痛，口腔异味大，大便干结2～3日1次，手足不温，怕冷，面色不荣，口苦，舌质红，苔黄腻，脉沉弱。辨为热结气虚夹寒证，治当清泻热结，温阳散寒，补益中气，给予调胃承气汤与大黄附子汤合方加味：大黄 12 g，芒硝 12 g，制附子 15 g，细辛 6 g，红参 6 g，炙甘草 6 g。6 剂，以水浸泡 30 min，大火烧开，小火煎 40 min，每日 1 剂，每次服 60 mL，每日服 5 次。二诊：大便通畅，口腔异味减轻，以前方 6 剂继服。三诊：口腔异味较前又有减轻，腹胀、腹痛未再发作，手足温和，以前方 6 剂继服。四诊：诸症基本消除，以前方 6 剂继服。五诊：诸症消除，为了巩固疗效，又以前方 6 剂继服。随访 1 年，一切正常。

用方体会：根据腹胀、口腔异味辨为热结，再根据倦怠乏力辨为气虚，因大便干结辨为寒热夹杂，又因手足不温、怕冷辨为阳虚，以此辨为热结气虚夹寒证。方以调胃承气汤清泻热结，兼益正气；以大黄附子汤温阳散寒，温通积滞，加红参补益中气。方药相互为用，以奏其效。

清胃解毒汤（《痘疹传心录》）

【导读】清胃解毒汤辨治水痘、丹毒等；针对病变证机是热毒郁结，迫血为瘀，瘀热肆虐；病变证型是阳明血热伤阴证，症状以痘疹紫暗为主，清胃解毒汤治疗作用特点是清热解毒，凉血散瘀，疏散透达。

【组成】当归（10 g）　黄连（10 g）　生地黄（15 g）　天花粉（10 g）连翘（30 g）　升麻（10 g）　牡丹皮（12 g）　赤芍（12 g）

【用法】水煎服，每日分 6 次服。

【功效】清热解毒，凉血益阴。

【适用病症】

主要症状：痘疹紫暗，疱浆混浊，壮热。

辨证要点：口渴欲饮，舌质红、苔黄糙，脉数。

可能伴随的症状：烦躁不安，或面红目赤，或口舌生疮，或牙龈肿痛，或大便干结，或小便短赤等。

【解读方药】方中生地黄、牡丹皮、赤芍凉血，生地黄偏于滋阴，牡丹皮、赤芍偏于散瘀；黄连、连翘、升麻清热，黄连偏于燥湿，连翘偏于散结，升麻偏于解毒；天花粉清热益阴；当归补血活血。方药功用是清热解毒，凉血益阴。

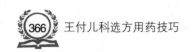

【配伍用药】若痘疹紫暗者，加大生地黄、牡丹皮用量，再加赤芍、紫草，以清热凉血散瘀；若疱浆混浊者，加大黄连用量，再加黄芩，以清热燥湿；若烦躁者，加黄连、朱砂，以清热除烦安神；若热盛者，加大连翘用量，再加金银花，以清热解毒；若口渴者，加麦冬、玄参，以清热生津；若大便干结者，加大黄、枳实，以行气通便等。

白头翁汤（《伤寒杂病论》）

【导读】白头翁汤辨治水痘、丹毒，或辨治细菌性痢疾、阿米巴痢疾、急性肠胃炎等；针对病变证机是湿热郁结，迫及血脉，浸淫营卫，白头翁汤治疗作用特点是清热燥湿，凉血解毒。

【组成】白头翁二两(6 g)　　黄柏三两(9 g)　　黄连三两(9 g)　　秦皮三两(9 g)

【用法】用水 490 mL，煮取药液 140 mL。每次温服 70 mL，视病情决定服药次数。

【功效】清热凉血，解毒燥湿。

1. 辨治水痘属于阳明血热夹湿证，以痘疹紫暗为基本特征

【适用病症】

主要症状：痘疹紫暗，疱浆混浊，壮热。

辨证要点：口渴欲饮，舌质红、苔黄腻，脉浮数。

可能伴随的症状：烦躁不安，或面红目赤，或口舌生疮，或壮热，或牙龈肿痛，或小便短赤等。

2. 辨治细菌性痢疾、阿米巴痢疾、急性肠胃炎属于毒热伤血证，以痢疾脓血为基本特征

【适用病症】

主要症状：痢疾，便下脓血，腹痛。

辨证要点：口渴欲饮，舌质红、苔黄腻，脉数。

可能伴随的症状：肛门灼热，或里急后重，或赤多白少，或烦躁不安，或小便短赤等。

【解读方药】方中黄连、黄柏、白头翁、秦皮清热，黄连偏于清泻上热；黄柏偏于清泻下热；白头翁偏于凉血止血，秦皮偏于固涩收敛。方药功用是清热凉血，解毒燥湿。

【配伍用药】若痘疹紫暗者，加赤芍、牡丹皮、薄荷，以凉血透疹；若痘疹不畅者，加牛蒡子、黄芩，以燥湿透疹；若便下脓血甚者，加大白头翁用量，再加藕节、白茅根，以清热凉血止血；若口渴甚者，加石膏、知母，以清热生津；若腹痛者，加白芍、木香，以缓急行气止痛；若里急后重甚者，加木香、槟榔，以行气除重；若烦躁不安者，加大黄连用量，再加栀子，以清热除烦等。

【临证验案】蒋某，女，5 岁。其母代诉，细菌性痢疾已 2 个月，经中西药治疗但痢疾时轻时重，近因病症加重前来诊治。刻诊：高热（39 ℃以上），痢疾夹脓血（5~6）次/日，里急后重，滑脱不禁，腹痛，烦躁不安，面色红赤，舌质红，苔黄腻，脉沉弱。辨为热毒血痢夹虚证，治当清热解毒，凉血止痢，兼以益气固脱，给予白头翁汤与赤石脂禹余粮汤合方加味：白头翁 30 g，黄柏 10 g，黄连 10 g，秦皮 10 g，赤石脂 50 g，禹余粮 50 g，木香 10 g，槟榔 10 g，白术 15 g，生甘草 10 g。6 剂，第 1 次煎 30 min，第 2 次煎 25 min，合并药液，每日 1 剂，每次服 35 mL，每日服 8 次。二诊：用药第 2 天高热已退，痢疾（2~3）次/日，以前方 6 剂继服。三诊：高热未作，痢疾止，以前方 3 剂，每 2 日 1 剂。随访 3 个月，一切正常。

用方体会：根据高热、烦躁辨为热毒，再根据痢疾夹脓血辨为血痢，因滑脱不禁、脉沉弱辨为气虚，以此辨为热毒血痢夹虚证。方以白头翁汤清热解毒，凉血止痢；以赤石脂禹余粮汤温涩固脱，兼防寒药伤阳，加木香、槟榔行气导滞，白术健脾益气，生甘草清热益气和中。方药相互为用，以奏其效。

七、阴虚生热证

郁热不解而伤阴，或阴伤日久而生热，以此可演变为阴虚生热之痘疹。辨治阴虚生热的选方用药基本要求与应用准则如下：

养阴清肺汤方药组成特点是以养阴清肺，解毒利咽为主，辨治病证以阴虚生热为主。

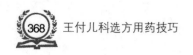

养阴清肺汤(《重楼玉钥》)

【导读】养阴清肺汤辨治白喉、扁桃体炎、腮腺炎等；针对病变证机是阴虚生热，热灼为痰，痰热灼咽；病变证型是阴虚生热证，症状以咽痛喉燥为主，养阴清肺汤治疗作用特点是养阴生津，清热凉血，化痰利咽。

【组成】大生地_{二钱}（6 g）　麦冬_{一钱二分}（4 g）　生甘草_{五分}（2 g）　玄参_{一钱半}（5 g）　贝母_{去心,八分}（3 g）　牡丹皮_{八分}（3 g）　薄荷_{五分}（2 g）　白芍_{炒,八分}（3 g）

【用法】水煎服，每日分6次服。用汤剂可在原方用量基础上加大2倍。

【功效】养阴清肺，解毒利咽。

【适用病症】

主要症状：喉间起白如腐且不易拨去，咽喉肿痛。

辨证要点：鼻干唇燥，舌红少苔，脉虚数。

可能伴随的症状：发热，或不发热，或饮水呛咳，或烦躁不安，或咳呈犬吠样，或呼吸有声，或似喘非喘，或大便干结，或小便短赤等。

【解读方药】方中麦冬滋阴生津清热；生地黄、玄参、牡丹皮凉血，生地黄偏于补血，玄参偏于解毒，牡丹皮偏于散瘀；白芍补血缓急；贝母、薄荷利咽，贝母偏于化痰，薄荷偏于清凉；甘草益气和中。方药功用是养阴清肺，解毒利咽。

【配伍用药】若咽喉肿痛者，加大薄荷用量，再加山豆根、牛蒡子，以清热利咽；若燥热甚者，加大玄参、麦冬、生地黄用量，以清热润燥；若鼻燥甚者，加石膏、冰片，以清热开窍；若发热者，加柴胡、知母，清透郁热；若大便干结者，加大黄、麻仁，以清泻滋润通便等。

八、心血郁热证

邪热侵袭少阴，或郁热从心而生，以此可演变为心血郁热之身热夜甚、抽搐。辨治心血郁热的选方用药基本要求与应用准则如下：

清营汤方药组成特点是以清心凉血，透热养阴为主，辨治病证以心血郁热为主。

清营汤(《温病条辨》)

【导读】用清营汤辨治流行性乙型脑炎、流行性脑脊髓膜炎、中暑、感染性疾病、发热性疾病等；针对病变证机是热毒郁结，迫及血脉，损伤阴津，扰乱心神；病变证型是心血郁热证，症状以身热夜、抽搐为主，清营汤治疗作用特点是清热解毒，凉血散瘀，养阴生津。

【组成】犀角(水牛角代)三钱（9g） 生地五钱（15g） 玄参三钱（9g） 竹叶心一钱（3g） 麦冬三钱（9g） 丹参二钱（6g） 黄连一钱五分（5g） 金银花三钱（9g） 连翘连心用,二钱（6g）

【用法】水煎服，每日分6次服。

【功效】清心凉血，透热养阴。

【适用病症】

主要症状：身热夜甚，抽搐。

辨证要点：口干咽燥，舌红绛而干、苔薄黄或少苔，脉细数。

可能伴随的症状：心烦，或失眠，或谵语，或神昏，或惊悸，或头晕目眩，或大便干结，或斑疹隐隐等。

【解读方药】方中金银花、连翘、黄连、竹叶清热，金银花、连翘偏于解毒，黄连、竹叶偏于泻火；水牛角、生地黄、玄参凉血，水牛角偏于清热，生地黄偏于补血，玄参偏于生津；麦冬滋阴生津；丹参活血安神。方药功用是清心凉血，透热养阴。

【配伍用药】若热甚者，加大黄连、竹叶用量，以清泻心热；若血热甚者，加大生地黄、玄参、水牛角用量，以清热凉血；若津伤明显者，加大麦冬用量，再加天冬、玉竹，以滋阴生津；若低热者，加银柴胡、赤芍、地骨皮，以清热退热；若抽搐甚者，加天麻、钩藤、羚羊角，以清热息风；若大便干结者，加大黄、芒硝，以泻热通便等。

【临证验案】郑某，女，4岁。其母代诉，低热2年，经多次检查未发现明显器质性病变，西医诊断为免疫能力缺陷，近由其同事介绍前来诊治。刻诊：低热（白天 37.1 ℃，夜间 37.5 ℃），口渴，大便干结，睡眠不佳，手足心热，心烦急躁，易哭，面色红赤，舌质红绛，苔薄黄，脉沉细。辨为心血热郁证，治当清心凉血，透热养阴，兼以泻热，给予清营汤与附子泻心汤合方：水牛角 30 g，生地黄 15 g，玄参 10 g，竹叶 3 g，麦冬 10 g，丹参 6 g，黄连 5 g，金银花 10 g，连翘 6 g，附子 5 g，大黄 6 g，黄芩 3 g。6 剂，第 1 次煎 35 min，第 2 次煎 25 min，合并药液，每日 1 剂，每次服 25 mL，每日服 8 次。二诊：大便通畅，手足心热减轻，以前方 6 剂继服。三诊：大便略溏，减大黄为 3 g，以前方 6 剂继服。四诊：低热止，以前方 6 剂继服。之后，以前方治疗 20 余剂，诸症消除。随访 1 年，一切正常。

用方体会：根据低热甚于夜间、心烦辨为郁热在心，再根据手足心热、舌质红绛辨为郁热在血，因大便干结辨为郁热阻结，以此辨为心血郁热证。方以清营汤清心凉血，透热养阴；以附子泻心汤清泻热结，兼防寒药伤阳。方药相互为用，以奏其效。

九、热伏阴分证

大热已去，余热未清，潜伏阴分，胶结不解，以此可演变为热伏阴分之夜热早凉。辨治热伏阴分的选方用药基本要求与应用准则如下：

青蒿鳖甲汤方药组成特点是以养阴透热为主，辨治病证以热伏阴分为主。

青蒿鳖甲汤（《温病条辨》）

【导读】青蒿鳖甲汤辨治流行性乙型脑炎、流行性脑脊髓膜炎、中暑、感染性疾病、发热性疾病等；针对病变证机是阴血亏损，虚热内生，郁热内结；病变证型是热伏阴分证，症状以夜热抽搐为主，青蒿鳖甲汤治疗作用特点是清透郁热，养阴生津，凉血散瘀。

【组成】青蒿二钱（6 g）　鳖甲五钱（15 g）　细生地四钱（12 g）　知母二钱

（6 g）　　牡丹皮_{三钱}（9 g）

【用法】水煎服，每日分6次温服。

【功效】养阴透热。

【适用病症】

主要症状：夜热早凉，抽搐。

辨证要点：口干咽燥，舌红少苔，脉细数。

可能伴随的症状：五心烦热，或惊悸，或热退无汗，或多汗，或头晕目眩，或大便干结，或小便少等。

【解读方药】方中知母、生地黄、牡丹皮、青蒿清热，知母偏于益阴，生地黄偏于凉血补血，牡丹皮偏于散瘀，青蒿偏于芳香透热；鳖甲入阴滋阴软坚。方药功用是养阴透热。

【配伍用药】若阴伤甚者，加麦冬、天冬，以滋补阴津；若血热者，加大生地黄用量、再加玄参，以清热凉血；若口渴甚者，加麦冬、玉竹、天花粉，以生津止渴；若低热者，加胡黄连、银柴胡，以清退虚热；若头晕目眩者，加枸杞子、菊花，以清滋头目；若大便干结者，加麻仁、杏仁，以滋润通便等。

十、营卫虚寒证

营卫职司固护肌肤。营卫虚弱不能固护肌表，寒邪乘虚侵袭，以此可演变为营卫虚寒之低热、抽搐。辨治营卫虚寒的选方用药基本要求与应用准则如下：

桂枝汤方药组成特点是以解肌发表，调和营卫为主，辨治病证以卫强营弱为主。

桂枝加附子汤方药组成特点是以温阳固摄，调和营卫为主，辨治病证以营卫虚寒为主。

桂枝汤（《伤寒杂病论》）

【导读】桂枝汤辨治流行性乙型脑炎、流行性脑脊髓膜炎、中暑、感染性疾病、发热性疾病，或辨治感冒、流行性感冒、感染性疾病、发热性疾病等；针对病变证机是风寒侵袭，营卫虚弱，卫气不固，营阴不守，桂枝汤治疗作用特点是疏散风寒，调和营卫，补益气血。

【组成】桂枝_{去皮,三两}（9 g）　芍药_{三两}（9 g）　甘草_{炙,二两}（6 g）　生姜_{切,三两}（9 g）　大枣_{十二枚,擘}（12 枚）

【用法】用水 490 mL，煮取药液 210 mL；每次温服 70 mL，若一服病愈，则停止服药；若病证仍在，应继续服药。

【功效】解肌发表，调和营卫。

1. 辨治流行性乙型脑炎、流行性脑脊髓膜炎、中暑、感染性疾病、发热性疾病属于营卫虚弱证，以昼热、抽搐为基本特征

【适用病症】

主要症状：昼间低热，抽搐。

辨证要点：口淡不渴，舌质淡、苔薄白，脉虚弱。

可能伴随的症状：手足不温，或多汗，或头晕目眩，或面色萎黄，或精神萎靡，或大便溏泻，或小便清长等。

2. 辨治感冒、流行性感冒、感染性疾病、发热性疾病属于卫强营弱证，以感冒汗出为基本特征

【适用病症】

主要症状：发热，恶寒。

辨证要点：口淡不渴，汗出，舌质淡、苔薄白，脉浮弱。

可能伴随的症状：手足不温，或头痛，或鼻塞不通，或面色萎黄，或肌肉疼痛，或关节疼痛，或呕吐，或胃脘不适等。

【解读方药】方中桂枝、生姜辛温，桂枝偏于温通，生姜偏于辛散；芍药味酸补血敛阴；大枣、甘草益气，大枣偏于补血，甘草偏于生津；桂枝与生姜配伍，旨在辛散，与大枣、甘草配伍，旨在补益；又，大枣、甘草配桂枝、生姜旨在化阳助卫，配芍药旨在化阴益营。方药功用是发汗解肌，调和营卫为主，兼以补益。

【配伍用药】若夜间低热者，加荆芥、柴胡，以辛散透热；若抽搐者，加全蝎、蜈蚣，以息风止痉；若手足不温者，加附子、干姜，以温阳散寒；若面色萎黄者，加人参、白术，以健脾益气等。

【临证验案】和某，女，9 岁。其母代诉，3 年来经常低热，每次低热持续 1 个月左右，时隔一周左右又低热，服用中西药但未能取得预期治疗效果，近由病友介绍前来诊治。刻诊：低热（37.1 ℃），汗出，面色不荣，口苦口腻，舌质淡，苔薄白，脉沉弱。辨为营卫气虚夹湿热证，治当调补营卫，清热燥湿，给予桂枝汤与黄连粉方合方：桂枝 10 g，白芍 10 g，生姜 10 g，大枣 12 枚，黄连 6 g，炙甘草 6 g。6 剂，以水浸泡 30 min，大火烧开，小火煎 30 min，每日 1 剂，每次服 60 mL，每日服 5 次。二诊：低热消退，仍有口苦，以前方变黄连为 9 g，6 剂。三诊：口苦消退，以前方 6 剂继服。四诊：低热未再发作，以前方 6 剂继服。五诊：低热消除，为了巩固疗效，又以前方 12 剂。随访 1 年，一切正常。

用方体会：根据低热、汗出辨为卫虚，再根据口苦口腻辨为湿热，因舌质淡、苔薄白辨为寒，以此辨为营卫气虚夹湿热证。方以桂枝汤调补营卫，固护营卫；以黄连粉方清热燥湿。方药相互为用，以奏其效。

桂枝加附子汤（《伤寒杂病论》）

【导读】桂枝加附子汤辨治免疫功能低下、内分泌代谢失调，或辨治感冒、流行性感冒、感染性疾病、发热性疾病等；针对病变证机是阳气不固，风寒侵袭，卫虚不固，营虚不守，桂枝加附子汤治疗作用特点是温壮阳气，疏散风寒，调和营卫，补益气血。

【组成】桂枝_{去皮,三两}（9 g）　芍药_{三两}（9 g）　甘草_{炙,二两}（6 g）　生姜_{切,三两}（9 g）　附子_{炮,一枚}（5 g）　大枣_{十二枚,擘}（12 枚）

【用法】用水 490 mL，煮取药液 210 mL；每次温服 70 mL，若一服病愈，则停止服药；若病证仍在，应继续服药。

【功效】温阳固摄，调和营卫。

1. 辨治感冒、流行性感冒、感染性疾病、发热性疾病属于营卫虚寒证，以感冒汗出为基本特征

【适用病症】

主要症状：手足不温，全身怕冷。

辨证要点：口淡不渴，汗出，舌质淡、苔薄白，脉浮弱。

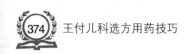

可能伴随的症状：发热，或恶寒，或头痛，或面色萎黄，或肌肉疼痛，或关节疼痛，或胃脘不适等。

2. 辨治免疫功能低下、内分泌代谢失调属于营卫虚弱筋急证，以怕冷抽搐为基本特征

【适用病症】

主要症状：手足不温，抽搐。

辨证要点：口淡不渴，多汗，舌质淡、苔薄白，脉虚弱。

可能伴随的症状：手足拘急，或手足麻木，或全身怕冷，或面色萎黄，或精神萎靡，或小便清长等。

【解读方药】方中桂枝、生姜、附子辛温，桂枝偏于温通，生姜偏于辛散，附子偏于温壮阳气；芍药味酸补血敛阴；大枣、甘草益气，大枣偏于补血，甘草偏于生津。桂枝、生姜配附子，旨在温通阳气，与大枣、甘草配伍，旨在温阳化阳。方药功用是温阳固表，调和营卫。

【配伍用药】若全身怕冷甚者，加大附子用量，再加干姜，以温阳散寒；若头痛者，加川芎、细辛，以温通止痛；若手足拘急者，加大芍药、甘草用量，以柔筋缓解；若抽搐者，加全蝎、白僵蚕，以息风止抽等。

【临证验案】

1. 小儿手指抽搐

徐某，男，8岁。其母代诉，3年来经常汗后手指拘急抽搐，经检查未发现明显器质性病变，近因病症加重前来诊治。刻诊：手足不温，汗后手指拘急抽搐，面色不荣，口淡不渴，舌质淡，苔薄白，脉虚弱。辨为营卫虚弱筋急证，治当温阳固摄，调和营卫，给予桂枝加附子汤与玉屏风散合方加味：桂枝101 g，白芍10 g，生姜10 g，附子5 g，大枣12枚，黄芪30 g，白术30 g，防风15 g，五味子12 g，炙甘草6 g。6剂，第1次煎30 min，第2次煎25 min，合并药液，每日1剂，每次服40 mL，每日服6次。二诊：汗出减少，手指拘急抽搐减轻，以前方6剂继服。三诊：手温较温和，手指拘急抽搐较前又有减轻，以前方6剂继服。四诊：诸症基本消除，以前方12剂，巩固治疗效果。随访1年，一切正常。

用方体会：根据手足不温、汗多辨为卫虚不固，再根据手指拘急抽搐辨为营虚不滋，因面色不荣、脉虚弱辨为气虚，以此辨为营卫虚弱筋急证。方以桂枝加附子汤温阳固摄，调和营卫；以玉屏风散益气固表止汗，加五味子敛阴止汗。方药相互为用，以奏其效。

2. 小儿低热

孙某，男，7岁。其母代诉，1年来低热反复发作，服用中西药但未能取得预期治疗效果，近由病友介绍前来诊治。刻诊：低热（37.3 ℃），汗出，面色不荣，手足冰凉，怕冷，口淡不渴，倦怠乏力，舌质淡，苔薄白，脉沉弱。辨为营卫气虚夹寒证，治当调补营卫，温阳散寒，给予桂枝加附子汤与四逆汤合方：桂枝10 g，白芍10 g，生姜10 g，大枣12枚，制附子5 g，生附子5 g，干姜5 g，炙甘草12 g。6剂，以水浸泡30 min，大火烧开，小火煎40 min，每日1剂，每次服50 mL，每日服6次。二诊：低热基本消退，怕冷、手足冰凉减轻，以前方6剂继服。三诊：低热未再发作，又有口渴，以前方去制附子，6剂。四诊：低热未再发作，口渴消除，以前方6剂继服。五诊：低热消除，为了巩固疗效，又以前方6剂继服。随访1年，一切正常。

用方体会：根据低热、汗出辨为卫虚，再根据怕冷、手足冰凉辨为寒，因倦怠乏力、脉沉弱辨为气虚，以此辨为营卫气虚夹寒证。方以桂枝加附子汤调补营卫，温壮营卫；以四逆汤温壮阳气，驱散阴寒。方药相互为用，以奏其效。

十一、痰蒙清窍证

心为清阳之脏，又主津液。心主津而不得阳气所化而留结，日久不除而为痰，痰壅清窍，以此可演变为痰蒙清窍之昏迷，抽搐。辨治痰蒙清窍的选方用药基本要求与应用准则如下：

苏合香丸方药组成特点是以芳香开窍，行气止痛为主，辨治病证以寒痰闭窍为主。

苏合香丸(《外台秘要》)

【导读】苏合香丸辨治流行性乙型脑炎、流行性脑脊髓膜炎、中暑、感染性疾病、发热性疾病等；针对病变证机是寒气内生，壅滞气机，寒郁生痰，痰阻清窍，正气失守，或夹郁热，病变证机是寒痰闭窍证，症状以昏迷抽搐为主，苏合香丸治疗作用特点是温化寒痰，芳香开窍，益气安神，或兼清郁热。

【组成】 苏合香　龙脑（冰片）各一两（各30 g）　麝香　安息香用无灰酒一升熬　青木香　香附　白檀香　丁香　沉香　荜茇各二两（各60 g）　熏陆香(乳香)制,一两（30 g）　白术　诃子（诃黎勒）煨　朱砂各二两（各60 g）　犀角(水牛角代)浓缩粉,二两（60 g）

【用法】 将药研为细散状，以白蜜为丸，每次服3 g，老人、小儿视病情决定用量，以温酒化服，饭前服用。

【功效】 芳香开窍，行气止痛。

【适用病症】

主要症状：昏迷，抽搐。

辨证要点：口淡不渴，手足不温，舌质淡、苔薄白，脉沉紧。

可能伴随的症状：牙关紧闭，或不省人事，或神志昏沉，或头晕目眩，或面色暗淡，或吞咽困难，或听力下降，或语言迟缓等。

【解读方药】 方中苏合香、龙脑、麝香、安息香开窍，苏合香偏于辟秽，龙脑偏于凉开，麝香偏于温开，安息香偏于化痰；青木香、香附、白檀香、丁香、沉香、荜茇辛散行气，青木香偏于导滞，香附偏于解郁，白檀香偏于醒神，丁香偏于通窍，沉香偏于降纳，荜茇偏于于通达；朱砂重镇安神；乳香行气活血；水牛角寒凉入心，白术健脾益气，诃子固涩中气。方药功用是芳香开窍，行气止痛。

【配伍用药】 若昏迷者，加大苏合香、安息香、冰片、麝香用量，以芳香开窍；若抽搐者，加全蝎、蜈蚣、白僵蚕，以息风止痉；若气虚者，加大白术用量，再加人参，以益气和中；若夹瘀阻者，加大乳香、没药，以活血化瘀等。

十二、寒湿阻络证

寒主凝，湿主滞，寒湿相结，阻滞经气脉络，以此可演变为经络寒湿之头痛，腰脊痛。辨治寒湿阻络的选方用药基本要求与应用准则如下：

羌活胜湿汤方药组成特点是以祛风胜湿止痛为主，辨治病证以经络寒湿为主。

羌活胜湿汤(《内外伤辨惑论》)

【导读】羌活胜湿汤辨治脊髓灰白质炎（小儿麻痹症），多发性神经炎，重症肌无力等；针对病变证机是湿浊内生，郁而生寒，寒湿浸淫，肆虐筋脉，壅滞脉络；病变证型是经络寒湿证，症状以头痛、烦躁为主，羌活胜湿汤治疗作用特点是温化寒湿，疏利筋脉，活血通经。

【组成】羌活 独活各一钱（各3 g） 藁本 防风 甘草炙 川芎各五分（各1.5 g） 蔓荆子二分（0.6 g）

【用法】将药研为细散状，用水煎煮，每日分6次服。用汤剂可在原方用量基础上加大3倍。

【功效】祛风胜湿止痛。

【适用病症】

主要症状：腰脊疼痛，难以转侧。

辨证要点：口淡不渴，手足不温，舌质淡、苔薄白，脉沉紧。

可能伴随的症状：肩背痛不可回顾，或头痛，或肌肉僵硬，或筋脉拘急，或肌肉疼痛，或大便不畅等。

【解读方药】方中羌活、独活、藁本、蔓荆子辛散透达，羌活偏于祛风，独活偏于胜湿，藁本偏于止痛，蔓荆子偏于通窍；川芎理血行气；甘草益气和中。方药功用是祛风胜湿止痛。

【配伍用药】若寒湿甚者，加苍术、天南星，以温化寒湿；若腰脊疼痛者，加杜仲、续断，以强健筋骨；若头痛者，加大川芎、羌活、藁本用量，以散寒通络止痛；若肌肉僵硬者，加桃仁、红花，以活血化瘀等。

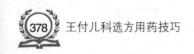

十三、气虚血瘀证

气为血帅，血为气母，气血相依，生生不息，若气虚不能帅血，或血瘀不能化气，以此可演变为气虚血瘀之肢体软弱，麻痹，不仁。辨治气虚血瘀的选方用药基本要求与应用准则如下：

补阳还五汤方药组成特点是以补气活血通络为主，辨治病证以气虚血瘀为主。

补阳还五汤(《医林改错》)

【导读】补阳还五汤辨治脊髓灰白质炎（小儿麻痹症），多发性神经炎，重症肌无力等；针对病变证机是正气大损，损伤阴血，气不行血，血滞为瘀；病变证型是气虚血瘀证，症状以肢体麻痹为主，补阳还五汤治疗作用特点是大补气血，活血化瘀，疏通脉络。

【组成】黄芪_{生,四两}（120 g）　当归尾_{二钱}（6 g）　赤芍_{一钱半}（5 g）　地龙_{一钱}（3 g）　川芎_{一钱}（3 g）　红花_{一钱}（3 g）　桃仁_{一钱}（3 g）

【用法】水煎服，每日分6次服。

【功效】补气活血通络。

【适用病症】

主要症状：肢体软弱，肢体麻痹。

辨证要点：口淡不渴，手足不温，舌质暗夹瘀紫、苔薄，脉沉涩。

可能伴随的症状：肌肉萎缩，或头痛，或半身不遂，或筋脉拘急，或肢体麻木，或肢体疼痛，或肢体困重无力，或肌肉疼痛等。

【解读方药】方中黄芪益气固表，强壮肌肉；桃仁、红花、川芎、赤芍、当归活血，桃仁偏于破血，红花偏于通经，川芎偏于行气，当归偏于补血，赤芍偏于凉血；地龙通络和脉舒筋。方药功用是补气活血通络。

【配伍用药】若肢体软弱甚者，加人参、白术，以补益中气；若肢体麻痹甚者，加黄芪、桂枝，以益气通阳；若手足不温者，加附子、吴茱萸，以温阳散寒；若瘀血甚者，加大桃仁、红花、川芎用量，以活血化瘀；若夹血虚者，加大当归用量，再加阿胶，以滋补阴血等。

十四、肝肾亏虚证

肝主筋，肾主骨，肝肾相依，筋骨相连；肝藏血，肾藏精，肝肾相用，精血互化；肝肾亏虚，不能滋养筋骨，以此可演变为肝肾亏虚之肢体软弱，或畸形。辨治肝肾亏虚的选方用药基本要求与应用准则如下：

虎潜丸方药组成特点是以补益肝肾，强健筋骨为主，辨治病证以肝肾虚损为主。

金刚丸方药组成特点是以补益肝肾，壮阳化气为主，辨治病证以肝肾筋骨痿弱为主。

加味金刚丸方药组成特点是以补益肝肾，强健筋骨，祛风通络为主，辨治病证以肝肾筋骨拘急为主。

虎潜丸（《丹溪心法》）

【导读】虎潜丸辨治脊髓灰白质炎（小儿麻痹症），多发性神经炎，重症肌无力等；针对病变证机是阴津亏损，阳气虚弱，湿热内生，气机郁滞；病变证型是肝肾虚损证，症状以四肢肌肉萎缩为主，虎潜丸治疗作用特点是滋补阴津，温补阳气，清热燥湿，调理气机。

【组成】龟板酒炙，四两（120 g）　熟地黄二两（60 g）　白芍二两（60 g）　锁阳一两（30 g）　虎骨（以鹿骨或牛骨代替）炙，一两（30 g）　黄柏酒炒，半斤（250 g）　知母酒炒，二两（60 g）　陈皮二两（60 g）　干姜半两（15 g）

【用法】将药研为细散状，以酒糊为丸，或加金箔1片，或用生地黄，若懒言语者加山药调配服用。用汤剂可用原方量的1/5，每日分6次服。

【功效】补益肝肾，强健筋骨。

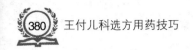
【适用病症】

主要症状：四肢肌肉萎缩，或畸形。

辨证要点：手足不温，舌质淡红、苔薄白，脉沉弱。

可能伴随的症状：肌肉关节迟缓不收，或骨骼畸形，或脊柱歪斜，或腰痛，或头晕目眩，或腰膝酸软，或筋脉拘急，或肌肉疼痛等。

【解读方药】方中熟地黄、龟板、白芍益阴，熟地黄偏于补血，龟板偏于填精，白芍偏于缓急；黄柏、知母清热，黄柏偏于坚阴，知母偏于养阴；锁阳、牛骨补阳，锁阳偏于温阳，牛骨偏于强壮筋骨；陈皮理气化滞；干姜温通阳气。方药功用是补益肝肾，强健筋骨。

【配伍用药】若肌肉萎缩甚者，加黄芪、当归，以补益气血；若腰痛甚者，加生川乌、生草乌，以温阳通络；若阳虚甚者，加大锁阳、干姜用量、再加鹿茸，以温补阳气；若夹热者，加大黄柏、知母用量，以清泻郁热；若血虚甚者，加大白芍、熟地黄用量，以滋补阴血；若腰酸者，加桑寄生、续断、杜仲，以强健筋骨等。

金刚丸(《医略六书》)

【导读】金刚丸辨治脊髓灰白质炎（小儿麻痹症），多发性神经炎，重症肌无力等；针对病变证机是真阳亏损，或夹湿浊内生；病变证型是肝肾筋骨痿弱证，症状以步履艰难为主，金刚丸治疗作用特点是温壮真阳，或渗利湿浊。

【组成】鹿胎_{酥炙,一具}（150 g）　杜仲_{盐水炒,四两}（120 g）　苁蓉_{酒洗,去甲,四两}（120 g）　菟丝_{四两}（120 g）　巴戟天_{酒炒,四两}（120 g）　萆薢_{盐酒炒,二两}（60 g）

【用法】将药研为细散状，制为丸。用汤剂可用原方量的1/10，每日分6次服。

【功效】补益肝肾，壮阳化气。

【适用病症】

主要症状：步履艰难，或软弱无力。

辨证要点：手足不温，舌质淡红、苔薄白，脉沉弱。

可能伴随的症状：肌肉萎缩，或精神萎靡，或筋骨痿软，或四肢无力，或骨骼畸形，或脊柱歪斜，或筋脉拘急，或肌肉疼痛等。

【解读方药】方中鹿胎、杜仲、肉苁蓉、菟丝子、巴戟天温补肾气，鹿胎偏于壮阳，杜仲偏于强筋骨，肉苁蓉偏于益阴，菟丝子偏于固精，巴戟天偏于益精；萆薢通利关节。方药功用是补益肝肾，壮阳化气。

【配伍用药】若步履艰难甚者，加狗脊、锁阳，以温补阳气；若肢体软弱甚者，加黄芪、当归，以补益阳气；若手足不温者，加大巴戟天、菟丝子用量，再加附子、吴茱萸，以温补阳气；若筋脉拘急者，加白芍、甘草，以柔筋缓急等。

加味金刚丸(《中医儿科学》)

【导读】加味金刚丸辨治脊髓灰白质炎（小儿麻痹症），多发性神经炎，重症肌无力等；针对病变证机是阳气虚弱，风从内生，筋骨失荣，脉络拘急；病变证型是肝肾筋骨拘急证，症状以步履艰难为主，加味金刚丸治疗作用特点是温补阳气，强壮筋骨，息风通络。

【组成】牛膝（10 g）　木瓜（10 g）　巴戟天（10 g）　菟丝子（10 g）　蜈蚣（5 g）　萆薢（5 g）　僵蚕（10 g）　全蝎（10 g）　肉苁蓉（10 g）　杜仲（10 g）　天麻（10 g）　乌贼骨（10 g）　马钱子（3 g）

【用法】将药研为细散状，每丸约3 g，每次1～2丸，每日服1～3次，以白开水化服。亦可水煎服，每日分6次服。

【功效】补益肝肾，强健筋骨，祛风通络。

【适用病症】

主要症状：步履艰难，筋脉挛急。

辨证要点：手足不温，舌质淡红、苔薄白，脉沉弱。

可能伴随的症状：肌肉萎缩，或四肢软弱无力，或精神萎靡，或筋骨痿软，或骨骼畸形，或脊柱歪斜，或筋脉拘急等。

【解读方药】方中牛膝、巴戟天、菟丝子、肉苁蓉、杜仲补肾，牛膝偏于活血强健筋骨，巴戟天偏于益精，菟丝子偏于固精，肉苁蓉偏于益阴，杜仲偏于强筋骨；蜈蚣、僵蚕、全蝎、天麻息风；木瓜、马钱子舒筋，木瓜偏于和胃，马钱子偏于通络散结；萆薢渗利湿浊，通利关节；乌贼骨接骨止痛。方药功用是补益肝肾，强健筋骨，祛风通络。

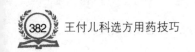

【配伍用药】若步履艰难甚者，加大牛膝、木瓜用量，再加狗脊、锁阳，以温补阳气；若肢体软弱甚者，加大杜仲、菟丝子用量，再加黄芪、当归，以补益阳气；若筋脉挛急者，加大全蝎、蜈蚣、僵蚕用量，以息风止痉；若气虚者，加人参、黄芪，以大补元气；若手足不温者，加桂枝、附子，以温通阳气等。

十五、虚阳欲脱证

阳主温煦与固摄，阳虚日久不愈，阳气亏虚既不能温煦又不能固摄，以此可演变为虚阳欲脱之神昏、便脓血。辨治虚阳欲脱的选方用药基本要求与应用准则如下：

参附汤方药组成特点是以益气回阳固脱为主，辨治病证以阳气暴脱为主。

参附汤(《医方类聚》引《济生续方》)

【导读】参附汤辨治细菌性痢疾、阿米巴痢疾，或辨治新生儿硬肿症（五硬即手硬、脚硬、腰硬、肉硬、颈硬），或辨治高热性疾病、肺炎、中毒性痢疾、脑炎等；针对病变证机是真气虚弱，阴寒内生，参附汤治疗作用特点是补益真气，温壮阳气。

【组成】人参半两（15 g）　附子炮,去皮脐,一两（30 g）

【用法】水煎服，每日分6次服。

【功效】益气回阳固脱。

1. 辨治细菌性痢疾、阿米巴痢疾属于阳气暴脱证，以神志昏厥为基本特征

【适用病症】

主要症状：神志昏厥，痢疾，便脓血。

辨证要点：面色苍白，舌质淡、苔薄白，脉沉弱。

可能伴随的症状：大汗淋漓，或呼吸微弱，或四肢厥冷，或面色青紫，或脉微欲绝等。

2. 辨治新生儿硬肿症（五硬即手硬、脚硬、腰硬、肉硬、颈硬）属于阳虚阴寒证，以身冷肤硬为基本特征

【适用病症】

主要症状：关节不利，皮肤僵硬。

辨证要点：周身冰冷，舌质淡、苔薄白，脉沉弱。

可能伴随的症状：昏昏欲睡，或呼吸微弱，或四肢厥冷，或头身活动困难，或皮肤苍白凹陷等。

3. 辨治高热性疾病、肺炎、中毒性痢疾、脑炎属于阳虚证，以肢冷脱厥为基本特征

【适用病症】

主要症状：昏睡，痉厥，或抽搐。

辨证要点：口淡不渴，舌质淡、苔薄白，脉沉微。

可能伴随的症状：手足不温，或气短，或面色不荣，或自汗，或呼吸微弱，或腹胀，或肌肉颤动等。

【解读方药】方中附子温壮阳气；人参大补元气，生津止渴。方药功用是益气回阳固脱。

【配伍用药】若昏厥者，加大附子用量，再加干姜用量，以温阳壮阳救急；若痢疾者，加薤白、吴茱萸，以通阳散寒；若便脓血者，加当归、白芍，以活血补血；若大汗淋漓者，加五味子、牡蛎、龙骨，以收敛止汗；若抽搐者，加全蝎、僵蚕，以息风止痉；若腹胀者，加砂仁，以行气除胀等。

【临证验案】许某，女，12岁。其母代诉，2年来反复高热，服用中西药但未能取得预期治疗效果，近由病友介绍前来诊治。刻诊：高热（39.8 ℃），精神萎靡不振，面色不荣，手足冰凉，怕冷，口淡不渴，倦怠乏力，口渴欲饮热水，舌质红，苔薄黄，脉沉弱。辨为阳虚夹郁热证，治当温补阳气，兼清郁热，给予参附汤、桂枝汤与麻杏石甘汤合方：桂枝10 g，白芍10 g，生姜10 g，大枣12枚，红参10 g，制附子20 g，麻黄12 g，杏仁10 g，石膏24 g，炙甘草12 g。6剂，以水浸泡30 min，大火烧开，小火煎40 min，每日1剂，每次服60 mL，每日服4次。二诊：高热基本消退，精神转佳，以前方6剂继服。三诊：仅有一天出现高热（38.6 ℃），诸症均有好转，以前方6剂继服。四诊：

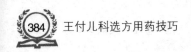

高热未再发作，手足冰凉消除，以前方 6 剂继服。五诊：高热未再发作，为了巩固疗效，又以前方治疗 12 剂。随访 1 年，一切正常。

用方体会：根据高热、口渴欲饮热水辨为寒热夹杂，再根据怕冷、手足冰凉辨为寒，因精神萎靡不振、脉沉弱辨为气虚，又因舌质红、苔黄辨为热，以此辨为阳虚夹郁热证。方以桂枝汤调补营卫，固护营卫；以参附汤温补阳气；以麻杏石甘汤清宣郁热，透发阳气。方药相互为用，以奏其效。